临证实录

侍诊三年，胜读万卷书

张 光 编著

中国科学技术出版社
·北京·

图书在版编目（CIP）数据

临证实录：侍诊三年，胜读万卷书 / 张光编著 . —北京：中国科学技术出版社，
2024.1（2024.6 重印）

ISBN 978-7-5236-0158-7

Ⅰ . ①临… Ⅱ . ①张… Ⅲ . ①中医临床－经验－中国－现代 Ⅳ . ① R249.7

中国国家版本馆 CIP 数据核字（2023）第 055943 号

策划编辑	于 雷 韩 翔
责任编辑	于 雷
文字编辑	张玥莹
装帧设计	华图文轩
责任印制	徐 飞

出　　版	中国科学技术出版社
发　　行	中国科学技术出版社有限公司
地　　址	北京市海淀区中关村南大街 16 号
邮　　编	100081
发行电话	010-62173865
传　　真	010-62179148
网　　址	http://www.cspbooks.com.cn

开　　本	710mm×1000mm　1/16
字　　数	269 千字
印　　张	16.5
版　　次	2024 年 1 月第 1 版
印　　次	2024 年 6 月第 2 次印刷
印　　刷	北京顶佳世纪印刷有限公司
书　　号	ISBN 978-7-5236-0158-7 / R·3061
定　　价	49.00 元

丛书编委会名单

主　编　王幸福

副主编　张　博

编　委　（以姓氏笔画为序）

王洪凤　尹　军　付东升　付吕会　巩和平　吕　进

刘　影　许　斌　李中文　杨弘彬　杨拴伟　吴依芬

吴章武　余　峰　张　东　张　光　张　虎　张恩欣

陈　晨　陈发凯　周厚田　赵　静　赵鹏飞　胡声华

胡德禹　袁文思　贾伊宇　倪　颖　徐艺齐　徐建伟

高卫东　高志伟　黄　炜　常　文　唱建远　焦　鹏

董生岐　温卫安　魏庆富

内容提要

本书以传统师带徒传承中医的模式，通过记录跟诊老中医的学习经历，还原原汁原味的中医诊疗现场，使读者身临其境。

全书共7章，包括杂病论治、急症论治、用药传奇补录、儿科常见病、妇科常见病、专方专病论治、医案医话，详细介绍了笔者在侍诊过程中所记录的老师临床诊治各种疑难杂症、内外妇儿、急症专病的诊疗过程、处方用药及临床疗效反馈；对于临床疗效佳的专方、专药及常用方，通过大量医案分析，使读者能深刻理解并掌握专方、专药及常用方的用法，为临床提供更好的思路和参考。

本书内容丰富，语言通俗，理法方药兼备，具有积极的临床意义及较高的学术价值，适合广大中医临床工作者和中医爱好者阅读参考。

序

近期，收到张光中医师邀约为这部《临证实录：侍诊三年，胜读万卷书》撰写序言，不由感慨万千！

张医生曾是一位新闻记者，还是两个孩子的母亲，因孩子身体多病而关注中医、自学中医，多年后如愿以偿，考取了中医执业医师资格证。后因研读王幸福老师的多部著作，且临床上施用屡试屡效，于是拜王幸福老师为师。

自2018年起，张医生用自己手中的笔，详细记录了王幸福老师临证的真实医案，以及王幸福老师有感而发的医论、用药心得、诊余杂谈、师生间的问答对话等内容。其记录之全面、细致，文笔之轻松、流畅，并不是所有跟师学习者能做到的，可谓弥足珍贵。

对于那些崇拜王幸福老师又无缘跟师学习、耳濡目染的中医人，本书无疑是一个好消息。相信张光医生的这部作品一定可以惠及广大中医临床工作者。

中国中医科学院研究员　史欣德

前　言

2018年9月的一天，我第一次真正意义上见到了王幸福老师。在此之前，我只在网络上了解过老师的一些情况，并拜读了老师此前出版的全部著作，也曾运用老师书中的不少验方给亲朋好友治病，取得了很好的疗效。

我曾是一名新闻记者，也是两个孩子的母亲。长子幼时因先天禀赋不足，经常感冒、腹泻、眼结膜发炎，每次生病都要迁延多日，到小诊所输液，到大医院住院，都是常事。我身为记者工作繁忙，大人和孩子都苦不堪言。

我的外祖父是一名民间草医。儿时的记忆中，我和弟弟从未输过液，更别说住院了。我们得了感冒发热、腹痛腹泻这些常见病，都是外祖父到山上采几味中药，回来煮煮让我们服下；服药后照样上学、玩耍，一两天就好，基本不会影响大人的工作和生活。遗憾的是，待我的孩子出生时我的外祖父已仙逝，没有机会再用中医中药来庇佑他的子孙。那时候我还不认识王幸福老师，所以无缘请老师为孩子诊病。可孩子生病时，我心急乱投医，还是找了一些所谓的"网络名医"给孩子网诊，但疗效平平。

在混迹中医论坛的"偷师"过程中，我慢慢对中医产生了兴趣，于是踏上了自学、自救之路。或许是儿时与中医的缘分，让我在20多年后重新有幸了解这门伟大的学科。

从2009年起，我一边上班，一边自学中医。在这期间，拜了几位师父，有针灸方面的，也有方药方面的；同时边学边用，给孩子、父母、亲戚等针刺、开方，竟也治好了一些病。孩子也从这时候起，少了小病的折磨，这让我对中医更加笃信，从而愿意投入更多的时间和精力去学习。

在治好婆婆多年的腿痛、嫂子每年冬天复发的咳嗽之后，每次回乡下，便有三三两两的邻居前来找我看病。但当时我还没有取得执医资格证，看病时内心忐忑，并不敢随意开方。

直到自学中医的第6个年头，我参加了陕西省中医药管理局组织的2015年"中医医术确有专长人员医师资格考核"并顺利通过。次年，我又顺利通过了中医内科助理医师考试，于是开始为亲戚、朋友、同事看病，在此阶段积累了不少临床经验。可惜以前拜的师父也因年高归隐乡间，不再出诊，我因无人指点，水平提高较慢，所以想再拜名师求得指点，以提高自己的临床水平。

但这一愿望迟迟未能实现，一是因为真正技术高超的中医医生太少；二是受传统观念的影响，很多老中医不愿将自己一生的绝学授予他人，收徒要求较为严苛。

2017年，孩子的眼结膜炎再次复发，服用夏枯草颗粒后效果不佳。我机缘巧合地看到了王幸福老师的眼结膜炎效验方和医案，决定一试。孩子服用2剂药后，眼结膜炎就痊愈了。在此之前，孩子每次犯病都需要去往儿童医院洗眼睛，但事后经常还会复发。我自学中医后，也曾给孩子服用过一些中药，复发次数有所减少，但一直未除根。自从孩子服用了王幸福老师的验方，眼结膜炎至今未再复发。

有了这次经历，我对王幸福老师充满了好奇和崇拜，特别是得知老师也在西安，更是欣喜不已。但我自觉非科班出身、水平不高，不敢冒昧拜访老师。于是，我反复研读了老师以前出版的全部著作，自觉心里有底后，才联系了王老师的助理。经过多次沟通，终于见到了老师。

初次见面时老师话不多，只交代我换上白大褂坐在一旁。当时有一名陕西中医药大学的研究生负责给老师电脑抄方，我就坐在一边，拿出笔记本，默默聆听，然后飞快地记下来，生怕遗漏一个字。

那天老师看完所有患者已到中午，便邀请我一起去吃午饭，顺便了解了我的学医经历。老师说："这些年跟我学习中医的人不少，有科班出身的研究生、博士，也有不少半路出家的人，反而是后者更用功、进步更快，我想大概是你们发自内心地喜欢中医，更愿意投入精力去学。"老师的一席话打消了我的顾虑，心里的石头也终于落地了，对老师的敬意油然而生。

自此，我开始了跟随老师学习，坐在一旁聆听的岁月。2018年11月底，给老师抄方的研究生要回老家，我便接替了这项工作。没想到，这一抄就是三年。

说是三年，实际上加起来也就100多天。老师，也想多留出一些时间读书、总结临床经验，所以每周只出诊两个半天。这样算下来，一个月出诊4天，除去节假日及老师外出讲学停诊的时间，折算下来也就100多天；但就是在这短短的100多天，我收获了比过去10多年更丰富、更真实的临床经验，自己遇到患者看诊越来越有把握，临床疗效也大幅提高。

王老师与我认识的很多老中医不同，大多数老中医到了一定年龄都会求"稳"，临床开方四平八稳，固守自己的经验，不愿接受新观点。

而我抄方时每隔几天会发现，老师开方时会用到以前没用过的药，还有一些我不熟悉的方子。后来我才知道，老师不出诊的时候基本都在读书，汲取新知识，再拿到临床中检验，就这样周而复始，不断寻找更有效的药味和疗效更佳的方子。我想，这就是老师临床疗效高的"秘诀"吧！

在侍诊过程中，我养成了随手记录的习惯，老师平时与同行、学生、弟子谈话过程中的亮点，临床疗效佳的医案，我都记录下来，并分析老师遣方用药的思路，不懂之处随时请教。

王老师将几十年的临床经验毫无保留地教授给所有学生和弟子。看到学生们临床水平一日日提高，是老师最欣慰之事。

我整理电脑文件时发现，侍诊三年，竟然记录了20多万字，其中有医案、有医话、有诊余杂谈、有用药心得，虽文采欠佳，但贵在真实。这些点点滴滴的记录已成为指导我临床诊病的灵感来源，故在恩师的建议下整理成册，以帮助更多医者，造福更多患者。

张　光

目　录

第2章　急症论治 056

第3章　用药传奇补录 079

第4章　儿科常见病 ⋯⋯⋯⋯⋯⋯⋯⋯ 102

第5章　妇科常见病 ⋯⋯⋯⋯⋯⋯⋯⋯ 114

第6章　专方专病论治 ⋯⋯⋯⋯⋯⋯⋯ 134

第7章 医案医话

第1章 杂病论治

本章主要收录王幸福老师临床治疗的部分疑难杂病。此类患者大多数病史长，病证表现或复杂繁多，或特殊鲜见，或多方治疗不效，迁延日久不愈。医案从理、法、方、药四个方面入手，详细记录了患者症状表现，分析了病因病机、临床处方思路及疗效反馈，为临床医生提供治病思路与启发。

过劳伤气日久不愈

徐某，男，57岁，内蒙古人，2019年3月13日初诊。

患者自诉曾是一名户外运动爱好者，几年前在一次登山中，因体力严重透支、极度劳累且汗出过多，脱力劳伤，此后整日疲乏无力，不敢大声说话，且言语一多就胸闷气短、头昏脑涨，且无法从事体力劳动。

从患病至今，四处求医问药，不仅无效，反而日益严重，无奈之下，只好自学中医，以求自治。曾服用过补中益气汤、归脾汤、十全大补汤等，基本无效。偶然看到王幸福老师的书中记录的用三仙汤治疗气虚乏力的医案，其中仙鹤草用到60g，照方抓药服用一段时间后，自我感觉有些效果，故求诊于王老师。

刻诊：头重昏蒙，乏力气短，饮食二便尚可，略有便秘，舌淡红，苔腻略黄，网诊脉不详。

诊断：过劳伤气，湿郁中焦。

治法：利湿除热，补益中气。

处方1：柴陈泽泻汤加减。柴胡10g，黄芩10g，党参30g，清半夏10g，生姜10片，生甘草10g，大枣（切）3枚，泽泻30g，苍术15g，白术15g，陈皮30g，茯苓30g，砂仁10g，枳壳15g，厚朴15g，石菖蒲30g，藿香12g，佩兰12g。10剂，水煎服，每日3次。

处方2：补中益气汤加减。生黄芪100g，生晒参15g，苍术10g，白术10g，当归10g，陈皮10g，柴胡10g，生甘草20g，草果10g，红景天30g，绞股蓝30g。10剂，水煎服，每日3次。

服用方法：两方交替服用，每日1剂。水煎服。

方解：从症状及舌象来看，患者正虚与邪实并存，且均较为严重，故祛邪的同时正气更伤；扶正的同时又难免助长邪气，故采取分治法，即分而治之。

处方1主要针对头重昏蒙，以祛邪为主。从舌苔腻看，辨证为湿郁导致清气无力上行，进而头昏。以验方柴陈泽泻汤为主利湿升清；加石菖蒲、藿香、佩兰芳香化湿；加砂仁、枳壳、厚朴健脾化湿，理气和中。

处方2主要针对乏力气短，以扶正为主。根据患者描述的症状，辨证为过劳伤气，甚则气陷不续，急需益气升提。以补中益气汤为主，加红景天补益心气；患者素有高血糖症，加绞股蓝健脾益气降糖。

2019年4月10日二诊：患者提前预约好，从外地来西安请老师面诊。反馈20剂药服完，头重昏蒙等症状有了很大改善，气虚无力的症状有所改善，但烦躁过后无力感较前明显，便秘略有改善。此外，睡眠也不好，希望继续治疗。

刻诊：急躁，心烦，乏困无力，便秘，脉象双关浮滑，舌尖红苔白厚腻。

处方1：八味除烦汤加减。茯神30g，紫苏梗15g，清半夏15g，栀子15g，淡豆豉10g，枳壳30g，厚朴20g，柴胡15g，郁金10g，羊红膻30g，生甘草10g，石菖蒲30g。10剂，水煎服，每日3次。

处方2：异功散合平胃散加减。苍术15g，陈皮20g，生甘草20g，茯苓15g，生白术60g，生晒参20g，生姜10片，大枣6枚，太子参30g，厚朴20g，羊红膻 30g，红景天 30g，栀子 6g，黄连 3g，炒山楂 15g，炒麦芽 15g，炒神曲 15g，石菖蒲 15g。10 剂，水煎服，每日 3 次。

服用方法：两方交替服用，每日 1 剂。水煎服。

按：一诊后患者反馈疗效很好，按照老师以往的思路，一般都是在原方上做简单加减，此案为何一诊后换了方子？

整个治疗过程实际上遵循了"急则治标，缓则治本"的原则。一诊患者主诉有两点，一为头重昏蒙，二为气不接续。患者辗转求医数载，亟待改善这两个症状，故处方中温燥药居多，目的是快速除湿，短时间内改善头重昏蒙、气虚状态。

一诊患者服完 20 剂药之后，头重、气虚症状得到很大的缓解，但出现了心烦、急躁等症状，有是证用是方，一方面以八味除烦汤清热除烦，一方面以异功散合平胃散健脾祛湿，寒热并用，可长期服用，缓慢图之。

胃下垂、胃痛多年难愈

许某，女，36 岁，陕西省安康人，2019 年 3 月 5 日初诊。

患者身材中等，偏瘦，皮肤白皙；罹患胃病数年，从小就患有胃溃疡、胃炎、胃下垂等疾病，多年来饱受胃痛折磨，四处奔波，求医问药，但多数不效。

胃痛严重时，患者一般依赖阿莫西林、克拉霉素等暂时消炎镇痛，服药无效时只能靠输液来缓解疼痛，病情反反复复，始终无法根治，病痛让她心力交瘁。遂多处打听，得知一老乡曾在王幸福老师处治好了胃病，于是从陕南老家前来西安诊治。

刻诊：胃痛不定时发作，遇冷加重，病程长，晨起口中反酸，月经不调，经行腹痛，便干，右关浮滑左沉软，舌淡苔白。

近期治疗史：就诊前几天胃痛复发后，痛不可耐，连续 3 天静脉注射奥美拉唑才得以缓解。

诊断：脾胃虚寒证。

处方：补中益气汤合丹参饮、良附丸加减。升麻 10g，红参 10g，炒白术 10g，生甘草 10g，柴胡 10g，陈皮 10g，当归 10g，生黄芪 30g，丹参 15g，砂仁 10g，九香虫 10g，高良姜 10g，香附 15g，鸡矢藤 30g，枳实 30g，蒲公英 30g。7 剂，水煎服，每日 3 次。

2019 年 3 月 12 日二诊：患者一大早即来复诊，坐定之后难掩欣喜之色，反馈服药期间胃部未再出现疼痛；前几天经期腹痛较前减轻许多。7 剂药服完后，停药几天，胃痛也未反复，只是服药后大便有点不成形。

患者言患病多年，多方求医问药，尤以这次的治疗效果明显，请求继续治疗。脉诊右关脉已由浮滑转为浮软，说明脾胃部病证减轻；大便不成形，加干姜 10g。7 剂，水煎服，每日 3 次。服完后可以做成水丸，巩固 1 个月。

按：该患者是老师近期治疗的胃病患者里见效最快的一例。伴随了几十年的胃病，7 剂药后症状改善显著，令患者颇感意外。

此案之所以取效快，一方面在于辨证准确；另一方面在于专药的使用。患者脾胃气虚且伴有胃下垂病史，以补中益气汤为主方益气升提；疼痛遇冷加重，提示胃中有寒，以良附丸温胃理气散寒。考虑病久必瘀，加丹参饮化瘀止痛。丹参饮中本有檀香，因老师临床中发现，对于脾胃虚的患者，檀香气味浓烈，易致呕吐，故舍弃檀香，代之以散寒止痛的九香虫。

老师临床经常使用九香虫这味药，适用病证为脾胃虚寒、肝气郁滞所致的胃脘疼痛、胸胁胀满、气滞腹痛及痛经，疗效显著。此患者除胃痛外还有腹痛、痛经等症，此处选九香虫，起到一药多用之效。

蒲公英为老师临床治疗胃病的专药，药性平和，民间亦常采摘食用，属药食两用之品；且价格便宜、随处可得，对于胃炎、胃溃疡等疾病有很好的解毒消炎作用。此患者素有胃溃疡病史，此处正好适用。

鸡矢藤疏肝健脾止痛，为老师治疗肝胃疾病的常用药物，疗效不凡。老师临床使用鸡矢藤一般 30g 起步，遇疼痛突出者可用 60g 以上。

跟师临床期间，老师常说他的治病方法很简单，就是病机加专药。找准病机，选定恰当的处方，保证大方向不会错。专药是提高疗效的法宝。

胃病常易复发，难根治，因胃为"水谷之海"，人以水谷为本，日日水谷入胃，酸甜苦辣五味杂陈，不断刺激患处，故容易反复。因此，在治疗期间，一定要嘱咐患者严格忌口，忌寒凉辛辣，忌过饥过饱，以便给脾胃留出修复的时间和空间。

典型消渴症

最近的就诊患者中，糖尿病患者所占比例很高，老师每次出诊都能遇上几位。

大多数人认为，糖尿病患者多为老年人，因身体功能下降，脾胃的运化功能减弱，加上肾阴逐渐亏损，容易罹患此病。但临床发现，不止老年糖尿病患者很多，30岁左右的年轻人也不少见。有的患者是由于工作原因，外出应酬频繁，肥甘厚腻摄入过多而患上糖尿病。还有的患者是20多岁的年轻妈妈，生产之前血糖并不高，生产后血糖突然升高，疑因与妊娠期及坐月子期间，营养补充太过有关。总体来说，除遗传因素等，糖尿病的致病因素还有摄入营养过多、运动少、消耗少，故糖尿病也被称为"富贵病"。

本案患者就是一位30岁的年轻患者，而且属于临床少见的典型的"三多一少"症。

卜某，男，30岁，陕西省蒲城人，2020年4月28日初诊。

患者来诊时面容消瘦，眼窝深凹，言从2年前开始，突然发现身体消瘦得非常快，近一年瘦了10kg，于是到医院检查，确诊为糖尿病。确诊后一直服用二甲双胍，但血糖控制得不理想，身体仍在不断消瘦；口渴多尿，便干越来越严重。最近在网上看到吃枸杞子可以降血糖，于是效仿，结果血糖不仅没有降低，反而升高了。经人介绍，前来寻求中医治疗。

主诉：糖尿病病史2年（空腹血糖13～14mol/L，餐后血糖23～26mol/L）。

刻诊：口干渴，消瘦，尿多，便干，疲乏，左寸浮滑关尺沉弱无力，舌淡红苔白，有齿痕有瘀点。

处方：糖尿病验方加减。生晒参 10g，茯苓 15g，苍术 15g，生白术 15g，草豆蔻 10g，白豆蔻 10g，苦瓜片 20g，黄连 10g，金荞麦 15g，盐荔枝核 16g，生薏苡仁 15g，马齿苋 15g，地骨皮 30g，桑椹 30g，炒僵蚕 12g，红花 6g，天花粉 20g，麦冬 15g，蓝布正 15g。10 剂，水煎服，每日 3 次。

5 月 12 日复诊：患者反馈口干、尿频、便秘皆有好转，空腹血糖降至 11mol/L。患者高兴地说，服了 2 年的药，都没有这 10 剂药疗效好，现在又重拾信心，希望经过治疗能痊愈。

老师鼓励患者说，抓紧时间治，还是有希望痊愈的，平时注意少吃点面食和稀饭之类，多吃点肉，把身体补起来。原方加山茱萸、怀山药各 30g，培补肾阴。10 剂。

按：临床糖尿病患者多见脾虚湿热证，原因可能是患者一般都接受过西医治疗，常年服西药后一部分症状得到控制，故"三多一少"的症状不明显，多数患者仅有口渴、疲乏等症状。

本案患者表现为典型的"三多一少"，即多饮、多尿、多食和消瘦，临床较为少见。病机为气阴两虚，具体表现为口干口渴、疲乏、消瘦、便干。病史已有 2 年，气虚无力运化水湿，湿郁久而化热，导致气阴两虚又夹湿夹热，这一点从舌淡红苔白有齿痕，即可看出。

处方为王老师临床治疗糖尿病验方，方中生晒参益气，茯苓、苍术、白术健脾利湿；草豆蔻、白豆蔻芳香化湿；苦瓜片、黄连、金荞麦、盐荔枝核、生薏苡仁、马齿苋清热利湿；地骨皮、天花粉、麦冬养阴清热；桑椹养肺阴，取"金生水"之意；虚久必瘀，从患者舌有瘀点可知体内有瘀，故以小量红花祛瘀除热；桑椹、炒僵蚕为降糖专药，临床验证多例，降糖作用明显。

糖尿病可归为中医学"消渴"范畴，病机为气阴两虚；气虚责之于脾，与饮食直接相关；摄入过多，脾脏不能及时运化，久而久之则脾虚湿盛，痰浊瘀阻；阴虚主要责之于肾，对于中老年人来说，随着年龄的增长，肾阴逐渐亏耗，表现为烦热、口渴多饮等一派热象。

有些患者长期服用降糖西药和注射胰岛素，久而久之出现视力减退、手脚麻、腿痛、糖尿病足等并发症。中医从本而治，通过健脾益气、滋阴补肾，恢复患者自身的身体功能，如能在早期、中期及时治疗，可逐渐降低血糖并保持稳定，避免并发症出现。

顽固性呃逆的曲折治疗过程

罗某，男，56岁，陕西西安人，2019年4月11日初诊。

主诉为呃逆严重，走路时呃逆不止。几年来到处求医不效，很痛苦，迫切希望解决这一烦恼。

刻诊：胆汁反流性胃炎，反酸、呃逆严重（活动后加重），脉浮濡，舌淡苔白。

诊断：胃虚气逆。

处方：旋覆代赭汤合吴茱萸汤加减。旋覆花30g，代赭石20g，党参30g，清半夏5g，黄连10g，吴茱萸3g，蒲公英30g，败酱草30g，生地榆30g，海螵蛸30g，刀豆15g，娑罗子10g，生甘草10g，白芷10g，厚朴15g，煅瓦楞子30g，丹参15g。7剂，水煎服，每日3次。

4月21日二诊：患者反馈反酸略减轻，口唇、舌头干燥，呃逆未见改善，舌脉无变化。原方加麦冬、天花粉各30g滋阴润燥。

4月30日三诊：患者反馈口苦反酸减轻，呃逆未见改善，加丁香6g，柿蒂15g加强降逆止呃。

5月14日四诊：余症改善，呃逆仍未见明显改善。换方血府逐瘀汤加减。

处方：柴胡10g，枳壳10g，白芍30g，生甘草30g，桃仁10g，红花10g，当归12g，熟地黄30g，川芎10g，怀牛膝10g，海螵蛸30g，制附子5g，肉桂10g，浮小麦50g，大枣6枚，芙蓉叶20g，败酱草30g，龙胆草10g，生牡蛎30g，生薏苡仁30g，苍术10g。7剂，水煎服，每日3次。

5月22日五诊：患者反馈呃逆明显改善，余症减轻。此次是几年来服药效果最好的一次，想继续服用。效不更方，原方继服7剂。

按：患者第5次来诊一改往日的沉默寡言，高兴地说刚才坐公交车基本没有呃逆；以前一路上呃逆不停，难受得很。

老师笑着说，那就好，看来上次的方子比较对症。

呃逆一证，中医学认为其病机多为胃气上逆，正常情况下脾气升清，胃气下降；病理状态下则出现胃气不降，导致呃逆呕哕，治法通常是和胃降逆。临床根据寒热不同，常用旋覆代赭汤、丁香柿蒂汤、橘皮竹茹汤等方剂。

此患者主要症状就是呃逆，从舌脉来看，表现为胃气虚导致气逆，故一诊以旋覆代赭汤为主加减治疗，并加了老师常用的呃逆专药刀豆、娑罗子，患者反酸严重，故处方合吴茱萸汤，加制酸专药瓦楞子。

二诊时患者反酸、口干等有所改善，呃逆一症无明显改善；三诊加丁香柿蒂汤后，呃逆依旧没有明显改善。老师转换思路，四诊以血府逐瘀汤为主方加减治疗，终于取得显著疗效。

有同行或许不解，此处老师为何要用血府逐瘀汤。血府逐瘀汤的主治范围并没有呃逆，为何用在此患者身上，却取得显效？

呃逆患者，毫无疑问是气机失常的问题，病机多为胃气不降，王老师临床习用旋覆代赭汤加减治疗，一般都能应验。此案运用旋覆代赭汤无效，说明患者可能不只是胃气上逆的问题，还有其他方面的气机紊乱。

中医学所说的气机升降失调，类似于西医学的自主神经紊乱，临床表现为一系列失常症状。王清任的血府逐瘀汤是治疗气机失常、自主神经紊乱的一张好方，其主治病证非常多（本书另一篇专方专病里有详细介绍，此处不赘述）。此类患者一般无器质性病变，但仍感全身不适，诸多病证归于一点，都属气血失调所致。

本案中患者呃逆长久不愈，用常规方法治疗无效，故考虑为气血失调，用血府逐瘀汤调气调血，果然应验。王老师常说，临床"撞到南墙要回头"，如果按照常规思路无效，就要另辟蹊径，考虑别的思路，此案即是明证。

悲伤致心绞痛案

杨某，女，66 岁，陕西西安人，2019 年 4 月 16 日初诊。

患者是陪伴老母亲来就诊的，其母因上火牙痛，王老师开了玉女煎加减，服后即愈（玉女煎治疗牙痛本书另有论述，此处略过）。

诊毕，患者将母亲送至诊室外等候，自己又进来坐下说："王医生，也给我看看吧！"

老师边诊脉边问："你哪儿不舒服？"

患者迟疑片刻，未语泪先流，哽咽了一阵，才平静下来，说："医生，我这心里恐惧得很，感觉身体好像出了大问题。"

老师安慰道："没那么严重，慢慢说。"

患者："最近每天晚上睡觉的时候，每隔 2 小时心脏位置就特别难受，心慌、胸闷胸痛，每次都有濒死的感觉，起床喝口水再睡下，隔 2 小时又难受。"

老师："有没有到医院检查？是不是颈动脉、冠状动脉狭窄导致的？"

患者："前几天我妈住院，我顺便做了心电图和头部磁共振，结果显示没有冠心病和颈椎病。医生说没事，也没开药。另外，眩晕也很严重，手上端一碗水，就感觉水一直在晃动。"

老师："西医的诊断有一定的滞后性。另外，心脏病不发作，仪器是检查不出来问题的。我先给你开几剂药服用，看看效果。"

刻诊：体胖，头晕，项强，突发巅顶痛，心绞痛夜间发作频繁，双侧耳后抽痛，脉沉滑有力，舌淡红苔厚腻略干。

处方：柴陈泽泻汤合冠心 2 号方加减。柴胡 12g，黄芩 10g，生姜 10 片，清半夏 15g，红参 15g，大枣 10 枚，生甘草 30g，陈皮 10g，茯苓 30g，生白术 60g，泽泻 60g，赤芍 15g，红花 10g，降香 3g，丹参 30g，香附 10g，郁金 10g，玉竹 12g，肉桂 10g，川芎 30g，天麻片 30g，柴葛根 30g，羊红膻 30g。7 剂，水煎服，每日 3 次。

4 月 23 二诊：患者反馈服药 2 天后，心绞痛几乎未再发作。7 剂服完，胸闷改善明显，服药前晚上睡觉胸部都不敢盖被子，服药后明显好转。另外，睡眠改善，睡眠时间较以往长，睡醒后全身很舒服；颈项僵硬改善，耳朵不抽痛了，目前主要是头晕，痰多痰黄。原方加瓜蒌30g，黄连6g，与原方中的半夏合为小陷胸汤，清化痰热。7剂，水煎服。

此后患者又复诊两次，都以原方为基础方，根据症状的变化略作加减。患者共来诊4次，服药28剂，各项症状基本消失；后患者因要出国，不方便继续服汤药，原方制作水丸，继续服用2个月，巩固治疗。

按：患者与老师是十几年的老熟人，因父母年高经常来老师处吃中药，自己平时也是吃中药，身体一直保养得很好。其女儿也是中医，十几年前就去了海外行医，但远水解不了近渴，故全家老小都在老师这里就诊。

去年患者80多岁的老父亲出现了水肿等症，老师考虑到老人年龄大，正气渐衰，辨证为心肾阳衰，以真武汤加减处方；老人服了十几剂中药，症状得到了很大改善。

患者告诉老师，上个月老父亲去世，当时就感觉胸闷不舒服，头晕，站立不稳，此次突发心绞痛，或许和父亲去世，伤心过度有关。

基于以上原因，老师在处方时考虑到肝郁的问题，加了香附、郁金等疏肝解郁。

此患者总体属于痰瘀证（由体胖、舌苔厚腻可知），痰湿上犯则头晕，处以验方柴陈泽泻汤；痰湿夹瘀，郁于胸部，则胸闷、心绞痛，以冠心2号方活血化瘀止痛。冠心2号方为已故著名中医临床家郭士魁先生所创制，由丹参、川芎、赤芍、红花、降香等五味药所组成，针对冠心病瘀血内阻所致的心绞痛疗效显著。

另外，患者自感身体极度不适，但西医检查并无问题，一方面，仪器检查有滞后性，另一方面，患者的症状很大程度上由情志因素所致，非器质性病变。西医检查无异常，自然不开药，但患者的不舒服却是实实在在地存在着，亟待解决。中医治疗通常注重患者的主观感受，即便没有冠心病，只要有胸闷胸痛，病机符合，就予以相应的处方，取得预期的疗效。

长期咳嗽伴肺不张

某天刚一上班，就有一位儒雅随和的 60 多岁的退休教师来就诊。她一进来就对老师说："王医生，我等了半个月，您终于回来了。您这一出去讲课就半个月不见，我可是遭罪了！"

老师笑着问："没这么严重吧？你哪儿不舒服了？"

患者说："我这咳嗽持续 20 多天了，刚开始一咳嗽就赶紧来找您，医馆的人说您到外地讲课了。我实在难受得不行，就找了别的中医看，有的给我开的汤剂，还有的给我开的膏方，服了半个多月的药，花了 4000 多元，咳嗽没好，痰还越来越多。我现在也不敢随便吃药了。"

老师开玩笑说："也就你 1 个月工资嘛！我看看都是些什么药。"

患者说："好，我把用过的方子都带过来了，还有我的检查报告，您也参考一下。"

老师仔细看了患者的检查报告，又拿过那几张方子看了看，对我们说："这些方子都是些利咽化痰的，患者痰多，利咽化痰是有必要的。但没有针对根本病机，西医诊断结果是肺不张，那是不是主要用宣肺的药？患者肺不张，这么滋腻的膏方合不合适？你们都想一想。"

老师说完，给患者把了脉，看了舌苔。

张某，女，62 岁，陕西西安人，2019 年 5 月 13 日初诊。

刻诊：咳嗽，气喘，痰鸣，右肺上叶不张，脉象左浮滑右沉滑，舌胖大苔腻。

处方：小青龙汤合三子养亲汤加减。麻黄 20g，白芍 15g，桂枝 15g，生甘草 10g，细辛 6g，干姜 15g，五味子 6g，清半夏 15g，枇杷叶 15g，白前 12g，前胡 12g，法半夏 15g，杏仁 10g，桃仁 10g，炒莱菔子 10g，白芥子 10g，紫苏子 10g，金荞麦 30g，鱼腥草 30g，败酱草 30g。5 剂，水煎服，每日 3 次。

按：方以小青龙汤宣肺止咳；因患者咳嗽痰多，加三子养亲汤降气化痰；痰黄稠，加金荞麦、鱼腥草、败酱草清热化痰。

此患者服用 3 剂药后，即反馈喘嗽减轻，痰少了许多。因小青龙汤中有半夏、细辛、干姜等，偏于温燥，不宜久服。症状减轻后，以验方前胡止嗽散加减，巩固治疗。

肩痛怕风怕凉多年

老师出诊时，常有患者前来询问或家属代患者来感谢，这位患者家属就是专门前来，感谢老师治好了儿媳妇的肩痛。

患者家属说："儿媳妇肩痛、怕风怕凉好几年，严重影响工作、生活，这几年到处看病，服了不少中药也没好。今年 8 月经朋友介绍，来您这儿看病，一共吃了 14 剂药，已经完全好了，她上班没时间，特意让我来当面感谢您。"

老师笑着说："病好了就行。你们高兴我，也高兴。"

肩周炎患者临床不少见，此患者症状表现和肩周炎相似，治法一致，故分享病案于此，以供参考。

常某，女，35 岁，2019 年 8 月 27 日初诊。

患者自诉产后未做好防护措施，导致肩部受风，自此留下后遗症。近几年来，肩部每因受风即感觉冰冷刺骨，连带着颈椎也有些僵硬、怕凉。

刻诊：双肩怕风怕凉，僵硬疼痛；易出汗，脉弦滑，舌暗红苔薄。

中医诊断：脉络瘀阻，表虚不固。

处方：黄芪桂枝五物汤合玉屏风散、四物汤加减。生黄芪 60g，桂枝 30g，白芍 30g，生姜 10 片，大枣 10 枚，防风 10g，生白术 30g，鸡血藤 30g，当归 30g，熟地黄 30g，川芎 10g，穿山龙 30g。7 剂，水煎服，每日 3 次。

方解：患者因产后防护不当，加之气血虚，风邪乘虚而入，治当温通气血，散寒固表。以黄芪桂枝五物汤益气温经，和血通痹；患者平时易出汗，以玉屏风散固表止汗；参考舌象、脉象，当有血虚血瘀，以四物汤养血活血；肩部连带颈椎活动不利，属脉络瘀阻，加鸡血藤通络活血，穿山龙祛风通络止痛。

10 月 19 日复诊：患者反馈服药后，肩部冷痛有改善，但仍感有风往皮肤、骨节钻，希望继续治疗。诊得脉象弦软，舌暗红苔白腻。原方略作调整，继续服用。

处方：生黄芪 120g，桂枝 30g，白芍 30g，生姜 12 片，大枣 6 枚，防风 10g，生白术 25g，鸡血藤 60g，当归 12g，川芎 12g，穿山龙 30g，熟地黄 45g，山茱萸 45g，羌活 10g，海桐皮 20g，片姜黄 20g，淫羊藿 30g。7 剂，水煎服，每日 3 次。

方解：一诊后患者仍怕风提示表虚严重，此次加大黄芪至 120g 以固表，鸡血藤加至 60g 以增强温阳、养血、通络的作用；加羌活增强祛风之力；海桐皮、片姜黄为老师治疗肩凝症、漏肩风的专药，引药至病所。此外，西安 10 月的天气，尚不觉冷，患者来诊时穿着较厚，并表示平时怕冷，故加淫羊藿 30g 以补肾阳、祛风湿。

患者此后未再来诊。直至今天其婆婆来反馈已痊愈。

按：王老师临床治疗肩凝症等痹证，常以黄芪桂枝五物汤为主方，随症加减，如表虚不固，合玉屏风散；如血虚血瘀，合四物汤；如寒湿重，合术附汤。此外，如气虚严重，加大黄芪用量；如血虚严重，加大鸡血藤用量；如伴麻木疼痛，加羌活、穿山龙祛风散寒通络；最后加上肩凝症专药海桐皮、片姜黄引药至病所，进一步加强疗效，临床疗效显著。

本案患者初诊服药 7 剂后，未继续服药，直至 2 个月后才来复诊，影响了药物的持续发挥作用，对治疗效果有很大影响；如在初诊后能及时来诊，坚持服药，无疑会缩短治疗周期，取得更好的疗效。

脐周疼痛 30 余年

此患者病史长达 30 余年，老师用寻常之法，然起效甚捷。

患者是一位男性老者，西安本地人，由儿子陪同前来。询问姓名之后，我在电脑上查看了以往的病例记录。

患者于 2018 年 5 月 8 日初诊，此后又分别在 5 月 21 日、6 月 12 日复诊，本次是第 4 次来诊。

老师边诊脉边问："主要是哪儿不舒服？"

患者答："还是老毛病。去年在您这儿服了十几剂药，我感觉已经完全好了，就没再继续服药。没想到这几天又有点不对劲，也不敢耽搁，赶快来找您看。现在主要还是肚脐周围疼痛，且腰还有点痛。"

患者儿子在一旁补充："我爸这病有 30 余年了，去年服药药后差不多完全好了，我让他再服用几剂药巩固一下，他不同意。去年要是多喝几剂药巩固，今年或许就不会犯了。王医生，麻烦您这次多开几剂药，彻底把病治好。"

老师点点头，让我把去年最后一次的方子调出来，在此基础上略作调整。

刘某，男，66 岁，陕西西安人，2019 年 9 月 19 日就诊。

刻诊：肚脐周围疼痛 30 余年，遇冷、进食时易犯，矢气后疼痛消失，腰痛，手、腿略肿。寸脉弱，关部弦滑有力，尺脉弱，舌淡红苔净有裂纹。

诊断：脾胃虚寒，气机不利。

处方：当归补血汤合桂枝加芍药汤加减。生黄芪 30g，当归 10g，桂枝 10g，白芍 60g，生甘草 10g，生姜 6 片，大枣 6 枚，莪术 15g，川楝子 6g，乌药 15g，枳壳 15g，乌梅 30g，木瓜 10g，土鳖虫 30g，川续断 30g，焦杜仲 30g。7 剂，水煎服，每日 3 次。

按：患者患病 30 余年，"久病多虚"，结合脉象寸脉较弱，故用当归补血汤培补气血；脐周疼痛遇冷加重，提示中焦有寒，以桂枝汤倍加芍药散寒、缓急止痛。

患者特别强调"矢气后疼痛减轻"，提示有气机不利的因素，故加莪术、川楝子、乌药、枳壳行气止痛；舌苔净有裂纹，提示已有阴伤，加乌梅敛阴生津；腰痛且尺脉弱，加木瓜、土鳖虫、川续断、焦杜仲补肾壮腰止痛。

患者走后，老师说："患者去年服药有效，就不用考虑换方；虽说过了一年，但是基本症状没有变，在原方上略作加减即可。这次我本想用肾着汤的，最后为什么没有用？"

我答："患者苔净，舌有裂纹，说明有阴伤。"

老师说:"对,患者虽说有腰痛腿肿,但是从舌象看,没有水湿,所以不能利水;肾着汤里的白术、茯苓都是利水药,对于阴虚的患者来说,用后会更伤阴,这一点要特别注意。"

我问:"老师,患者既然没有水湿,手肿腿肿又是什么原因呢?"

老师答:"患者虽然腿肿,但是没有小便不利,说明不是水肿,应该是气机不利的问题,所以这次又加了行气止痛的药。"

跟诊过程中,老师经常告诫我,医生诊病,不仅要专业知识扎实,更要细心谨慎;看病久了,往往容易犯经验主义错误。医生不比别的职业,人命关天,千万不可掉以轻心,疏忽大意。如本案患者,乍一看有手肿腿肿,可能不少医生第一时间就会想到利水,利水之后必然会伤阴,而患者从舌苔看已有伤阴的情况,如用药不慎,或许会导致病情发生变证,更难治疗。

临床遇到不少疾病,症状表现奇特,繁多如乱麻;对于医生来说,治病如解乱麻,只有心中明了,理法方药清楚明白,才能条分缕析,将一团乱麻一一解开,使患者几十年的顽疾一朝痊愈。

三叉神经痛2年

国庆假后第一天上班,患者很多,接近中午的时候,预约的患者已全部接诊完,正准备下班,这时有人敲门,随后进来两位中年男子,其中一个是老师的朋友,从事互联网工作的李总,是个资深中医拥趸者,经常来找老师探讨问题。另一名男子则默默地站在一旁,一言不发,满面愁容。

进来后,李总跟老师打了招呼,指着那位男子说:"老师,这是我朋友,昨天晚上在微信上跟您提过,他主要是三叉神经痛,断断续续有2年了,不严重的时候服用抗生素就能缓解。上周突然严重起来,现在不但吃饭困难,说话都受影响,一张嘴就痛得受不了。省中医研究所、市中医院都去过,也找过西安不少名医,疗效并不理想。我劝他也别乱投医了,找您看最保险,就带他过来了。"

老师笑着说："我也不是什么神医，也有治不好的病。不过三叉神经痛倒不是多难治，怎么能这么长时间都治不好呢？有没有以前用过的方子，我看一下。"

患者坐下来，拿出手机，翻出最近在某名医处开的方子让老师看。

方子很大，多达 36 味药，基本是清热解毒药大组合，老师问，这个方子有点作用没？

患者摇摇头，一手捂着右边腮部，含混不清地说，服药后腹泻，疼痛没有减轻。

老师把了脉，查了舌，对我说，主要是湿热蕴结上焦，阻滞气机，导致火郁于内，只清热解毒是不行的，必须化湿理气，兼清热解毒，开甘露消毒丹。

许某，男，35 岁，2019 年 10 月 8 日初诊。

刻诊：右侧三叉神经痛 2 年，便黏，脉弦滑，舌苔厚腻。

处方：甘露消毒丹加减。滑石粉 30g，白芍 90g，生甘草 30g，黄芩 10g，茵陈 30g，石菖蒲 15g，川芎 15g，鸡矢藤 90g，徐长卿 30g，木通 10g，连翘 30g，藿香 15g，白豆蔻 10g，射干 15g，浙贝母 15g。3 剂，水煎服，每日 3 次。

10 月 12 日二诊：患者微信反馈，3 剂药服完，三叉神经疼痛减轻了不少，对疗效很满意，希望老师继续开药。另，初诊时没有表达清楚，除了三叉神经痛，还连带着有牙痛、头痛，希望这次开方时一并考虑进去。原方稍作调整如下。

处方：滑石粉 25g，白芍 90g，生甘草 30g，黄芩 10g，茵陈 30g，石菖蒲 15g，鸡矢藤 60g，连翘 30g，藿香 15g，白豆蔻 10g，射干 12g，浙贝母 15g，细辛 6g，川牛膝 10g，穿破石 15g，蔓荆子 30g，白芷 15g，牡丹皮 10g。

按：王老师临床治疗湿热证，依据病位不同，主要以三个方子为主，即上焦湿热用甘露消毒丹；中焦湿热用三仁汤；下焦湿热用龙胆泻肝汤。

本患者主要症状为三叉神经痛、牙痛、头痛，所有症状全部集中在上焦，且舌苔黄腻，故辨证为上焦湿热，以甘露消毒丹为主；加细辛、穿破石通络止通；加蔓荆子、白芷治疗头痛；加川牛膝引火下行；加牡丹皮清热凉血。

此方特别之处还在于芍药甘草汤的应用，方中芍药用至 90g，甘草 30g，用量较大。芍药甘草汤出自《伤寒论》，主治"脚挛急"，即阴液不足导致的小腿痉挛。王老师临床运用芍药甘草汤不局限于此，而是将其应用范围扩大了许多，如呃逆、腹痛、咽喉痉挛咳嗽、面部抽痛等，凡属平滑肌痉挛导致的抽搐、疼痛，皆可使用，疗效确切。此处应注意的是，对于脏器有形实邪阻滞及器质性病变，不宜使用本方。

患者服药 6 剂后，头面部疼痛大减；因病程较长，后续治疗随症调整用药，以巩固疗效。

咳嗽、咽部异物感 2 个月

薛某，女，27 岁，陕西西安人，2020 年 4 月 7 日初诊。

患者自诉有慢性咽炎病史，就诊时已连续咳嗽 2 个多月，服用清喉利咽颗粒（慢严舒柠）及抗生素，有好转但一直未彻底痊愈。停药 2 周后，恰遇降温，咳嗽突然加重，连带着胸闷气短，感觉咽喉部时时有异物感。

刻诊：慢性咽炎，咳嗽 2 个月，咽喉异物感，无痰，胸闷，痛经，手脚冰凉，右浮软左浮细，舌淡胖大苔白厚。

处方：半夏厚朴汤、桔梗汤合异功散。清半夏 15g，厚朴 15g，生姜 10 片，茯苓 30g，紫苏梗 10g，桔梗 10g，生甘草 12g，牛蒡子 10g，党参 30g，麸炒白术 15g，陈皮 10g。7 剂，水煎服，每日 3 次。

另买中成药附子理中丸，每次以汤药送服 10 粒，每日 3 次。

4 月 21 日复诊：患者反馈咳嗽已痊愈，胸闷气短改善明显，咽喉异物感尚未完全消除，痛经改善不明显，服药期间来月经 1 次，还是腹痛。

患者说：以前没看过中医，上次是被祖母（对老师非常信任的老患者）硬拉来的，这次咳嗽延续了 2 个多月，服用了不少西药也未好转，没想到服了 7 剂中药，咳嗽就完全好了，很是意外。

老师笑笑说：大家都觉得中医是慢郎中，事实上，中医如果辨证准确，疗效不比西医慢，后期巩固治疗效果也是优于西医的。

此次复诊，患者除了想继续巩固治疗咽喉异物感，还想治疗甲状腺炎。患者第一次来，我们就注意到其颈部较常人粗，只是当时患者咳嗽严重，故以治疗咳嗽为主，没有兼顾其他症状。

患者就诊前，因咳嗽、胸闷气短曾去三甲医院检查，胸部 CT 显示肺部有良性结节，肺纹理变粗。此外还有甲状腺炎，但因为不严重而未开药。患者因担心将来病情发展为甲亢，故请老师此次一并治疗，控制病情发展。

刻诊：甲状腺炎，咽喉异物感，痛经，脉沉细，舌淡胖大苔白。

中医辨证：气血两虚，气机不利。

处方：阳和汤合半夏厚朴汤加减。生麻黄 10g，白芥子 12g，肉桂 10g，生甘草 15g，清半夏 15g，厚朴 15g，生姜 6 片，茯苓 30g，紫苏叶 10g，鹿角霜 10g，干姜 10g，牛蒡子 10g，党参 30g，陈皮 10g，浙贝母 15g，熟地黄 30g，杜仲 30g，菟丝子 30g。7 剂，水煎服，每日 3 次。

5 月 5 日三诊：患者反馈咽部异物感减轻明显，只是偶尔有，甲状腺炎改善不明显，但无明显不适。

患者觉得病不严重了，不想续服汤药，问能否制成丸药或买合适的中成药吃。老师嘱其自行购买附子理中丸和丹栀逍遥丸两种中成药服用，每日各服 2 次，坚持 2 个月，对咽喉异物感、甲状腺炎、痛经等都会有改善和治疗作用。

按：慢性咽炎属中医学"梅核气"范畴，具体表现为咽喉部总感觉有异物，吐之不出，吞之不下。中医学认为此证属痰气互阻，以化痰理气为主治疗。《伤寒论》中"半夏厚朴汤"专为"梅核气"所设，故初诊以此方为主加减治疗。

患者虽体瘦，但舌胖大苔白厚，提示体内水湿较重，故方中加大茯苓用量至30g。方中加桔梗汤增强化痰理气之力；牛蒡子为老师治疗咽痒咳嗽的专药。

患者脉象细软，提示气血比较弱。气虚则无力推动全身气机的正常运行，加之湿阻，导致咽喉部气机不利。治标还需治本，加五味异功散补益中气。另，患者常年痛经，且手脚冰凉，提示体内有寒，以中成药附子理中丸温阳散寒。

因附子炮制水平参差不齐，为安全起见，老师临床极少用饮片，多以成药代替，附子理中丸中含四逆汤，又有理中汤，临床用于治疗脾肾阳虚，疗效确切。

二诊时咳嗽已愈，主要以治疗甲状腺结节为主，故主方改用阳和汤为主。

此方为中医外科名方，为温里剂，具有温阳补血，散寒通滞之功效，主治阴疽。王老师临床使用此方频率很高，常用来治疗因阳虚阴寒导致的各种痈疽瘰疬，如乳腺增生、慢性淋巴结炎、甲状腺结节、骨结核等。

由脉象、舌象可知，此患者体质属明显的阳虚寒盛，故以阳和汤温阳、补肾、散结；合半夏厚朴汤继续巩固治疗"梅核气"；杜仲、菟丝子加强补肾作用。

王老师临床喜用中成药附子理中丸，一是考虑用药安全，以附子理中丸代替附子；二是老师临床发现，凡是寒痰、寒湿，使用附子理中丸疗效很好。

老师本人是寒湿体质，平时稀白痰多，总觉得咽部不适，频频吐痰，又不想服汤药，于是连服了3个月的附子理中丸，不仅痰少多了，睡觉打鼾的现象也一并消失了。

全身蜘蛛痣 2 年

李某，女，29岁，陕西西安人，2020年4月16日初诊。

患者诉自2年前开始全身陆续长出一些小红点，红点高于皮肤表面，四肢尤其严重，夏天不敢穿短袖、裙子。近2年陆陆续续看了不少中医，未见起色。最近四肢的红点越来越密集，心理压力很大，经朋友介绍，前来找王老师诊治。

刻诊：蜘蛛痣（四肢及腹部布满血点），眼睛干涩，脱发，多梦；月经先期1～2天，有血块，行经期小腹疼痛；鼻炎，左脉弦细，右浮滑大，舌淡苔白齿痕。

辨证：肝郁化热，阴血不足。

处方：丹栀逍遥散合一贯煎加减。牡丹皮12g，栀子15g，当归15g，白芍15g，柴胡6g，茯苓15g，生白术15g，生甘草15g，薄荷3g，生姜6片，麦冬30g，生地黄30g，川楝子10g，枸杞子30g，北沙参30g。7剂，水煎服，每日3次。

4月28二诊：患者反馈蜘蛛痣基本无变化，眼睛干涩，咽喉不利，鼻炎流清涕等无改善；此次月经没有提前，行经期腹痛减轻。效不更方，加升降散利咽，针对鼻炎流清涕，加苍耳子、荆芥各10g，祛风散寒。7剂，水煎服，每日3次。

5月5日三诊：患者反馈蜘蛛痣无明显变化，咽喉不利，鼻炎稍有改善，因最近开车时间比较长，又增腰痛一症。原方加土鳖虫15g，补肾强腰止痛。7剂，水煎服。

此后患者每隔半个月就诊一次，除蜘蛛痣变化缓慢之外，其余症状逐步改善，维持三诊处方不变。

7月30日复诊：患者反馈眼干涩、咽喉不利、鼻炎、腰痛基本痊愈，全身蜘蛛痣50%已消退，未再新发。因夏天到了，担心穿短袖露出胳膊不美观，患者有些心急。又诉脱发改善不大。

原方去治疗鼻炎、咽喉等药物，保留丹栀逍遥散不变，加二仙汤调节阴阳平衡，加赤芍、茜草、紫草等凉血活血药。

处方：牡丹皮10g，栀子10g，茯苓15g，生白术15g，蛇床子15g，菟丝子15g，仙茅10g，淫羊藿15g，巴戟天15g，黄柏6g，知母6g，当归12g，柴胡6g，薄荷3g，生姜6片，生甘草10g，赤芍10g，茜草10g，紫草10g。7剂，水煎服，每日3次。

患者此后未再就诊。

2021年3月2日复诊：患者反馈去年共计服药2个多月，服药1个月左右时，小的红点慢慢吸收了，此后变化比较缓慢，对治疗失去信心，加上工作比较忙，未再治疗。

患者称自己还没有结婚，因为疾病原因，性格有些内向自卑，自生病以来，服用几年汤药都不见效。相比之下，在王老师这里，虽然改善较慢，但是有效，所以这次下定决心继续治疗，直至痊愈。目前主要症状是蜘蛛痣，便秘，脱发。

原方不变，加侧柏叶、豨莶草各15g，养血止脱生发；加生大黄15g，肉苁蓉20g，威灵仙10g，治疗便秘。15剂，水煎服。

此后患者分别在4月、5月复诊，症状逐步改善，维持原处方不变。

6月17日复诊：患者反馈全身蜘蛛痣90%已消退，未再新发；前段时间加班熬夜比较多，但眼睛没有以前干涩难受，便秘痊愈，自己观察舌下静脉怒张消失，脱发改善，全身感觉比较轻松，心情好转，鼻炎有点反复，欲服药巩固。

于 5 月处方加白芷 15g 治疗鼻炎。15 剂，水煎服。

按：蜘蛛病临床不多见，常好发于年龄大的患者，像本案中如此年轻的患者较少遇到。中医学认为本病乃肝郁化火，进而耗伤肝阴，故患者除全身布满出血点外，还有肝阴、肝血不足所致的眼睛干涩、脱发、月经量少等症状。治疗方法为疏肝、清热、滋阴。以丹栀逍遥丸为主方，根据不同时期兼症的变化，随症加减用药。

此患者治疗过程持续 1 年有余，服药 5 个月，共计服药 80 余剂，治疗期间由于患者个人原因中断治疗（2020 年 7 月至 2021 年 3 月未服药），导致病情反复，延长了治疗时间。

现代医学认为，蜘蛛痣主要与雌激素水平有关，因雌激素的灭活能力下降、雄激素转化为雌激素能力增加，会使血中雌激素水平升高，从而出现蜘蛛痣。

西医疗法主要采取激光治疗，但易复发；中医治疗虽进展缓慢，但属于从本治疗，不易复发。

需要注意的是，此病属疑难杂症，治疗进展缓慢，患者治疗过程中需要持之以恒，病情稍有起色需要坚持，病情停滞不前也不能放弃，以免功亏一篑。

舌尖麻 3 个月

魏某，女，46 岁，甘肃人，2020 年 5 月 23 日初诊。

患者自诉从 3 个月前起，时常感觉舌尖麻，食不知味，四处治疗不效，经人介绍，特从甘肃远道而来求医。

刻诊：舌尖麻，舌淡红苔白略厚，脉浮滑，余无他症。此外，患者自诉平时脾胃不好，食生冷则胃痛不适。

处方：附子理中汤合导赤散加减。制附子 6g，陈皮 15g，党参 30g，茯苓 30g，麸炒白术 30g，生甘草 15g，淡竹叶 15g，川木通 10g，生地黄 30g，白茅根 30g，怀牛膝 10g。7 剂，水煎服，每日 3 次。

2020 年 7 月 7 日二诊：患者带亲戚前来西安，预约就诊。进诊室后，患者说："王主任，您还记得我不？5 月的时候，我来看过病，您给我开了 7 剂药，服完后舌尖麻就完全好了，胃痛怕冷也不像以往那么严重了，真是太感谢您了！这次带我亲戚前来，是想治疗肝病。顺便请教您一下，我还需不需要服药？"

老师笑着说："病好了还服药干啥？脾胃虚寒的问题，买中成药附子理中丸常服即可。"

按：此患者从症状来看，似乎辨无可辨，属怪病范畴。从中医学理论"舌为心之苗""心开窍于舌"思考，舌之病与心关系密切。

患者脉浮滑，提示上焦有热。依据"心与小肠相表里"之中医学理论，以导赤散为主方，使心火移热于小肠，由小便导出；加白茅根清热利小便，加怀牛膝引热下行兼利尿通淋。另外，考虑患者素有脾胃虚寒之症，以附子理中汤顾护脾胃，加陈皮、茯苓健脾化湿。全方寒热兼顾，补泻同调，故疗效满意。

疏肝法治疗阳痿早泄

刘某，40 岁，陕西西安人，2020 年 10 月 20 日来诊。

患者自诉全身不适，为避免就诊时紧张遗漏，特意提前将症状记录在本子上，密密麻麻地记录了大半张，着实让人无从下手。

刻诊：腰酸痛，阳痿早泄，弱精；鼻炎，咽炎；大便溏泄不成形；怕冷，睡眠差，疲乏；晨起眼干涩发红；肌肉抽动；小便泡沫多；右脉浮滑，左寸弱关尺沉细弦；舌淡苔白。目前亟待解决的是阳痿早泄问题。

处方：丹栀逍遥散合右归丸加减。牡丹皮 10g，栀子 10g，当归 15g，白芍 15g，柴胡 6g，茯苓 15g，生白术 15g，生甘草 15g，薄荷 3g，生姜 6 片，怀牛膝 10g，枸杞子 30g，菟丝子 30g，川草薢 30g，制附子 3g，熟地黄 40g，怀山药 30g，山茱萸 30g，鹿角霜 10g，醋龟甲 10g，杜仲 15g，续断 15g。5 剂，水煎服，每日 3 次。

2 日后，患者微信反馈服 2 天药后，感觉大便、小便、睡眠明显好转，最值得开心的是，阳痿早泄的症状有明显改善。

我之前找了很多名中医看过，而且我给自己开药、试药，各种方子都用过，从来没有如此速效和神效。这一次您让我见识了中医中药真正应该具有的效果，让我觉得我更加有责任和义务学习和传承中医。

按：此患者早年于商海拼搏，小有成就，但因繁忙压力，身体每况愈下，四处求医未果，遂自学中医。

患者闲暇时间，一边学习一边自治，给自己开过不少汤方，也服过不少中成药，但一直没能治好自己的病。偶然一次在书店看到王老师的书，如获至宝，按照老师书中的方子，给亲戚朋友开方治病，疗效大为提高，故一直想请老师为自己诊病。

看了患者曾服用过的处方，无一例外，几乎都从温阳补肾入手。从脉象、舌象、怕冷等症状看，提示患者确有肾阳虚，但为何服用补肾温阳的药疗效不佳？

这不禁引起我们思考，单纯的温阳补肾无法奏效，或许可以换个思路。

患者看似症状繁多，让人无从下手，但仔细分析，我们可以把所有症状归纳分成2组症状。一是患者工作、生活压力大，睡眠差，晨起眼干涩，有红血丝，提示有肝火，肝郁化火、脾虚湿盛，处以丹栀逍遥散方。二是患者怕冷、便溏、舌淡苔白，尺脉沉弱，属肾阳虚无疑。合张景岳之右归丸峻补肾阳，小便泡沫多，加专药川草薢30g。方药对症，多年顽疾5剂药即有明显改善。

此案带给我们的启示：中医治疗阳痿，首要辨证，不能先入为主，一概以肾虚处之。

癌症止痛方 2 剂止剧痛

崔某，男，47岁，陕西西安人，2020年6月11日初诊。

患者自诉2个月前，曾先后接受胆结石手术、直肠癌手术，术后伤口剧痛难忍，住院2周，未见改善，故执意出院，前来寻求中医治疗。

刻诊：面色较黑，一副愁容，短气少力。诉左侧少腹疼痛、睾丸疼痛；尿频，小便时大腿内侧、腹股沟剧痛；口干，睡眠差，便干；脉沉弱无力，舌淡红苔白腻。

患者就诊过程中一直扶腰站着，老师诊脉的时候才坐下片刻，一诊完脉又站了起来，不好意思地解释："实在坐不下去，一坐下就疼痛难忍，还请医生谅解。"

处方：四逆散合当归补血汤加减。柴胡 10g，枳壳 10g，白芍 30g，生甘草 15g，白花蛇舌草 30g，鸡矢藤 100g，七里香 20g，丹参 30g，生地黄 30g，小茴香 3g，川楝子 10g，延胡索 30g，首乌藤 30g，生黄芪 60g，当归 10g。7 剂，水煎服，每日 3 次。

方解：因少腹属厥阴肝经，故以四逆散为主方，疏肝理气；重用白芍解肌、缓急、止痛；患者睡眠较差，加鸡矢藤、七里香安神止痛。鸡矢藤常规用法为消积健脾，王老师临床发现，鸡矢藤重用止痛效果显著，且无不良反应，配合七里香同用，安神、止痛效佳。

患者便干，且舌红有热象，以生地黄凉血通便；左侧睾丸疼痛难忍，应为手术后气滞血瘀所致，加丹参、小茴香、川楝子、延胡索等理气化瘀止痛；手术后伤口破溃、久不愈合，以当归补血汤益气养血，并重用黄芪，取其补气托毒之效，能加速伤口的愈合。

7 月 7 日复诊：患者反馈上方服用 7 剂后，便干有所改善，睡眠较之前有所好转，但疼痛未见减轻。因老师外出讲课，无法前来复诊，于是照原方再抓了 7 剂服用。共计服药 14 剂，其他症状皆有好转，唯疼痛未见明显改善。

因疼痛难忍，患者到医院治疗，医生开了塞来昔布胶囊，刚开始服用有效，服用 2 天后基本无作用，加量也无济于事。患者无奈，还是想请老师看看有没有办法止痛，缓解痛苦。

老师思索片刻，对我们说："到这个地步，我也不得不使出撒手锏了，这个是我临床的验方，名为'癌症止痛方'，专治各类癌症疼痛，或者癌症放化疗手术后的疼痛。前面几诊之所以没用这个处方，是考虑患者术后身体虚弱，宜从根本调治。但是目前患者亟待解决的是疼痛问题，急则治标，必须转换思路，先解决疼痛的问题。"

处方：徐长卿 30g，青风藤 30g，蜂房 10g，当归 10g，制乳香 10g，制没药

10g，白芍 20g，生甘草 6g，七叶莲 30g，蜈蚣 2 条，鸡矢藤 100g，七里香 10g，茯苓 30g，麸炒白术 30g。3 剂，水煎服，每日 3 次。

7月9日三诊：患者一大早就坐在诊室外面的长凳上等候，看见老师来了，忙迎上前来说："王医生，这次可算是解决问题了！抓了 3 剂药，第 2 剂喝完，疼痛大减；伤口不痛了，昨天晚上终于睡了个好觉，这几个月都没这么舒坦过，真是太感谢您了！今天来想再抓几剂药。"

老师把脉察舌后，对我说："疼痛止住了，就要考虑治本的问题，原方加仙鹤草、生黄芪、党参补气；舌苔还是有点厚腻，加干姜、苍术健脾化湿。"

处方：徐长卿 30g，青风藤 30g，蜂房 10g，当归 10g，制乳香 10g，制没药 10g，白芍 20g，生甘草 6g，七叶莲 30g，蜈蚣 2 条，鸡矢藤 100g，七里香 10g，茯苓 30g，麸炒白术 30g，仙鹤草 30g，苍术 30g，干姜 10g，生黄芪 30g，党参 30g。7 剂，水煎服，每日 3 次。

按：临床不少癌症患者或因经济原因，或因身体状况不允许，放弃在医院治疗，转而寻求中医治疗。遇此类患者，王老师一般都会实事求是地告诉家属不一定能治好，但会尽量为患者节省费用，改善生存质量。

在治疗思路上，老师一般不太用大量的中医抗癌药，因为此类药较峻猛，易伤正气。癌症患者放化疗手术后，大都会出现体质虚弱、胃口不好等问题，必须先解决此类问题，提高患者自身的免疫力，才有利于下一步的治疗。

但凡事都有例外，如本案患者以疼痛为突出表现，缓不救急，医者就要转换思路，先解决疼痛的问题，再谋求进一步的治疗。

癌症止痛方为老师多年临床验方，对于各类癌症导致的疼痛疗效确切，能在短时间内解除患者痛苦，医者可留存，以备不时之需。

汗多湿衣，淋漓不尽

仝某，男，67 岁，职工，陕西西安人，2020 年 11 月 12 日初诊。

患者自诉曾患过副伤寒、肾病综合征、先天性心脏病（左前半阻滞）、动脉粥样硬化、双膝骨质增生等多种疾病。近期因为心脏病复发住院治疗2周，出院后出现汗出严重，稍活动即衣服湿透，随即浑身发冷。不得已，患者只能减少外出，在家里稍微一活动就是一身汗，经常在家不敢着衣。

此外，患者夜半小便后就开始汗出，不一会儿内衣就湿透，且出汗时肩膀、背部、颈椎感觉凉飕飕，盖上被子又不停地出汗，不盖被子冷得受不了，痛苦万分。此外，脚底发冷，夏天晚上睡觉也要把脚盖严；每隔几天就会腹泻，但不用服药，几天即自愈。

患者曾求治多方名医，均无明显改善；自感身体素质差，因家中有亲戚养牛，故平时常吃牛初乳保养，还曾服用牛胎盘，但未见显效。目前急需解决出汗严重、怕冷的问题。

刻诊：汗多湿衣，晚上醒后出汗多，肩颈部怕冷，脉浮滑，舌淡苔厚略黄（中后段尤其厚腻）。

诊断：营卫不和，湿郁中焦。

处方：桂枝汤合三仁汤加减。桂枝15g，白芍15g，生姜15片，生甘草10g，大枣3枚，苦杏仁10g，制南星30g，生薏苡仁30g，滑石粉30g，竹叶10g，厚朴10g，清半夏10g，草果10g，川木通10g。5剂，水煎服，每日3次。

医嘱：忌食生冷油腻，水果少吃，治疗期间保持清淡饮食；少饮酒，因酒生湿热，会加重体内湿气。

11月17日二诊：患者进门后落座，老师笑着问："怎么样，有点作用没？"

患者说："作用不是有一点，是起大作用了！昨天药刚服完，我就马上来了！我还把我爱人也带来，麻烦您给看看！"

旁边的家属说："这几天把他高兴地说总算找对人了！这次服药的效果比以前都好！感谢王主任！"

老师问："吃到第几天有效果的？"

患者说："第一天服完感觉就有效果了，汗出没有以前多了；到第二天，晚上睡觉时肩膀没有以前那么怕冷了，胳膊露到外面也行，服药以前，晚上睡觉胳膊是不敢露在外头的，包得严严实实的。汗出也不像以前那样大汗淋漓，就像洗完澡擦干身体的感觉，稍微有点黏。"

老师让其伸出舌头看看，舌苔仍厚腻，略比上次轻了一点。

老师说："舌苔下不去，内湿还是重，病情容易反复，再服药利湿，巩固一下。"

效不更方，原方加车前草 30g，继续清热利湿；加鹿衔草 30g 顾护肺气，防止出汗太多，继服 7 剂。

医嘱如上。

按：此患者汗出怕冷，属营卫不和。从脉象来看，脉浮滑，说明病在表，以患者的年龄来看，大多数人的脉象为弦滑或沉滑，此患者脉浮滑，且平时脚底怕冷，双肩、背部、颈椎怕风，醒后易汗出，说明感受了风邪，为典型的桂枝汤证。

从舌苔看，患者舌苔厚腻略黄，且集中在舌中后部，提示中下焦有湿热。此外，患者还提到每隔几天就腹泻，说明体内湿邪过多，需要排便才能爽利。此处用三仁汤清化中焦湿热。

综合以上症状，处方桂枝汤合三仁汤加减。桂枝汤解决出汗的问题，三仁汤解决湿气过重的问题。患者诸多症状，归根结底都是神经调节功能紊乱的问题，加上调节神经系统的专药制南星；因白豆蔻价格近期上涨明显，为减轻患者经济负担，以草果代替。方证对应，故 5 剂药即显效。

腿部深腔静脉血栓

崔某，男，46 岁，陕西人，2020 年 12 月 8 日初诊。

患者来时左腿跛行，行动迟缓，每走一步就皱一下眉头，可知痛苦至深。及至坐定，艰难地将裤子拉到膝盖部位，左下肢青紫肿胀，令人疑惑。

此患者并不是第一次来诊，几个月前由于肠癌术后腹痛难忍曾来治疗过，服汤药一段时间后已经明显改善。没想到仅1个月没见，患者竟出现如此变证，令人不解。

没等询问，患者自诉半个月前又有点腹痛，本想来看中医，架不住亲戚朋友的压力，于是被家人带到北京某医院看病，医院建议放疗，经5次放疗之后，疼痛没止住，反而出现尿失禁。从北京回来的路上，在火车上腿部开始出现青紫肿胀，打电话问北京的大夫，大夫说可能是走路过多导致，没大问题。

结果回陕后，腿部肿胀越来越严重，到医院检查，诊断为深腔静脉栓，医院给开了利尿剂，腿肿很快消退，但是隔天又肿。去了多家医院，都不愿治疗血栓和尿失禁的问题，只着眼于肠癌的治疗。目前腿部肿胀严重，加上尿失禁，每天都得穿着纸尿裤，苦不堪言。

回想这一路的治疗经过，觉得还是服中药的那段时间身体较好，服药期间病情有所缓解，且没有出现不良反应。

刻诊：左下肢深腔静脉栓，腿脚肿，尿失禁，失眠，脉沉软，舌淡红苔白。

处方：当归补血汤、四妙勇安汤合抵当汤加减。生黄芪90g，当归12g，山茱萸30g，玄参30g，生甘草30g，五倍子10g，怀山药30g，制南星60g，清半夏60g，忍冬藤30g，生水蛭10g，大黄3g，虻虫10g，桃仁10g。7剂，水煎服，每日3次。

开完方，老师叮嘱患者，下次不用来面诊，腿不方便，路又远，有什么情况在微信反馈即可。

12月13日二诊：患者微信反馈服药5剂，腿肿大部分已消，疼痛减轻，失眠改善，尿失禁改善不大，希望能解决一下。原方加益智仁30g，白果10g，加强固涩。

12月22日三诊：患者反馈腿肿已消，与健康一侧相比，患侧脚略肿且颜色略红，尿失禁改善，患者自述"能感觉到尿意，能憋住尿了，但还需穿尿不湿"，希望继续治疗。又诉最近睡眠较差，每晚翻来覆去难入睡，此次想一并治疗。

原方加首乌藤45g，珍珠母50g安神助眠。

按：患者因癌症放疗手术，身体本虚，用当归补血汤补益气血。黄芪大量使用托毒生肌，为老师治疗痈肿疮疡的专药。腿部痈肿疮疡溃烂，用四妙勇安汤是王老师一贯的用法，疗效确切。腿部因血栓而青紫肿胀，以抵当汤化瘀通络，故能在短期内化瘀消肿，取得好的疗效。

清半夏、制南星为王老师用来调节神经系统疾病的经验用药，对于失眠、大小便失常等疾病疗效确切，此处用来调节睡眠及解决尿失禁的问题。

长期腹痛伴肠息肉反复发作

康某，男，64 岁，陕西省榆林人，2020 年 12 月 15 日初诊。

患者主诉为腹痛，病史已逾 3 年，四处求医未果。疼痛严重时，用暖水袋热敷可略减轻，但无法解决根本问题。半年前到医院检查发现肠息肉（肠内腺体瘤），半年来因息肉不断复发，已做了 3 次肠息肉手术。患者原以为是肠息肉导致腹痛，但手术后腹痛没有改善，甚至比手术前更严重，服用西药止痛类的药物，也无济于事。后经人介绍，到西安请王幸福老师诊治。

刻诊：长期腹痛（肚脐左侧），半夜口舌干燥，有胃出血史，肠镜检查有腺体瘤，脉沉滑左寸弱，舌淡苔白腻。

诊断：湿阻经络，气滞血瘀。

处方：四逆散、少腹逐瘀汤合消瘰丸加减。柴胡 10g，白芍 60g，生甘草 15g，生牡蛎 30g，浙贝母 15g，玄参 15g，延胡索 30g，鸡矢藤 60g，小茴香 6g，制没药 9g，肉桂 10g，苍术 15g，生麻黄 3g，炒莱菔子 30g，当归 12g，川芎 10g，赤芍 10g，生蒲黄 15g，五灵脂 15g，干姜 10g，生薏苡仁 30g，枳壳 30g。10 剂，水煎服，每日 3 次。

12 月 30 日二诊：患者反馈服药 10 剂后疼痛减轻 80%，大多数时间感觉不到痛，偶尔会隐隐作痛，不用处理，自行消失，不像以前痛得无法忍受。口干舌燥略有改善，以前是每天半夜都口干，服药后偶尔口干。总体来说，疗效非常满意。

患者希望腹痛治好之后，再治疗一下肠息肉，并询问服中药能不能根除。

老师答："肠息肉可以根除，下次让药房做一些蜜丸，常服即可。"

按：王老师临床治疗腹痛诸证，常以四逆散疏肝行气，再据虚实寒热用药。患者长期腹痛，结合脉象沉滑寸弱、舌淡苔白腻，辨证为寒湿阻络，气血不足。且患者自诉每次腹痛，用暖水袋热敷即减轻，进一步确定病机为虚寒夹湿。虚久亦可致瘀，以少腹逐瘀汤温阳行气活血。

患者半年内做了3次肠息肉手术，术后腹痛加重。疑因频繁手术致气血更虚，无力推动病理产物代谢排出，痰瘀互结，不通则痛。以消瘰丸软坚散结。手术后脾胃气虚，鸡矢藤重用至60g，一为消积健脾益气，二为通络止通。

此外患者还有口干舌燥，但此处并非热证，不能以清热之法治疗。

临床辨证口干是否为热证，首先看舌，舌红为热；其次看有无出汗，如有热通常会迫汗外出，此患者舌淡不红，苔腻，不汗出，提示口干是湿重导致气机不通，津不上承，故治疗以除湿为主。

加苍麻丸（麻黄、苍术、炒莱菔子）利湿，加薏苡仁、枳壳加强行气化痰之力。药证相符，患者服药10剂，疼痛即大减，多年顽疾好了一大半。

长期低热

李某，女，51岁，陕西西安人，2020年12月29日初诊。

患者父亲称其天生禀赋不足，不足1岁时患小儿麻痹症，后又患强直性脊柱炎、侏儒症，成年后身高约120cm。患者不能站立行走，没有自理生活能力，在家中依靠轮椅活动，一年四季基本不出门。因长期脱离社会，不参与社交活动，患者性格敏感、胆怯、疑心重，对医生不信任。

此次患者发热已延续月余，其父曾延请多位医生为其医治，但患者闻药即恶心，服药即呕吐，并言胃中难受，拒绝再服汤药。故一拖再拖，以致病情日益加重。年近80高龄的老父亲心急又担忧，因与王老师是多年医患关系，故再三恳请老师上门为其医治。老师怜其处境，答应一试。

刻诊：长期低热（早上 37.5℃，晚上 37.2℃），食后易呕（服药后更甚），寸浮滑关尺不足，舌淡苔白。

处方：小柴胡汤合青蒿鳖甲汤。柴胡 30g，黄芩 10g，清半夏 10g，生姜 30g，大枣 3 枚，生甘草 10g，青蒿 15g，炙鳖甲 10g，知母 10g，生地黄 15g，牡丹皮 10g，刀豆 15g，太子参 15g，柴葛根 15g。3 剂，水煎服，每日 3 次。

12 月 31 日二诊：患者父亲一早前来，人未到声先至："我女儿好多了！"进门后接着说："女儿今天早上量体温 37.1℃，这几天基本维持 37.1～37.2℃，比正常体温稍高。但是她自己感觉舒服多了，说晚上睡觉没那么热了，这次吃药后也没吐。"

老师问："服了几剂？"

答："服了 2 剂，还剩下 1 剂，我怕明天接不上，今天特来给您反馈一下。另外，服药后大便非常好，每天早上起来准时大便。目前还是胃口不太好，这也是多年的老毛病了，是不是因为长年不活动导致的消化能力差？能不能把这个也兼顾一下？"

老师答："和不活动有关，肠蠕动慢，胃口自然差一些。"

效不更方，原方加焦三仙各 15g，消积开胃，增强食欲。3 剂，水煎服。

按：临床凡遇长期低热不退，王老师经验为小柴胡汤合青蒿鳖甲汤加减，滋阴清热，疗效确切。此经验方还适用于癌症患者的发热，此类患者在医院使用抗生素无效，始终发热不退，用以上验方疗效确切。王老师特别强调，用于退热，柴胡不能低于 30g，否则无效。

本例患者因低热兼呕吐严重，故以小柴胡汤和解少阳，以青蒿鳖甲汤滋阴清热；加专药刀豆，增强降逆止呕之效；因小柴胡汤中的党参偏温，以太子参易之；加柴葛根解肌清热，取柴葛解肌汤之意。考虑患者胃口浅，易呕吐，原方生姜用量达 30g，患者服后无不适，且服药后再无呕吐。

顽固性口腔溃疡40余年

王某，女，69岁，陕西西安人，2021年1月22日初诊。

患者主诉因口腔溃疡疼痛，自年轻时就屡屡发病，年轻时主要是舌尖常发，用点溃疡贴即好，也未重视。近几年越发严重，逐渐发展到舌根、舌两侧，以致整个口腔常年溃疡不断，严重时耳朵、牙齿、牙床都疼痛难忍。到处寻医问药，病情却反反复复，一直未能彻底痊愈，此次经熟人推荐，前来寻求治疗。

刻诊：口腔溃疡，舌尖舌根溃疡严重，溃疡面泛白不红，病史长达40余年，左寸弱关尺浮滑，右浮滑，舌淡红舌尖边红苔腻。

辨证：脾胃湿热。

处方：甘草泻心汤、封髓潜阳丹合导赤散加减。黄芩10g，党参30g，生甘草30g，胡黄连15g，大枣3枚，清半夏10g，生姜6片，陈皮30g，苍术10g，厚朴10g，制附子5g，黄柏30g，砂仁30g，醋龟甲15g，肉桂6g，车前草30g，竹叶15g，生地黄15g，川木通10g。10剂，水煎服，每日3次。

2月4日二诊：患者反馈服药后连着5天无新发溃疡，第6天舌尖发了1个，2天后即消退，发作频率明显降低。服药前2天大便稀，每天2次，第3天就正常了，总体感觉疗效很好，想继续巩固治疗。

观其舌苔，没有初诊时那么厚腻，但仍水滑，提示体内仍有湿气。原方微调，苍术加至20g，另加麻黄3g，10剂，水煎服。

另嘱患者，病情稳定后，可适当补充微量元素，巩固疗效。

按：此案患者属于湿热蕴于中焦，进而熏蒸于上，致使口腔频发溃疡。治以清利湿热，用甘草泻心汤。

大多数中医都知道用甘草泻心汤治疗口腔溃疡，但临床有效有不效，主要原因在于患者年龄不同、病史长短不同，兼症不同，单用一个方，无法对所有患者都起效。

如本案患者，虽以脾胃湿热为主，考虑到其年近70岁，难免会有阴液不足，阴虚不能制阳，导致龙雷之火上冲，故合封髓潜阳丹滋阴潜阳，引上焦之火下行，以达到水火济济之目的。

另外,"心开窍于舌",此患者口腔溃疡好发于舌尖、舌两侧及舌根,为心火过旺,以导赤散引心火下行,由小便导出。

此案有三点启发,分享于此。

第一,临床对于病史长,久治不愈之疾病,很少有单纯的虚证或实证,大多表现为虚实夹杂,寒热交错,故在治疗上要全面考虑,不能只执一专方,不顾其他,避免病情发展得更为严重。

第二,处方时除考虑主症外,还要依据患者的年龄、性别适当加减。如此案患者为 69 岁的女性,肝肾之阴逐步匮乏,虽表现为一派湿热,治疗时不能一味清热利湿,同时需滋阴潜阳,保护阴液。

第三,适当汲取现代医学的治疗经验。现代医学认为,顽固性口腔溃疡反复多是患者免疫力差,体内缺乏某种维生素,一般建议患者补充维生素。但单纯补充维生素疗效甚微。王老师临床治疗此类患者颇多,大部分都能痊愈,为防止复发,一般都要求患者适当补充多种维生素,可巩固疗效,避免复发。

胃痛、呕吐每月定时发作

一位身材偏瘦的女士一进诊室坐定就说道:"这个月没有发作。"突如其来的这句话,难免让人丈二和尚摸不着头脑,老师问我:"你还记得这位患者吗?"

我仔细看了看患者,想起来这位患者曾经来过两次,所患之病不严重,但有点不同寻常。4 月的时候,患者第一次来看诊,是和女儿一起来的。

老师边诊脉边问:"主要是哪儿不舒服?"

患者答:"我是亲戚介绍来的,亲戚在您这儿治好了妇科病。我这病不好治,去过在很多地方都没有治好。"

老师:"哦,你先说说,我看是什么不同寻常的病。"

患者:"我主要是胃痛,但我这胃痛和一般的胃痛不一样,每个月只发作 1 次,每次都是同一天发作，好像是有规律性似的，我记录了一下，每个月都是阳历14日晚上11时左右发作。"

老师："这种情况持续多久了？"

患者："已经有1年多了。到大医院检查过，说是糜烂性非萎缩性胃炎。还做了活检，结果无异常。"

老师："胃痛的时候是刺痛、抽痛，还是绞痛？"

患者："是抽痛，每次都是晚上11时左右开始痛，持续3～4小时，疼痛的同时伴随呕吐，直到把下午吃的东西全都吐出来，甚至吐黄水，折磨得人痛不欲生。但是过了这一天就好了，其余时间从没痛过。"

老师诊完脉，对我说："从脉象上看，主要是肝胃不和。常规治法就是疏肝和胃，但我们应该思考一下，患病这么长时间，也到过不少地方治疗过，应该有不少医生都是采取疏肝和胃的治法，为什么没有治好呢？这也提示我们再按照这条老路走，是行不通的，必须转换思路。"

我预感到老师要问我，于是飞快地在大脑中搜索相关的知识。

果然，老师发问了："小张，你说说，用什么方？"

我答，小柴胡汤。老师说，没错，就用小柴胡汤加减，开方吧。

陈某，女，陕西省杨凌人，2019年4月23日初诊。

刻诊：胃抽痛，每月14日子时发作，伴呕吐，余无他症。右脉弦软左弦细，舌淡苔净，体瘦肤略黑。

诊断：肝胃不和，气虚血弱。

处方：柴胡15g，炒酸枣仁30g，黄芩10g，蒲公英15g，生地榆15g，生姜10片，清半夏15g，高良姜10g，鸡矢藤30g，丹参30g，檀香5g，砂仁15g，党参30g，大枣10枚，生甘草15g，白芍30g，败酱草15g，香附10g，桂枝15g。7剂，水煎服，每日3次。

患者拿着处方却不去抓药，问："医生，我这病能治好吗？看了不少医生，服了很多药，也都没用，我都快没信心了。"

老师笑笑说："先试试，依我看，也不算怪病。"

患者如释重负地说:"听您这么说,我就有信心吃药了,但愿这次能有点效果。"

患者出门后,老师问我:"这个病为什么用小柴胡汤?为什么加酸枣仁?"

我说:"您曾经讲过一堂课,是关于小柴胡汤的,那堂课我反复看了好几遍,到现在还记忆犹新。其中提到小柴胡汤除了治疗常规的少阳感冒,咳嗽咽痛、气虚感冒、热入血室以及肝胆疾病,还有个特殊用法,就是治疗规律性发作的疾病。此外,如果规律性发作的疾病发作时间在晚上,要加上酸枣仁。

说到这里,我想请教一下老师,这里用小柴胡汤好理解,小柴胡汤是管理人体枢机开阖的,可以治疗规律性发作的疾病,但是,加酸枣仁意义何在呢?"

老师说,这个病有 2 个节点,一个是每月 14 日,一个是这一天的子时。小柴胡汤擅治规律性发作的疾病,他已在临床验证多例,都取得了很好的疗效,临床遇到这种情况,直接应用便是。

加酸枣仁这个经验,是老师向一位民间老中医学的,据书中讲述,那是几代传下来的经验,只要规律性发作的疾病在晚上,加上酸枣仁,可显著增强疗效。至于这其中的机制,他也没深度思考过。有些问题有理可寻,有些纯粹就是经验,没法解释,我们也不用钻牛角尖,借用前人的经验,为自己所用就行。

我总说一句话,"喇嘛降怪物,一物降一物",为啥有专药这一说?有些药就是专治某一种病的,拿来就好使,换了别的药就是不行,这或许就是"存在即合理"吧。

二诊:老师询问患者服药后的情况,患者说没感觉,因为还没到发作的时间,所以不知道到时会不会发作,上次开的药已服完,还想继续吃,感觉心里踏实些。

于是,老师在原方基础上略作调整,嘱咐患者再服 7 剂,差不多就到了该发作的时间,到时候根据情况再处方。

三诊:患者共计服药 14 剂,此次前来反馈,5 月 14 日没有发作。

患者和家属都很高兴,感叹说,为了这个病东奔西跑,吃了不少汤药,疗效不明显,几乎都没有信心治疗了。这次是抱着试试看的想法,没想到服 14 剂药就好了。此次专程来感谢老师,同时征询意见,看需不需要继续服药。

老师也很高兴,说:"照我的想法,你也不用继续喝汤药了,用这个方子做点丸药，再巩固一下就行了。"

患者连连允诺离去。

老师对我们说："临床中遇见不少怪病，以传统的四诊八纲、六经辨证或方证对应来辨证施治，看似辨证没有问题，用药也没有偏差，却往往达不到理想的疗效，这时候就要另辟蹊径，采取其他方法来治疗。

对你们来说，这种随机应变能力的培养，就要靠平时多读书，多看古人的医案，多学习老中医的经验。头脑中储存的内容多了，临床遇到一些无证可辨的怪病，就能拿出相应的方法来应对。"

脑占位性病变伴眩晕

付某，女，47岁，四川绵阳人，2021年3月16日初诊。

患者自诉从3个月前开始，经常晕倒，倒地2~3分钟之后可自行站立，但起来后感觉极度疲乏无力。在医院行脑部CT检查，为脑部占位性病变，医院告知非常危险，需要尽快动手术，患者害怕手术风险，转而寻求中医治疗。

在当地接受针灸治疗1个多月，头晕略有改善，但疲乏无力等症状未见改善，经熟人推荐，远赴西安请王幸福老师治疗。

刻诊：脑部占位性病变，颈椎麻木僵硬疼痛，眩晕头昏，全身无力，饮食尚可，汗多，睡眠差易醒，右寸关浮软左寸沉弱，舌淡苔白齿痕。

处方：桂枝加葛根汤、五苓散合抵当汤加减。桂枝30g，白芍30g，生姜6片，大枣3枚，生甘草10g，柴葛根60g，生黄芪90g，党参30g，茯神30g，泽泻30g，猪苓30g，生白术30g，酒大黄10g，生水蛭10g，虻虫10g，桃仁10g，生牡蛎30g，生龙骨30g，山茱萸30g，牛蒡子10g。15剂，水煎服，每日3次。

患者因颈椎疼痛僵硬难忍，汤药起效慢，故配合外用冷敷贴1盒，贴于大椎穴，每日1贴。

医嘱：勿食鸡肉。

5月4日二诊：患者反馈15剂药服完后，眩晕头昏好转，后自行持原方抓药继续服用，现在基本上不再昏倒，颈椎病、汗出均有所改善。因病情减轻，故不想来面诊，请老师在网上开方。

除以上反馈的情况外，患者偶有头痛，服药后轻微腹泻。考虑病情虽有改善，但毕竟属于疑难杂症，需要巩固疗效。故在原方基础上略作调整，继续服用。原方加仙鹤草30g，益气收敛止泻；加干姜15g，温阳止泻；加蔓荆子10g，通络止头痛。20剂，水煎服，每日3次。

按：此患者经西医检查诊断为脑部占位性病变，对我们辨证处方具备一定的参考价值。以中医理论来看，无论人体内哪个部位的肿块、包块，无非就是血与水所构成，活血化瘀利水为治疗大法。

患者舌淡苔白，治宜温阳利水，以五苓散为主方。中医书中活血化瘀方众多，该如何选方？王老师在临床中反复验证，发现抵当汤活血化瘀优于其他处方，几乎适用于所有瘀血导致的疾病，起效快，且没有不良反应，是老师临床治疗血病的常用高效方。

患者素有颈椎病，且汗多、头晕，或与颈椎病有关，不可忽视，故以桂枝加葛根汤温阳止汗通络。

从脉象来看，患者左寸沉弱，提示气虚，加黄芪、党参益气；患者汗多、睡眠差，加生龙骨、生牡蛎、山茱萸敛汗，镇静安神，此3味药合用，是王老师临床治疗多汗症的经验小方，凡治疗汗多的患者，皆可加入主方中运用，疗效确切。

对于癌症患者，老师每次都叮嘱其治疗期间勿食鸡肉，这是老师的一位友人提供的经验。此人的兄长曾患癌症，刚开始治疗时，进展得很顺利，突然有一段时间，病情急剧恶化，后不治身亡。其回忆病情恶化的那段时间，家人为了给患者补充营养，每天熬鸡汤，从此时起，病情就突然恶化，怀疑与食用鸡肉有关，虽未有更多的证据表明此观点，但"不怕一万，就怕万一"，对于癌症患者，建议最好不要食用鸡肉。

时至今日，就算科学再发达，人类对自然万物的认知仍然有很多局限，尚有太多的未知未解，如《本草纲目》里就有不少极为奇特的药引子，古人知道其有何作用、如何用，但究竟是何原理，恐怕现代科学也无法解释。

胸中热辣频繁发作

邱某，男，50岁，2021年3月30日初诊。

患者为广东人，是老师一位老患者的亲属，因路途远不方便来西安面诊，故求网诊。主诉从2019年起，胸部偶有一股气，辣辣地很不舒服，持续10～30分钟，以前很久才发作一次，最近发作逐渐频繁，做过胃镜、心脏造影、X线检查，一切正常，但仍时常感觉不适。

刻诊：胸部热辣频发，高血压、高尿酸血症，舌淡苔薄，网诊脉不详。

处方：血府逐瘀汤加减。桃仁10g，红花10g，当归10g，赤芍10g，川芎10g，生地黄15g，桔梗3g，柴胡10g，枳壳12g，生甘草10g，怀牛膝30g，吴茱萸5g，黄连10g，代赭石10g，大枣6枚。7剂，水煎服，每日3次。

4月28日二诊：患者家属反馈，患者自从服药后未再发作，心情很好。又诉患者早起爱呃逆，时间不长，颈椎痛，有时痛剧，血压稍高。原方加清半夏30g，旋覆花15g解决呃逆的问题。继服7剂。

按：此病依照常规的辨证思路，很容易诊断为心脏病，进一步辨阴阳、寒热、虚实，或许有效，但无法解决根本问题，最终归于疑难杂病范畴。

治疗此病，一定要注意，患者所提供的信息说明其并没有器质性病变，排除了器质性病变的因素，就考虑是气、神层面的问题。

王老师曾在以往的著作中详细讲述过"血府逐瘀汤"的临床应用，其运用指征为"症状繁多，查无实据"，即西医学"自主神经紊乱"。这类患者最主要的特点是，并没有实质性病变，但就是全身不适，并且有不少症状只是一种自我感觉，所以要在气、神的层面来调。

王老师临床验证多例，血府逐瘀汤对于"自主神经紊乱"所导致的"症状繁多，查无实据"有很好的治疗作用，可治多种怪病、杂病。此方出自清代王清任的《医林改错》，由 12 味药组成，主要以调气血、调神两方面药物组成。其中柴胡、白芍、枳壳、甘草 4 味药组成四逆散，出自《伤寒论》，为治疗气郁所致疾病的高效方，临床应用很广。此外，方中含有桃红四物汤，为中医调理血病之经典方，取"怪病多瘀"之意。

补阳还五汤临床取效关键

谢某，男，81 岁，陕西西安人。2021 年 7 月 1 日初诊。

患者此前因血糖高来医馆看过病，经过近半年的调理，血糖基本恢复正常；后又推荐其老伴、儿子、儿媳妇等来看病，慢慢地和我们也成了熟人。

这次患者一走进诊室，我们都吃了一惊，1 年多没见，患者整个精神状态变化很大，手里拿着拐杖，在儿子和老伴的搀扶下，步履蹒跚地走了进来。

要知道 1 年前的他，可说是老当益壮，腰板笔直，步履矫健，声音洪亮，大背头灰白相间，梳得一丝不苟，看起来也就是 60 多岁的样子，实际上当时已经 80 岁了，但看起来比较年轻，思维敏捷，很健谈。

患者退休前是工程师，平时很注意身体健康，每天都锻炼，就诊时除了血糖稍高，其他方面基本正常。在老师这里服用约半年中药后，血糖逐渐平稳下来，此后未再复诊。

这次就诊的原因是 1 周前摔了一跤，走路不利索了，患者告知："以前走在街上，没多少人能超过我；现在走在街上，一个人都追不上了，腿脚僵硬，不灵便。"

患者说话的时候，我和老师都注意到其发音不是那么清楚，有点含混不清；再仔细观察，口角有点向右歪，很显然，患者已经中风，因为家属没有相关知识，并没有重视。

刻诊：中风，脑梗死，口歪，言语不利，腿脚无力不利索，便干，血压高，脉浮软左弦硬，舌面干苔白厚。

处方：补阳还五汤加减。生黄芪 180g，当归 30g，赤芍 30g，茯神 30g，生白术 60g，地龙 10g，川芎 10g，红花 10g，桃仁 10g，桂枝 10g，牡丹皮 10g，怀牛膝 10g，酒大黄 10g，芒硝 10g。

患者服药 5 天后，迫不及待地在微信上给老师反馈，失眠改善，血压略降，腿脚有力一些了，便秘未见明显改善。并预约 2 日后再来复诊。

7 月 8 日二诊：患者还是手拿拐杖，但是不需要人搀扶，自己能拄拐行走。原方微调，针对便秘，酒大黄加至 15g。

7 月 15 日三诊：患者反馈诸症改善，仍便干，入睡有点困难。患者提到此前因血压有点高，熟人介绍其服用一种名为"无压果"的保健品，服用后未降压，但对便秘有改善。

患者自我感觉这种保健品没有效果，怕长期服用有依赖性，故想通过服中药改善便秘。服中药这些天，没有服用保健品，结果又开始便干。

观舌苔仍白厚干，原方略作调整，合己椒苈黄汤，加首乌藤。

处方：生黄芪 180g，当归 30g，赤芍 30g，茯神 50g，生白术 60g，地龙 10g，川芎 10g，红花 10g，桃仁 10g，桂枝 10g，牡丹皮 10g，怀牛膝 10g，酒大黄 15g，川椒 6g，防己 10g，炒莱菔子 30g，葶苈子 10g，首乌藤 45g。

按：对于中风所导致的腿脚无力、言语不清，临床常用方就是清代医学家王清任的补阳还五汤，但有不少同行认为此方疗效不佳。

本案中，王老师用的也是补阳还五汤，患者服药 5 剂后即有明显改善，临床疗效显著。方中取效的关键在于主药生黄芪的用量，用到了 180g 之多。其余药物均为常规用量。

在王清任原方中，生黄芪四两，按照清朝一两约等于现代 30g 来计算，黄芪用量为 120g，古时多为野生药材，药效比现代中药要峻猛得多。而我们现在一般大夫用黄芪 10g、20g，最多用到 30g，故疗效不显。

神经性咳嗽半年

夏某，女，28 岁，2021 年 10 月 14 日初诊。

患者自诉咳嗽已有半年多，2021 年 5 月单位体检时，肺部造影发现有个黑点，医院诊断为肺部真菌感染，抗生素治疗 1 周后咳嗽反而越来越严重，检查多次无果，服中西药无效，经人介绍，来找王幸福老师诊治。

刻诊：咳嗽半年，时有痰时无痰，气温低时易咳，西医检查无器质性病变；胃胀，纳差；月经量少，行经时间长；大便时干时稀，脉弦细，舌淡嫩苔薄白。

处方：血府逐瘀汤加减。柴胡 10g，枳壳 30g，白芍 15g，生甘草 10g，桃仁 6g，红花 6g，赤芍 10g，当归 15g，熟地黄 30g，川芎 10g，桔梗 6g，怀牛膝 10g，木香 10g，全蝎 6g，仙鹤草 30g，五味子 30g，乌梅 30g。10 剂，水煎服，每日 3 次。

11 月 2 日二诊：患者反馈白天不再咳嗽，晚上睡觉脱衣服时偶尔咳嗽，早晨起来有少量黄痰。原方加干姜 15g，鱼腥草、金荞麦各 30g。10 剂，水煎服，每日 3 次。

按：患者咳嗽半年百治不效，各种检查找不出病因，抗生素治疗越来越严重，王老师根据多年临床经验，将其诊断为神经性咳嗽，即西医学"自主神经紊乱"所致。

临床治疗自主神经紊乱导致的各种怪病，王老师习用王清任的血府逐瘀汤。这首方我们已介绍过多次，也分享了不少医案，在此不赘述。

方中仙鹤草有两重作用，一是患者月经量少，行经期长，提示有气虚，仙鹤草可补气；另一方面，仙鹤草有止咳、止血、止带、止泻等作用。全蝎在此处也有两个作用，一方面可以开胃，另一方面可以止痉。咳嗽通常是由气管痉挛所引发，止痉即止咳。乌梅、五味子敛肺止咳；木香行气消胃胀。

患者二诊时咳嗽明显改善，只有晚上脱衣服时咳嗽，提示有寒（早晚寒气较白天重），加干姜，与原方中的甘草合为甘草干姜汤，温化痰饮。晨起有黄痰，提示有化热的倾向，加鱼腥草、金荞麦清热化痰。

此案中，患者做肺部造影发现有一黑点，医生认为是炎症，住院使用抗生素治疗一周，为何越治越重？

我想主要原因在于仪器只能检查有形的东西，无法体现疾病的性质，即中医所说的寒热。黑点或是痰饮，患者自诉遇冷咳嗽严重，提示可能是寒饮。本身为寒，加上抗生素也是寒凉的，故而越治越严重。

此案运用血府逐瘀汤，一方面调节自主神经，打破患者咳嗽日久形成的惯性，另加敛肺止咳类专药，故药到病除。

尿频久治不愈

本案记录了王老师弟子治疗的一位尿频患者，久治不效，请教王老师，老师给予指导后，患者服用 2 剂药即获大效，供大家参考。

弟子：师父，我又遇到难题要请教您了！我有一位女患者，32 岁，体态瘦弱，面部时常冒痘，怕冷。初诊时主症为腰痛，怕冷，无力，尿频，必须要用护腰才觉得舒服，拿掉护腰就怕冷，腰部无力。

治疗一段时间后腰痛且觉得发软的感觉消失了，然而每天晚上夜尿多次，导致睡眠质量很差。结婚几年，家里一直催着要小孩，心里难免焦虑。

现在最困扰我的问题是尿频总是反反复复，患者自述"每次排尿困难，有胀痛和无力感"。我用滋肾通关丸治疗，患者几天后反馈小便时已无痛感，但仍感无力，且即使不喝水排尿次数也多。于是我又让患者停药，请师父指导我后面该如何配方。

另外，这位患者得病的起因是前几年经常觉得身体不适，无力，易疲乏，有一次因为尿频而憋尿一次，之后几天膀胱无法排尿，医院为其插尿管排尿，自此后中气下陷，又一直未得到合适的治疗，就造成了如今的局面。

王老师仔细看完病例，给出以下方案：八味地黄丸加金樱子 30g，韭菜子 30g，益智仁 30g。

2 天后弟子反馈：尿频患者服药后效果显著，特来向您汇报好消息。患者只服了一天半的药，从一晚上起夜无数次到夜间只起一次。以下为患者处方。

处方：熟地黄 25g，山茱萸 25g，五味子 15g，山药 25g，牡丹皮 25g，茯苓 25g，泽泻 15g，炙黄芪 30g，金樱子 30g，韭菜子 30g，益智仁 30g，肉桂 10g。3 剂，水煎服。

按：患者腰痛、怕冷、尿频，显而易见为肾阳虚，以八味地黄丸为主方，补肾温阳。患者舌苔少，舌胖大，舌尖有瘀点，提示仍有内热，加五味子除热、益气、养阴，此外，五味子还有收涩、安神的作用，对于尿频、睡眠差大有裨益，一药两用。患者气虚，加生黄芪补气。

此方中金樱子、韭菜子、益智仁是治疗遗尿、尿频的专药，不可缺少。全方秉承王老师一贯的处方思路，即"专方加专药"，临床取效迅速。

前列腺增生、肥大

张某，男，63 岁，2018 年 11 月 3 日初诊。

患者自诉 2 年前开始尿频，尿不尽，并未在意。症状却日益严重，后到医院超声检查，诊断为前列腺增生、肥大，一直服用西药特拉唑嗪，未见明显改善，转求中医治疗。

刻诊：前列腺增生，尿频，尿无力，尿不尽，睡眠差，脉沉弱，舌淡苔白。

处方：前列腺增生验方加减。柴胡 10g，白芍 30g，麸炒枳实 18g，王不留行 24g，刘寄奴 18g，浙贝母 6g，皂角刺 3g，蜂房 6g，乌药 9g，冬葵子 9g，车前子 12g，怀牛膝 12g，升麻 2g，生黄芪 120g。15 剂，水煎服，每日 3 次。

11 月 27 日二诊：小便次数减少，之前晚饭后至睡觉前小便 8～9 次，服药后次数减少至 3～4 次，尿不尽的症状白天改善较为明显，晚上未见改善。

患者总体感觉比西药疗效好，因为要回四川老家，希望这次多开些药，继续巩固治疗。

原方加川牛膝 15g，加强补肾利尿作用，继服 15 剂。

12月27日三诊：夜尿次数减至1~2次，尿不尽有明显改善，患者不想再服汤药，原方加量制作水丸，每日3次，每次6g。

年后其女儿前来就诊，反馈患者坚持服用丸药1个月后，尿不尽症状改善，小便较利，总体疗效满意。

按：前列腺增生、肥大在老年男性中患病率很高，主要表现为小便异常，尿频、尿无力、尿分叉、尿潴留等。中医学认为"肾司二便"，随着年龄的增长，人体肾气、肾阳的虚衰，气化功能失司，导致气滞血瘀，湿瘀互结，影响小便的顺利排出，故治以温补肾气，通瘀散结。

王老师临床用上方治疗前列腺增生，疗效确切；不少患者服用一段时间汤药后，尿频、尿无力等症状得到明显改善，接着服用丸药1~2个月巩固，可基本恢复正常功能。

高龄老人胸腔积液合心肾阳衰

李某，男，88岁，陕西西安人，2018年12月5日初诊。

患者自诉1个月前因胸腔积液咳嗽气喘，急往医院治疗，经住院抽积液治疗后，诸症改善。不料出院后，短期内胸腔积液又反复发作。家属考虑到患者年龄大，不想再到医院折腾，希望通过中医调养控制病情，并改善身体整体的状况。

患者曾经是一名军人，身材高大，体瘦，精神面貌尚可；但步履蹒跚，说话口齿不清，由家属搀扶着走进诊室。

家属说："王医生，又要麻烦您了，老父亲最近身体有些不舒服，希望能给诊治一下。"

老师笑着说："确实是给我出难题了，这么大年龄的患者我还真不敢接诊。"

患者家属说："这我们知道，不过您放心，老人年纪大了，我们也不奢求什么，能缓解症状我们就满足了！您要是不给治，我们真没办法了！"

老师说："既然这样，我尽力去治。"

家属代诉，主要是胸腔积液增多，最近已经住院 2 次了，抽了 2 次积液，抽完后过不了多久又有；胸腔积液引起心脏期前收缩现象。呃逆严重，食欲也不太好；睡眠也很差，每天晚上需要服用安定（地西泮）才能入睡，而且特别容易醒，睡 4～5 小时就醒了。

患者指指心口，气不接续地说："王医生，胸口这儿堵得很。"

我观察到，从走进诊室开始，患者就一直在呃逆，夹杂着咳喘，看起来非常难受，让人不由得感同身受。

老师说："这些并发症都是由胸腔积液引起的，我先开个方子，想办法把积液消掉。"

刻诊：老年慢性支气管炎，胸腔积液，纳差，呃逆，睡眠差易醒，心慌心悸，痰多黄稠，脉弦软，舌淡红苔黄腻。

诊断：心肾阳衰，悬饮证。

治法：温阳化饮，降气止呃。

处方：旋覆代赭汤合二陈汤加减。旋覆花 15g，代赭石 10g，姜半夏 10g，党参 50g，生姜 6 片，生甘草 10g，陈皮 10g，茯苓 15g，羊红膻 30g，生薏苡仁 30g，益母草 30g，葶苈子 15g。7 剂，水煎服，每日 3 次。

方解：方以旋覆代赭汤降逆化痰，益气和胃；二陈汤理气化痰；金荞麦、生薏苡仁清热化痰；加葶苈子泻肺、平喘，利水；益母草活血利水，羊红膻温补心阳。

2019 年 1 月 3 日二诊：患者反馈呃逆、食欲、胸闷有好转；咽部仍有痰，咳嗽；心慌心悸症状仍存在。此外，睡眠还是不好。脉诊有结代现象，提示气阴不足。原方茯苓改为茯神，加强安神作用；合生脉饮益气平悸；加桂枝温通心阳；加熟地黄益肾填精。

处方：旋覆花 15g，代赭石 10g，生薏苡仁 30g，益母草 30g，羊红膻 30g，生姜 6 片，生甘草 15g，金荞麦 20g，陈皮 10g，葶苈子 15g，党参 50g，姜半夏 10g，茯神 30g，红参 15g，麦冬 15g，五味子 15g，桂枝 15g，熟地黄 30g。7 剂，水煎服，每日 3 次。

1 月 10 日三诊：患者反馈呃逆、食欲、胸闷好转很多；咽部痰变少，偶尔咳嗽；睡眠略好转，不服安定的情况下，能睡 4～5 小时。胸闷、心慌心悸仍存在。舌脉变化不大。原方中红参换为生晒参，防止温药服久化热并加强益气；加枳实 10g，龟甲 15g 平定心悸；加红景天 30g 温阳强心；咽部痰减少、咳嗽减轻，去金荞麦。

因天气渐冷，家属担心患者来回奔波引发咳喘，希望这次多开几剂药，可以一直服用到过年前。老师认为，经过前期服药观察，患者的症状逐步在减轻，方药对症，可以多开几剂。故此次开方 15 剂。

老师建议患者这次药吃完，到医院做个 X 线检查，看胸腔积液消了没有，到时候根据情况再对症治疗。

1 月 29 日四诊：患者反馈已经不再呃逆，食欲好转，胸闷、心慌心悸症状也改善很多，只是经常感觉乏力。半个月未见，患者精神状态明显好转，能够比较顺畅地自主陈述病情。

家属说，因为身体好转，患者心情也开朗许多，不仅要求自己煎药，生活上也要求自理，拒绝别人帮忙。

老师认为，呃逆现象已经没有了，这次需要换方，重点放在益气强心上。此外，还要继续消除胸腔积液。

处方：茯苓饮合桂枝甘草汤加减。生晒参 15g，茯苓 30g，干姜 10g，生甘草 15g，枳实 10g，陈皮 10g，羊红膻 30g，葶苈子 20g，麦冬 30g，玉竹 15g，熟地黄 30g，红景天 30g，生白术 30g，清半夏 10g，生薏苡仁 30g，益母草 30g，桂枝 15g。10 剂，水煎服，每日 2 次。

方解：外台茯苓饮出自《金匮要略》，组成有茯苓、人参、白术、枳实、橘皮、生姜，主治心胸间有停痰宿水，因脾虚不能为胃散布津液，而水停为饮，滞留于胸膈。以人参、白术健脾益气，以制水饮；生姜、陈皮、枳实除饮消痰以和胃；葶苈子、益母草、生薏苡仁继续消除胸水；加桂枝甘草汤、羊红膻、红景天强心阳；查舌质略红，舌苔干，提示有伤阴倾向，加麦冬、玉竹益气滋阴。

老师特别叮嘱老人，药煎好后滤出药汁，再浓缩一下，让药液减少一点，以免药量多加重胸部不适。

3 月 12 日五诊：患者看起来精神状态比年前差了很多，讲话时候气不接续的现象更明显了。对比前段时间已经明显好转的状态，让人疑惑。

老师诊罢舌脉，问患者："最近怎么样？"

家属："年前开的药，服完后好多了。过完年您没上班，中药服完后没接上，积液又增多了，到医院输液 1 周，还抽了 1 次积液，抽完后 1 周就上来了。服中药的时候，差不多能维持 1 个月不上来，看来还是要坚持在您这儿吃中药。"

老师："在医院输液用的什么药？"

家属答生脉饮，并述患者住院的时候因为前列腺有问题，做超声检查时，喝了不少水，又开始呃逆。现在主要是乏力，连讲话都无力；唾液也多，说着话唾液就流下来了；大便还有点干。身体状态确实差多了。

老师："生脉饮偏凉，收敛太过，我再把方子调一调。"

患者右手关部弦硬寸弱，舌淡苔略腻。四诊方去麦冬；加丹参 30g，肉桂 10g；大便干，生白术加至 50g。

3 月 19 日六诊：家属反馈患者服药后精神状况明显好转，讲话有力气，流涎现象有改善。服药后矢气较多，大便稍微干燥，但排便没以前那么困难；睡觉还是差一些，口有些干，经常会不自觉地用舌头舔口唇。患者脸色好转，脉象由上次的弦硬变为浮软，舌苔稍腻。原方葶苈子加至 25g 增强利水消肿之功；加益智仁 30g，解决口水多的问题；针对口干，加石菖蒲 15g，藿香 10g，芳香化湿，使津能上承；另加炒柏子仁 15g，安神助眠。7 剂，水煎服，每日 2 次。

3 月 26 日七诊：患者大部分症状得到改善，生活可以自理，与人沟通不存在问题，原方稍作调整，继续服用以观后效。家属感激万分，对现在的疗效已经很满意。

按：此案患者属高龄、心肾阳衰，治疗存在一定的风险和难度。王老师在治疗过程中始终坚持温阳、利水、扶助正气的治疗思路不变。呃逆问题突出时，在温阳利水的基础上降逆止呃；呃逆一经解决，又回到温阳利水治本的思路上。

中医治病过程中，有"易方容易守方难"的说法，对于一些慢性虚损性疾病，往往几剂药下去，很难见成效；患者的不解和抱怨，很容易让医生动摇之前的判断，而产生易方的想法，处方换来换去，最终不了了之。而有经验的老中医一般只要有一点成效，就守方不变，最终实现由量变到质变的飞跃。

此案中，如果没有患者的信任和医者的坚持不懈，或许无法收到满意的疗效。

患者自 2019 年 5 月至 2021 年 12 月，胸腔积液再未复发过。患者两年间身体无大恙，未去过医院，生活基本自理，偶有咳喘。家属每个月来抓 5 剂药给患者服用，认为让患者感觉一直服药，心里踏实。

此外，还有意外惊喜。此前老师让家属每日给患者吃百合山药粥食疗，起润肺健脾补肾的作用，没想到患者服食 2 个多月，原来的满头白发竟从后脑勺慢慢变黑了，颇有返老还童之意。

特发性水肿 8 年

杨某，女，38 岁，陕西渭南人，2018 年 10 月 22 日初诊。

患者自诉患水肿已有 8 年，每次自排卵期开始直至月经期结束，全身水肿，面部痤疮严重，月经期间达到顶峰，全身倦重，小便极少。全身憋胀导致睡眠极差。

月经期过后至排卵期前，无须服药，所有症状均明显减轻；起初不以为意，但近几年愈发严重，发作时全身肿胀甚至无法做家务，到医院检查，肝肾无器质性病变，医院最终诊断为"特发性水肿"。因小便少且不利，医院开了利尿药，但未能解决根本问题。

因为王老师曾经治好过其孩子的哮喘，故请王老师予中医治疗。

刻诊：身材偏胖，皮肤暗黑，经前 15 天开始水肿，经期尤其严重，面部痤疮，排尿少，夜起排不出尿，腹部凉，腹泻，口苦，脉象浮滑，舌淡苔白厚。

患者就诊时并未处于发病期，看不出明显肿胀，与常人无异。

处方：天仙藤散、四物汤合五苓散。天仙藤15g，香附10g，陈皮30g，乌药10g，木瓜15g，紫苏叶10g，生姜10片，生甘草10g，当归10g，熟地黄30g，川芎10g，白芍10g，泽泻20g，猪苓20g，麸炒白术15g，桂枝10g，茯苓30g，苍术30g，天花粉25g，白芷25g，忍冬藤25g，荆芥6g，车前子25g，鸡血藤15g，鸡矢藤15g，穿破石15g。15剂，水煎服，每日3次。

方解：处方以天仙藤散为主，合四物汤、五苓散加减，四物汤、五苓散相当于半个"小四五汤"。"小四五汤"是老师临床治疗肾炎水肿的验方，由小柴胡汤、四物汤、五苓散组成。此患者的诊断虽与肝肾无关，但考虑病程日久，恐累及肾，故合入半个"小四五汤"；患者自诉性格比较平和，很少急躁发怒，且从脉象来看，无肝郁之证，故去掉小柴胡汤，只取"小四五汤"的一半，加强活血利水之作用。

另针对痤疮、腹凉、腹泻等兼症，老师酌加专药天花粉、白芷、鸡血藤、苍术等。

11月22日二诊：患者反馈小便明显增多，排卵期及月经期间身体肿胀、面部痤疮等有所减轻，口苦、腹凉未见改善。老师的意见是效不更方，守方继续治疗。

但此时患者频频提到自己以前因乳腺增生常服逍遥丸，自我感觉服用后水肿减轻，疗效好，希望老师能考虑这一点，并且希望此次能改善腹凉、口苦的问题。老师思索片刻，处方如下。

处方：当归12g，白芍30g，柴胡10g，茯苓30g，生白术30g，生甘草10g，薄荷10g，生姜10片，猪苓20g，泽泻20g，桂枝10g，紫石英30g，胡芦巴20g，制附子10g，肉桂10g，鸡矢藤30g，龙胆草10g，生牡蛎30g。15剂，水煎服，每日3次。

方解：处方以逍遥散合五苓散为主，针对阳气不足导致的腹凉，加紫石英、胡芦巴、制附子、肉桂温阳散寒。紫石英、胡芦巴为老师治疗小腹发凉的专药，一般原则是"男用胡芦巴，女用紫石英"。如症状严重，则紫石英、胡芦巴可并用，疗效更好。龙胆草、生牡蛎与柴胡合为老师常用的口苦验方"柴胆牡蛎汤"，解决口苦严重的问题。

12月25日三诊：患者反馈没有一诊疗效明显，自本月12日来月经，一直全身肿胀难忍，小便不利，所有症状差不多又恢复到一诊之前的状态。另外，后半夜腹凉，肠鸣音严重。相比来说，还是一诊疗效好，一诊后小便改善明显。

老师认为，还是得按照一诊的思路，用"专病专方"，开天仙藤散。

处方：柴胡10g，枳壳12g，白芍15g，生甘草10g，天仙藤15g，香附10g，乌药10g，生姜6片，木瓜10g，茯苓30g，苍术10g，紫石英15g，胡芦巴15g，制附子10g，龙胆草10g，生牡蛎30g，熟地黄15g，川芎10g，桂枝10g，麸炒白术15g，猪苓15g，泽泻25g，鸡矢藤30g，七里香10g，陈皮10g，当归10g，蒲公英30g。

方解：此次处方仍是采取专病专方的思路，以"天仙藤散"为主；此外考虑到气机不利，合四逆散；加四物汤、五苓散增强活血利水的作用。

按：此案的治疗过程颇为曲折，一诊开的专方"天仙藤散"，疗效明显，但患者没有持续服药，一诊之后隔了1个多月才来复诊，导致药物无法持续发挥作用，影响疗效。

二诊换方后疗效不明显；三诊时患者反馈，一诊疗效很明显，不仅小便利，而且肿胀感有所减轻，希望还用第一次的方子。

此类"特发性水肿"不像一般的水肿与心肾有关，而与内分泌系统关系更大，有的患者是排卵期、月经期加重；也有的患者是随情绪变化，病情时轻时重。王老师临床使用专方"天仙藤散"治疗此类疾病，疗效确切。

风痱辨证治疗一则

任某，女，45岁，陕西西安人，2018年12月13日初诊。

患者是由一位男士半搀半抱着进来的。患者神情忧郁，不愿开口说话，同行男子诉称患者是其妻，自2年前开始，先是右腿麻木不能行走，随后左腿也开始麻木。腿脚无力，无法保持平衡，一走路就摔倒在地，后发展到双臂麻木，双手无力握物。两年间就诊于多处，中医、西医看了不少，诊断各不相同，西医通常诊断为周围神经炎、无菌性炎症、疑似痉挛性截瘫等；中医大多诊断为脾胃双虚、肝肾不足，服药不少，有效不多。经亲戚介绍，来找王幸福老师治疗。

刻诊：右手右脚无力，脚冷痛，月经量少，原先不出汗，生病后汗多，脉象沉弱，舌淡苔白。

处方：小续命汤加减。麻黄 10g，桂枝 15g，生甘草 10g，苦杏仁 10g，大枣 6 枚，川芎 15g，生石膏（细）15g，生晒参 10g，干姜 10g，烫狗脊 30g，鹿角霜 15g，羊红膻 15g，穿山龙 30g，鸡矢藤 30g，蜈蚣 1 条，当归 15g，生杜仲 30g。7 剂，水煎服，每日 3 次。

医嘱：不要过量运动，轻微活动即可。

12 月 20 日二诊：患者仍由其丈夫搀扶就诊，但精神状态好转，也愿意和医生简单地沟通。

老师："服药后有什么感觉？"

患者："服药后最明显的感觉是腿痛得厉害，但是很舒服，以前是不痛的，主要是麻木，服药后反而痛起来了。"

老师："有痛感是好事，说明经络有通的迹象，这样我们就有信心进行下一步的治疗了，就怕服药后没感觉，那就难办了。"

患者："听您这样说我就更有信心了，我一定坚持服药，把病治好。这几天认识的人都说我精神好多了，我心里也高兴。"

问及患者发病前有何诱因，有没有感冒发热，患者否认。

问及职业，患者说，以前的工作是美容师，经常一坐就是十几个小时，从早到晚也没机会活动，坐的时间太长了，站起来时腰就感觉无力、腿麻；有一次特别厉害，站起来时站不稳，就摔倒了。此外，晚上睡觉时两腿腘窝有缩紧伸不开的感觉，连带着小腿痛，实在无法工作便辞职回家。曾在中医院扎了几个月针灸，基本不疼痛了，但是双臂、双腿无力越来越严重，逐渐无法独立行走了。

效不更方，原方继服 7 剂。

12 月 28 日三诊：患者由其家属扶着进来，上周来时家属两只手扶着她的两个胳膊，这次家属一只手扶着她的胳膊。患者化了淡妆，看起来气色好了不少。

老师："这周情况怎么样？"

患者："这周晚上腿部痛得厉害，此外背部经常会不自觉地震颤，同时还发痒，不知道是什么原因。"

老师说："有感觉就好，就怕服药后没感觉。这些感觉就是气血将复之兆，好好坚持治疗，你年轻，完全治愈的希望很大。"

患者说："我一定会坚持的，以前看不到希望，天天以泪洗面，害怕自己会瘫痪，我才40多岁，两个孩子还小，总想着瘫痪了怎么办啊，心情也不好，现在看到希望了，还有什么理由不坚持？比起内心的煎熬，身体的疼痛不算什么。"

原方略作调整，将鸡矢藤加到60g缓解疼痛，鸡矢藤还可以疏肝健脾。因行动不便的患者长期卧床后都会有肝郁，不运动又会导致脾胃运化功能差，影响水谷精微的吸收和药物的吸收，所以还要兼顾脾胃。因方中温药居多，恐久服伤阴，加山茱萸、熟地黄、龟甲、砂仁以滋补阴液。15剂，水煎服，每日3次。

老师说：这次多给你开几剂，慢性病起效慢，主要在于坚持，这次开半个月的药，也不用每周都来了。坚持服1个月左右，如果症状能明显减轻，就有希望治好。

遗憾的是，患者此后未再复诊，或许是感觉进展较慢，或许是经济方面的原因，不得而知。

按：此病类似于《金匮要略》所指"风痱"，故以小续命汤为主方治疗。

《金匮要略方论》附《古今录验》续命汤，又称小续命汤，即"治中风痱，身体不能自收，口不能言，冒昧不知痛处，或拘急，不得转侧"。小续命汤在《金匮要略》中虽归类在"中风历节病脉证并治篇"，然而此病并非真正意义上的中风，通俗来讲应该称为"类中风"。我们通常所说的中风一般都有肢体不遂，伴有神智不清这些症状。而类中风只是肢体的麻木伴有痿软无力，如本案患者，其神志是完全清醒的，表达能力也无任何问题，确切地讲，应该归于中医的"痿证"，即痿废不能行。早期或为急性脊髓炎，错过了最佳的治疗时间而致。

小续命汤的现代应用，常用于中风后遗症的治疗。原方：麻黄、桂枝、人参、甘草、干姜、石膏、当归各三两,川芎一两五钱,杏仁四十枚,上九味。以水一斗,煮取四升,温服一升,当小汗,薄覆脊,凭几坐,汗出则愈。不汗更服。无所禁,勿当风。并治但伏不得卧,咳逆上气,面目水肿。

陈修园《金匮方歌括》云:"方中麻黄、桂枝、干姜、杏仁、石膏、甘草,以发其肌表之风邪。兼理其内蕴之热;又以人参、当归、川芎补血调气,领麻黄、石膏等药。穿筋骨,通经络,调营卫,出肌表之邪。是则此方从内达外,圜转周身,驱邪开痹,无有不到。"

肝脾不合致长期失眠

王某,男,42岁,陕西西安人,2019年3月5日初诊。

患者是一名警察,自诉因工作原因,生活不规律,失眠多年,一直服用西药助眠;目前最突出的就是腹胀,经常一晚上翻来覆去睡不着觉。

患者陈述的时候,老师让我观察一下患者的手。患者手肥厚、微微泛红,是典型的"肝掌",这种手掌一般提示患者有脂肪肝、高脂血症等疾病,临床验证多例,无一例外。

患者说,以前有重度脂肪肝,经过治疗和坚持锻炼,也戒了酒,去年体检的时候已经转为轻度了。

老师笑了笑:"看你的手就知道了。"并问患者食欲怎样。

患者:"吃饭没问题,饭量很好,就是不敢多吃,尤其是一吃晚饭就腹胀严重。昨天晚上吃了点饭,就腹胀得几乎一夜没睡,非常难受。"

老师:"入睡难还是易醒?"

患者:"入睡倒不难,就是易醒,一腹胀就醒了,醒了就再也睡不着了。"

老师:"二便如何?"

患者:"大便有点稀溏,小便正常。医生,我这到底是什么病啊?严重不?单位每年体检,别的指标都正常,但就是睡不好觉,折腾得人整日没精神,昏昏欲睡。我常常感觉焦虑、疲惫，成天不舒服，已严重影响到工作。"

老师："你这症状在中医学中属肝郁脾虚，在西医学中属消化不良。食欲好、能吃，但消化不了，使我们常讲的'胃强脾弱'。放心，问题不大，服几剂药调调。"

患者松了一口气，笑着说："那就好，就怕查不出来毛病，等查出来就是大毛病。"

刻诊：体型壮硕，皮肤微黑；腹胀，睡眠差易醒，脂肪肝，脉象弦滑，舌淡苔白略腻。

诊断：肝郁脾虚。

处方：柴胡疏肝散合厚姜半甘参汤加减。柴胡10g，枳壳30g，白芍15g，陈皮30g，香附12g，川芎10g，厚朴30g，生姜30g，清半夏15g，党参10g，生甘草10g，苍术10g，鸡矢藤30g，七里香10g，炒山楂30g，炒神曲30g，炒麦芽30g。7剂，水煎服，每日3次。

方解：患者为肝郁脾虚，以柴胡疏肝散疏肝解郁，理气健脾。患者食后腹胀，为脾虚气滞，以厚姜半甘参汤健脾理气消胀。鸡矢藤、七里香为老师临床常用对药，有疏肝、健脾、消食之效，用在这里以加强疏肝健脾之作用；加焦三仙消食和胃；大便略溏、舌苔略腻，加苍术健脾利湿。

老师特别强调，运用厚姜半甘参汤必须严格遵照《伤寒论》原方比例。原方厚朴和生姜的量相等，都为250g，药量远大于其他3味药，如改变原方比例，或加大党参、甘草用量，患者服用后可能出现腹胀更甚的情况。

厚姜半甘参汤方歌：厚朴半斤姜半斤，一参二草亦须分，半夏半升善虚满，脾虚腹胀此方真。

抓好药，患者过来问："医生，服药期间还要注意什么？"

老师叮嘱其饮食稍微清淡一点，不要饮酒，要给脾胃自我修复的时间。患者频频答应离去。

3月19日二诊：患者一进门就说，上次的药早已服完了，本来想上周来的，工作太忙脱不开身。这周无论如何都要抽时间来一趟，怕药接不上，影响疗效。

老师笑着问："上次服完药觉得咋样？有没有改善？"

患者答:"好多了!腹部偶尔有点胀,但是比原来轻多了,自感腹部也小了。睡觉比原来大有改善,原来晚上睡不实,现在基本能睡踏实了!但是有个问题,就是服药期间感觉很好,药稍微停上 2 天,就又有些腹胀。"

老师:"治病有个过程,你的病程不是一天两天,自然也不是几剂药就能完全治愈。"

患者:"您说得对,现在的效果我已经很满意了,我以前腹胀难受的时候,什么药都服过,胃药、泻药,但都没什么效果,感觉还越来越严重了。这次服药后明显感觉症状轻了很多,所以这次来,还想请老师继续治疗。"

老师给患者查了舌象、脉象,示意我也仔细察看。患者右手脉象沉软,已不像上次那样弦滑;舌苔基本正常,苔腻减轻,还有轻微齿痕。

原方加八味除烦汤清解郁热,除烦安神,进一步改善睡眠。

处方:柴胡 10g,麸炒枳壳 30g,白芍 15g,鸡矢藤 30g,七里香 10g,陈皮 30g,香附 12g,川芎 10g,厚朴 30g,生姜 30 片,清半夏 15g,党参 10g,苍术 10g,炒山楂 30g,炒神曲 30g,炒麦芽 30g,生甘草 10g,栀子 10g,紫苏梗 15g,茯神 30g,连翘 30g,黄芩 10g。

方解:八味除烦汤是黄煌教授的临床经验方,以半夏厚朴汤合栀子厚朴汤加连翘、黄芩组成,常用于咽喉不利、胃不和、腹胀导致的烦躁失眠,疗效肯定。

按:此案很好地验证了《黄帝内经》中"胃不和则卧不安"的理论。

前后两次用方,没有使用任何针对失眠的中药,只是根据舌象、脉象,对症下药,着力解决患者肝郁脾虚腹胀的问题。结果一诊后患者不仅腹胀减轻,睡眠也得到了很大改善。

现代社会失眠的人越来很多,不同的年龄,不同的人群,失眠的原因各有不同,作为中医,不能按照西医的思路治疗失眠;更不能一见失眠就镇静安神,只会用酸枣仁、首乌藤等。

一定要审证求因,有是证用是药,才能收到好的疗效。作为一名中医大夫,如果只会镇静安神,大多数失眠都是治不好的。

第2章 急症论治

本章主要收录王幸福老师临床治疗的部分急症，社会上一直有一种观念，"中医是慢郎中"，认为中医只能治疗一些慢性病，或者是一些可治可不治的病。其实，张仲景的《伤寒论》中有很多急症、重症的用方用药，但在医患关系敏感的当下，大多数中医大夫为求自保，不愿也不敢接急症。本章案例基本都是突发的急性病证，患者多为老师的熟人、朋友或老患者，彼此都很了解，故老师才敢放胆治疗。通过这些医案，也可为我们临床提供不少参考和启发。

幼儿急性咳喘

王某，男，5个月，广东省佛山人，2018年11月10日网诊。

患儿母亲给王幸福老师发来微信："王医生，我这二宝（5个月大）感冒快半个月了还没好，主要是咳嗽、痰多，今天检查了血常规，诊断为病毒感染、急性喘息性支气管炎。耳朵里有点肿，孩子会伸手抓耳朵，医生建议先观察。想请您针对他的情况帮忙开个方子（最好附带健脾效果的）。孩子咳得严重，我们不敢给他吃抗生素，又怕时间长了发展成肺炎。如果药苦的话还麻烦您调下味道，有点甜甜的比较好喂。感谢您！"

因网诊所受局限较大，无法望神、切脉，容易误诊，故老师一般不接网诊，况此案孩子年龄太小，一般中医诊所面诊尚且不愿接诊，何况网诊！本着对患者负责的态度，老师婉拒了患儿母亲的请求，建议患者就近治疗更为妥当。

不料患儿母亲再次发来微信："王医生，向您救急啊！我这二宝不仅咳嗽，喘得也很严重，晚上一直哼。他胖，5 个多月近 10.5kg。医生开了消积止咳、化痰、治感冒鼻塞等药，也有雾化剂，但孩子还咳喘有痰。恳请您帮帮忙！"

随后患儿母亲又发来医院的检验报告，报告显示诊断结果为急性喘息性支气管炎合并病毒感染。患儿母亲的一再恳求，实在让人不忍拒绝，尤其是看到 5 个月大的孩子备受煎熬，为医者难免产生恻隐之心，思索片刻，王老师处方如下。

处方：穿破石 10g，穿山龙 10g，鸡矢藤 10g，金荞麦 10g，紫菀 6g，蛤蟆草 10g，款冬花 6g，桔梗 6g，生甘草 10g。3 剂，水煎服，每日多次。

2 日后，患儿母亲再次发来微信："王医生，谢谢您！孩子服药后就不喘了，偶有两声咳嗽，主要是孩子太小，每日服药量有限。不过已无大碍。感恩您！"

按：针对患儿病机为痰热壅肺，同时伴有食积，采取清肺化痰，消积止咳之法，方中穿破石、穿山龙为老师常用对药，二药配合清热化痰、止咳平喘；加金荞麦增强清热化痰之力；针对婴儿脏腑娇嫩的特点，加紫菀、款冬花润肺止咳，加桔梗、甘草化痰利咽、清热解毒。蛤蟆草为老师治咳专药，对于热咳疗效颇佳。鸡矢藤消积健脾，从本治。

处方充分考虑婴幼儿脏腑娇嫩的特点，集润肺、化痰、清热、解毒、消积于一方，处方用量仅为成人用量的 1/3，采取少量频服的方法，患儿易于接受，方可保证药效。

肛裂急症

高某，女，53 岁，陕西西安人，2019 年 1 月 20 日初诊。

患者自诉半个月前患肛裂，疼痛难忍，因老师外出讲课未归，无奈只得找其他医生诊治。期间换了 3 位医生治疗，未能痊愈，越拖越严重。患者几年前曾患更年期综合征，多处治疗无效，经人介绍找王老师治疗，服药 7 剂后，更年期诸症获愈，自此对老师信任有加，等老师一回到西安，忙预约前来面诊。

刻诊：肛裂出血，少腹不适，前阴分泌较多咖啡色物质，腰酸痛，大便干，脉沉滑，舌胖大苔白。

中医诊断：气虚不固，湿热郁结。

治法：益气固摄，清热利湿。

处方：补中益气汤合四逆散加减。生黄芪 30g，生白术 45g，枳壳 30g，柴胡 12g，白芍 15g，陈皮 12g，升麻 15g，生甘草 10g，蒲公英 30g，败酱草 30g，马鞭草 30g，杜仲 30g，续断 30g，怀牛膝 30g，大血藤 15g，卷柏 30g，生大黄 15g。7 剂，水煎服，每日 3 次。

1 月 31 日二诊：患者一进门就笑着说："我跟王医生真是有缘分，不管得什么病，只要找王医生看，几剂药就好了。前几天您给我开的治肛裂的方子，服完 7 剂药就没事了，真是谢谢您！今天我是来看咳嗽的，前几天受寒咳嗽、痰多黏稠，想请您开几剂药。"

老师根据症状表现，开了验方前胡止嗽散加三板斧，3 剂，5 日后患者微信反馈，咳嗽已愈。

按：此患者初次来诊肛裂出血一症，从表象来看，极易辨为湿热，如带下色黄、出血等。观前医处方，思路大同小异，多为清热利湿，但未见取效，且病情日渐加重，说明辨证不准确，用药不对症。

老师从舌脉考虑，认为此症为正虚邪实，湿热为邪实，此外还有气虚不能固摄的因素，如只考虑清利湿热，势必会使得正气更加受损，这也是前医越治越重的原因所在。

治疗思路采取补正祛邪双管齐下，以补中益气汤培补正气，提升中气。患者少腹隐痛不适，考虑应为气虚导致的气滞不通，以四逆散行气缓痛。大血藤为老师临床治疗少腹气滞疼痛的专药；败酱草、马鞭草、蒲公英主要针对带下，清热利湿；出血加专药卷柏；腰酸痛加杜仲、续断、怀牛膝；大便干加生大黄清热通便。

九旬老翁短气喘甚

患者是一位年届 90 的高龄老人，曾是一名军人，1 年前曾因胸积水住院治疗多次，疗效不理想，转投中医。经王老师用心诊治，1 年来病情基本稳定，胸积水逐渐消失，精神状态也逐步好转，可以自己做饭、煎药，做简单的家务。前几天西安气温骤升，天气炎热，患者突感短气而喘，家属要送其住院，患者不愿去，坚持要找王老师治疗。

患者拄着拐杖，由其女儿搀扶着走进诊室，颤颤巍巍地坐下，语声低微，断断续续，说几个字就开始喘，明显表现为气不接续。

家属在一旁说："都喘成这样了，说什么也不去医院，只好又来麻烦王医生了。"

老人不满地说："去年胸腔积液住院几十天，越治越严重；后来还是在王医生这儿解决了问题，我现在就信任王医生。"

老师笑着说："我尽全力给你治，心态要好，我们经常看到新闻上说，不少老革命都活到 100 多岁，你要朝这个目标努力啊！"

患者听后开心地笑了。

李某，男，90 岁，陕西西安人，2020 年 5 月 19 日来诊。

刻诊：短气，喘甚，无痰，口黏，双寸不足关尺弦细，舌淡红苔厚。

处方：葶苈子 30g，生晒参 30g，丹参 30g，蛤蚧 1 对，枳实 20g，生黄芪 60g，桂枝 15g，生甘草 15g，牡丹皮 10g，桑白皮 10g，山茱萸 60g，五味子 15g，生龙骨 30g，生牡蛎 30g，醋龟甲 20g。3 剂，水煎服，少量多次频服。

5 月 20 日，患者女儿一大早给老师微信反馈，很感谢王老师，昨天父亲喝完 1 剂药，就不太喘了，今天早上起床后，再服用一次，现在已经基本不喘了，还剩下 1 剂药，要不要继续服用？

老师答：继续把药服完。

按：中医治疗喘证，首先分虚实，此患者无痰，脉细弱，可知以虚为主。患者年高，表现为肺脾肾三脏皆虚；尺脉尤为沉细，提示主要为肾气虚，肾不纳气而喘。故以生黄芪、生晒参补益脾肺之气；重用五味子、山茱萸、生龙骨、生牡蛎、醋龟甲，主要作用于下焦，补肾、纳气、平喘；蛤蚧为治喘专药，治疗喘症，有立竿见影之效。

患者素有心阳虚、胸腔积液病史，以葶苈子、桂枝、甘草、枳实强心阳；遇热即喘，以牡丹皮、桑白皮清肺热以平喘。全方药少力专，针对病因，故能 1 剂喘止。

肠癌发热

乔某，女，65 岁。患肠癌已 3 年，未经手术处理。

家属诉 2020 年初，患者出现直肠近肛门处肿大，解便困难，伴疼痛难忍，在医院进行了化疗。出院后表现为消瘦，纳差，肛门有下坠感，行动无力。经过半年左右中药治疗，各方面均有好转。

今年 8 月初感冒，发热不退，在医院输液 1 周未缓解，家属和医院都很着急和无奈。老师认为是肠癌引起的发热，属于消耗性发热。

刻诊：患者消瘦，纳差，乏力，脉浮大无力，舌淡苔薄白，属气阴两虚。

处方：小柴胡汤合青蒿鳖甲汤加减。柴胡 60g，黄芩 30g，青蒿 30g，地骨皮 50g，柴葛根 30g，清半夏 10g，南沙参 30g，炙鳖甲 15g，生甘草 10g，生姜 6 片，大枣（切）3 枚。2 剂，水煎服，每日 3 次。

患者反馈 1 剂热退，2 剂痊愈。以后再无发热。

古道瘦马按：此案用小柴胡汤和青蒿鳖甲汤加减，加了退虚热专药地骨皮。因方证对应，故收效立竿见影。

对于癌症发热的治疗，因多年处理比较多，已经有了一些经验。其中主要是要用地骨皮，用上了就会很快地退热，不用这味药，用其他的药可能比较慢。

按：此患者为王老师近亲属，非常信任王老师，自患病至今一直坚持服中药，未接受手术治疗，保存了正气，为后面的治疗提供了比较好的身体基础。患者至今仍行动自如，每次来看诊都能自己步行前来。

此案中，王老师运用一贯治疗癌症发热的经验，以小柴胡汤合青蒿鳖甲汤加减，取效迅速。老师还将此经验常用于治疗临床长期不明原因低热不退，疗效确切，另一篇题为"长期低热"的医案中，有详细方解及分析，可参考学习。

还有另一名 45 岁的男性患者，同样是肠癌，经历了 3 次手术后，身体状况急转直下，出现了尿失禁、深腔静脉血栓等严重并发症，腿脚肿胀无法正常行走，出门须有家人陪同，全天 24 小时穿戴纸尿裤；因身体太虚，不敢再尝试手术及放化疗，转而寻求中医治疗。但因为经历多次手术，该患者身体极度虚弱，用中药也难有回天之力，甚为遗憾。

进食不当致剧烈呕吐

田氏，女，78 岁，陕西西安人，2020 年 10 月 27 日初诊。

患者几天前午饭食用了半碗搅团（陕西特色小吃），进食不久即呕吐不止，不仅将所食之物全部吐出，还不断地吐清水，一连几天不能进食，目前只能卧床休息，精神状态堪忧。

家属心急恐慌，想即刻送医院，但患者执意不从，坚决不去医院。家属无奈，因与王老师是多年好友，于是请王老师试处一方，先解决呕吐、不能进食的问题。

刻诊：呕吐胃胀，不能进食，胃灼热，反酸，舌淡苔薄，脉沉弱。

处方：旋覆代赭汤加减。旋覆花 30g，代赭石 10g，生姜 10 片，大枣 3 枚，生甘草 10g，柴胡 10g，麸炒枳壳 30g，白芍 30g，清半夏 12g，吴茱萸 3g，黄连 6g，太子参 30g，莪术 15g，炒山楂 15g，炒神曲 15g，炒麦芽 15g，败酱草 30g。3 剂，水煎服，少量多次服用。

3 日后家属反馈患者呕吐未见减轻，连日无法进食，身体状况堪忧，老人还是坚持不去医院，别无他法，还请老师想想办法，止住呕吐。

处方：旋覆花 30g，代赭石 30g，姜半夏 30g，生晒参 10g，丁香 3g，柿蒂

15g，刀豆 15g，蒲公英 30g，败酱草 30g，枳壳 30g，厚朴 15g，莪术 15g，威灵仙 30g，海螵蛸 30g，生甘草 10g，生姜 10 片。3 剂，水煎服。

2 天后家属反馈，患者服用 1 剂药后，呕吐即止，这两天已经可以进食稀汤面，身体状况逐渐恢复。

按：细察前后两次处方，都是以旋覆代赭汤为主加减治疗。不同之处在于，二诊方中代赭石的用量由 10g 加至 30g；半夏由清半夏改为姜半夏，且用量由 12g 加至 30g。能 1 剂止呕，可见中药用量的重要性。

除本案患者因食用搅团致呕吐外，近期还遇一名患者诉说自家亲戚，也是一位高龄老人，进食"凉鱼"（和本案患者食用的搅团类似，均由玉米面制作，浆水菜为引）导致呕吐不能进食，已近虚脱，目前仍在 ICU 抢救。在此提醒，家有高龄老人，应避免进食搅团、凉鱼等食物，因陕西人喜欢用浆水菜烩搅团、凉鱼，疑浆水菜中亚硝酸盐超标，老年人体弱、脾胃虚，故呕吐剧烈。

急性尿道炎

赵某，女，42 岁，福建人，2021 年 1 月 26 日初诊。

患者因在福建，疫情期间不便来西安面诊，故请王幸福老师网诊。

刻诊：急性尿道炎，尿频，尿痛，尿血，便秘，浑身发冷，手脚凉，舌红瘦苔薄，脉不详。

患者是位中医爱好者，因平常自我感觉怕冷，于是自行购买金匮肾气丸和归脾丸服用，服用一段时间后出现上述症状。

辨证：热蕴下焦。

处方：导赤散加减。淡竹叶 15g，生甘草 15g，川牛膝 10g，生地黄 60g，白头翁 30g，虎杖 30g，凤尾草 30g，生地榆 30g，生大黄（后下）10g。3 剂，水煎服，每日 3 次。

1 月 29 日患者微信反馈服药后手脚热了，不尿血了，但排尿时还是痛。老师回复："原方再服 3 剂。同时喝些小苏打水。"

2 月 1 日患者反馈全身不发冷了，尿血止，大便通，痊愈。

按：急性尿道炎，在中医学中属"淋证"范畴，以导赤散清热利湿通淋。

此患者长期在王老师处问诊治疗，故老师对其体质较为了解。患者为肾阴虚体质，经营个体生意，平时压力大，易上火。此次突发尿道炎之前，曾服用金匮肾气丸、归脾丸一段时间，导致进一步伤阴，引发尿道炎。为避免利水药伤阴，原方去掉木通，以大量生地黄代之，滋肾阴凉血；加川牛膝益肾通淋。

尿道炎总体病机为湿热蕴结下焦，以白头翁、虎杖、凤尾草加强清热利湿之效；尿血加生地榆凉血止血；大便不通以生大黄泻热通便。

患者自感身冷手凉，由舌苔可知并非阳虚，而是阴阳不相接导致的厥症，服药后体内湿热得除，阴阳相接，身冷手冷也一并痊愈。

另外，从西医学角度讲，尿道热、痛，是酸性物质刺激所导致，建议患者喝苏打水，以碱性中和尿道酸性，减轻尿道刺激，便捷且取效快。

导赤散出自《医宗金鉴·删补名医方论》卷四："心与小肠为表里也，然所见口糜舌疮，小便黄赤，茎中作痛，热淋不利等证，皆心移热于小肠之证。故不用黄连直泻其心，而用生地黄滋肾凉心，木通通利小肠，佐以甘草梢，取易泻最下之热，茎中之痛可除，心经之热可导也。此则水虚火不实者宜之，以利水而不伤阴，泻火而不伐胃也。若心经实热，须加黄连、竹叶，甚者更加大黄，亦釜底抽薪之法也。"

综上所述，导赤散主治心经热盛之证，在上表现为心胸烦热，口渴面赤，口舌生疮；如心移热于小肠，在下表现为小便短涩不畅，尿时刺痛，舌红脉数。

急性扁桃体炎

闫某，男，12 岁，陕西西安人，2021 年 2 月 17 日初诊。

其母代诉，患者因过年期间饮食不节，过多进食辛辣煎炸肥腻之食，自大年初三起即咽喉肿痛难耐，因疫情的原因，不便去医院治疗，自行服抗生素 3 天，未能起效，这几天病情越来越严重，不仅不能进食，甚至连喝口水都疼痛难忍。其母心急如焚，因与老师是多年医患关系，故求助于老师，老师答应其大年初六特约出诊。

大年初六一大早，患者与母亲便在医馆等候。患儿身高体胖，目测约 160cm，65kg 左右，面色偏红。

刻诊：咽干咽痛甚，双侧颌下淋巴结肿大、疼痛不能碰触。经检视，扁桃体红肿，布有黄白色脓点，上覆一层白膜，脉浮滑，舌尖边红，苔厚腻有杨梅点。

诊断：热毒壅盛。

处方：养阴清肺汤、升降散合桔梗汤加减。生地黄 30g，麦冬 30g，生甘草 30g，玄参 30g，浙贝母 30g，薄荷 6g，牡丹皮 10g，白芍 15g，炒僵蚕 10g，生大黄 6g，姜黄 10g，蝉蜕 10g，山豆根 20g，鱼腥草 30g，升麻 30g，板蓝根 15g，桔梗 6g。5 剂，水煎服，每日 3 次。

2 月 25 日患儿母亲反馈，5 剂药服完，咽喉疼痛消失，扁桃体恢复正常，诸症告愈。

方解：养阴清肺汤出自《重楼玉钥》，为古代治疗白喉的名方。现代临床用来治疗扁桃体发炎所致红肿疼痛，疗效确切。患儿因热毒壅盛，灼伤阴液，方中生地黄滋肾阴、麦冬养肺液，玄参养阴增液，并可清热解毒，牡丹皮凉血消肿；浙贝母清热化痰；薄荷辛凉疏解，散邪利咽；生甘草清热解毒，与桔梗合为桔梗汤，增强排脓之力。

升降散出自《伤寒温疫条辨》，本为温病郁热内伏所设，用于治疗热盛导致的咽喉不利，疗效显著，取升清降浊之意。咽痛化脓，加山豆根、鱼腥草清热排脓；升麻、板蓝根加强清热解毒之力。

按：扁桃体发炎一症，现代医学主要以消炎为主治疗；抗生素为寒凉之品，在清热的同时，往往会将热毒郁遏于内，导致表热虽清，而郁热未除，热毒瘀积于内，故经常性反复发作。

中医治疗此病的思路为清热散结排脓，寒温药物共用，以防过用寒凉，郁遏热毒、闭门留寇。清解热毒的同时疏散风热，排脓散结，为治本之法，如选方用药得当，疗效甚捷，且不易复发。

高龄老人摔伤致面目浮肿

田氏，女，79岁，陕西西安人。

患者于 2021 年 5 月 12 日不慎摔伤，头部伤口血流不止，送至医院缝了 7 针，2 天后面目开始浮肿疼痛，眼睛肿胀睁不开，急寻中医治疗。

此患者是王老师朋友的母亲，今年已 79 岁高龄，以往一有病就住院，身体反而每况愈下。后因儿子罹患糖尿病，经王老师治疗后血糖稳定，故老母亲也开始相信中医，大病小病，身体不舒服都来看中医。

处方：丹参 30g，三七块 15g，益母草 45g，泽兰 15g，栀子 10g，制乳香、制没药各 10g。3 剂，水煎服，每日 3 次。

5 月 19 日家属反馈患者 3 剂药服完，面目肿胀已消除，目前一切正常。

按：此方以活络消灵丹为主方，活血化瘀止痛，原方中的当归以三七代替，原因在于三七用于跌打损伤，活血止血优于当归。加益母草、泽兰加强活血利水消肿；栀子在此处的作用为消肿，王老师著作《杏林求真》一书中记录用栀子粉外敷治疗扭挫伤，消肿胀疗效很好，用于此处有异曲同工之妙。栀子具有活血凉血的作用。

急性日光性皮炎

聂某，女，30岁，陕西渭南人，2021 年 4 月 13 日初诊。

患者一进诊室，首先映入眼帘的是红肿的面颊，细看密布有大小不一的痘疮。患者自诉从 2016 年起，面部经常过敏，起痘，红肿疼痛，陕西省各大医院已基本跑遍，有的诊断为过敏性皮炎，有的诊断为湿疹，大多应用外用药膏，虽有效，但维持不了多久，几乎每隔2个月就要复发，复发时红肿热痛，起痘，流黄水。另外，涂抹外用药膏后极不舒服，感觉皮肤紧绷，以致眼睛无法睁开。

2019年经朋友推荐，曾来找王幸福老师治疗，服用半个月汤药，中间有近2年时间未复发；但是最近又复发，于是又来找王老师求诊。

刻诊：体略胖，患日光性皮炎5年，面部过敏泛红疼痛（经日晒即发红肿胀疼痛瘙痒），严重失眠（面部过敏后失眠更严重），常感觉燥热，月经量少伴有血块，脉浮，舌淡嫩苔白。

处方：五苓散合皮肤解毒汤加减。猪苓30g，茯苓45g，泽泻30g，肉桂10g，生白术45g，生甘草30g，莪术10g，川芎10g，土茯苓60g，苦参10g，黄连10g，金银花20g，白鲜皮30g，紫草30g，生地黄30g，丹参30g，茜草10g，牡丹皮10g，赤芍12g。7剂，水煎服，每日3次。

另，外用老鹳草软膏涂抹患处。

4月22日复诊：患者一进诊室，我和老师都吃了一惊，因初诊时患者面部肿胀通红，给人留下深刻的印象。此次复诊，脸上已完全变了样，痤疮也消掉了90%，面部皮肤较光滑，不肿胀，仅微微泛红。

患者也很高兴，说没想到只服用7剂药，就差不多完全好了，想再服几剂药，担心停药后复发。目前状态很好，不疼不胀不肿，只是还有点痒。

患者询问："这次药吃完后，还用不用继续吃药？外用药膏还抹不抹？能否使用护肤品？"

老师答："这次药吃完如果彻底好了，就不用继续服药了，外用药膏也不用了。但是要注意，不要着急使用护肤品，以免堵塞毛孔，引起复发。观察一段时间，如无复发，可试着使用护肤品。"

效不更方，原方金银花加至30g，继续清热解毒，加止痒专药地肤子20g。7剂，水煎服。

按：患者面部通红肿胀，痤疮溃破后流黄水，提示体内有湿毒、热毒；体胖，舌淡嫩提示脾虚湿滞，以五苓散健脾利湿，杜绝水湿之源。

皮肤解毒汤是王幸福老师临床治疗急慢性湿疹和神经性皮炎的高效方，老师在《杏林求真》一书中有详细论述，经临床多例验证，疗效确切。

二方合用，健脾利湿，清解热毒，酌加丹参、茜草、牡丹皮、赤芍、生地黄等凉血活血，方证对应，5 年顽疾 7 剂中药即显大效。

皮肤解毒汤主方：土茯苓 60g，莪术 10g，川芎 10g，甘草 6g，白鲜皮 30g，苦参 10g。水煎服，每日 1 剂。有渗液者加黄连 5g，银花 12g；干性者加地骨皮 10g，紫草 15g。主治急慢性湿疹，神经性皮炎等。

生气致血压骤升眩晕

张某，女，60 岁，陕西西安人，2021 年 5 月 10 日来诊。

患者自诉有高血压病史，一直服用西药降压，5 月 10 日清晨血压突升至 180/120mmHg，头晕站立不稳，经人介绍前来求诊。

刻诊：高血压症，头晕，胃胀，纳差，腿酸腿软，舌胖大苔白厚齿痕，寸关弦滑。

处方：五苓散加减。茯苓 30g，茯神 30g，泽泻 70g，生白术 30g，猪苓 10g，怀牛膝 30g，陈皮 30g，蓝布正 30g，生姜 10 片，肉桂 10g，代赭石 30g。3 剂，水煎服，每日 3 次。

5 月 13 日二诊：患者反馈服 2 剂药后，血压降至 140/90mmHg，头痛头晕消失，腿酸软改善，舌苔厚略减轻，疗效满意。但胃胀未消除，还有颈动脉斑块，大便里急后重。

原方略作加减，加薤白 30g 改善里急后重；加厚朴、枳壳各 30g 行气消胀，加太子参 15g 补气，加焦三仙各 15g 健脾开胃。7 剂，水煎服，每日 3 次。

6 月 15 日三诊：患者反馈 7 剂药服完，已不头晕，未再继续服其他药。昨天测量血压为 110/70mmHg。患者高血压十几年，一直服用降压药，收缩压从未低于 140mmHg，怀疑测量结果有误，遂急忙前来复诊。

听完患者叙述，老师现场给其量了血压，患者紧张询问。老师笑着说：

"120/80mmHg，很正常。"

患者女儿高兴得连连道谢："我母亲高血压症已十几年了，一直服着降压药，但血压一直偏高，5月第一次来看病，是因为当时吃降压药都控制不住了，头晕得站不稳。没想到在您这儿吃了10剂药，血压就正常了，真是太感谢您了。"

患者目前头不晕，血压正常，胃已不胀，里急后重感消失，白厚苔已褪去大半。前方去蓝布正、代赭石、厚朴、焦三仙、薤白、太子参等，加南沙参30g补气，加天麻30g以防高血压复发。7剂，水煎服，巩固治疗。

按：此案治疗能快速见效，在于辨证用方准确，抛开其他症状，抓住舌胖大、苔白厚这一特点，诊断其高血压症为水邪为患，以五苓散为主方温阳利水，加高血压专药鬼针草、蓝布正；又加代赭石降逆；怀牛膝引血下行（血水同源）；陈皮行气消胃胀，快速奏效；方中茯苓、茯神共用，原因在于茯苓市场需求量大，担心药品质量参差不齐，加茯神增强疗效。

乳头旁红肿流黄水

魏某，女，48岁，2021年9月14日初诊。

患者自诉1周前左乳头旁红肿并流黄水，在医院治疗1周无效且愈发严重，心中恐慌，故紧急求助王老师网诊（注：患者是老师的熟人患者，一般不熟悉的患者因不了解体质，不宜网诊）。

处方：龙胆草10g，车前草30g，川木通10g，黄芩10g，栀子10g，当归12g，生地黄15g，柴胡10g，泽泻15g，生甘草30g，蒲公英30g，连翘30g。7剂，水煎服，每日3次。

外用方：黄柏30g，黄连30g，苦参30g，生大黄10g，生栀子15g。1剂，打细粉，外敷患处，令其结痂，自然脱落。

3天后患者微信反馈，喝了3剂药，外敷的药每天换1次，长东西的位置红肿消了，昨天开始乳房颜色恢复正常。

按：患处红肿流黄水，明显是一派热证、实证。此外，乳头属肝经，故辨证为肝火上炎，用龙胆泻肝汤清肝火。老师考虑此方清解热毒力量不够，又加乳腺疾病专药蒲公英、连翘清热解毒。需要注意的是，方中生甘草用量远大于原方，用 30g，取其清热解毒之效，非大量难以奏效。此外，车前子也用 30g，旨在给热邪以出路，通过利尿，将体内热毒随小便排出去。

外用方主要用于清热消肿，内外配合疗效更快，3 剂药即解决了患者的痛苦。

突发眩晕

陈某，女，62 岁，陕西西安人，2021 年 10 月 5 日初诊。

患者自诉于 10 天前吃早饭时突发眩晕，恶心，无法站立，随即被家人送往医院急诊，经脑部 CT、磁共振检查，无器质性病变，诊断为"周围脑神经眩晕症"。医院要求住院观察，期间每日静脉注射营养针，同时服用倍他司丁等 3 种西药，病情未见起色，且服西药后胃部不适。因患者与王幸福老师是多年医患关系，故要求出院，联系王老师采取中医治疗。

患者体型瘦削，以往来看病，主要是治疗胃病，或偶发感冒、上火等，并无老年人常见的三高及心脑血管疾病。

患者来时因眩晕无法独立行走，家属搀扶着走进诊室，坐在凳子上，必须靠着桌子方能保持身体稳定，讲话语声低微，表示一眨眼就晕。

刻诊：眩晕（朝右眩晕），脑鸣，头胀，恶心，口干口苦，右寸不足，关尺弦滑，左弦软，舌尖红，舌苔厚腻，血压正常。

处方：温胆汤、龙胆泻肝汤合清震汤加减。苍术 10g，升麻 10g，荷叶 10g，陈皮 10g，清半夏 15g，茯苓 30g，生甘草 10g，竹茹 15g，枳壳 10g，龙胆草 10g，栀子 10g，黄芩 10g，当归 15g，木通 10g，泽泻 15g，车前草 30g，柴胡 10g，制南星 15g，生地黄 30g，怀牛膝 10g，醋龟甲 15g，生龙骨 15g，生牡蛎

15g，代赭石 30g。3 剂，水煎服，每日 3 次。

10 月 7 日患者微信反馈服药后有好转，不再晕得走不了路，有脑鸣，停服倍司他丁，其他两种药继续吃。

10 月 12 日二诊：患者独自前来，诉脑鸣、眩晕改善明显，能独立行走。原方加天麻 30g 息风止痉，再服 5 剂。

按：此患者主症为眩晕，血压正常，脑部 CT 检查无异常，非脑梗死，非梅尼埃病，故医院未给出明确诊断，笼统定性为"营养缺乏性眩晕"。患者住院 10 天，注射营养针，但病情改善不大，不得已出院寻求中医治疗。

王老师以舌脉为依据，患者关尺弦滑，舌红苔腻，口苦口干，故诊断为"肝火挟痰，上泛清窍"，以龙胆泻肝汤清肝火，温胆汤祛痰。患者同时有脑鸣，以清震汤清上焦热，改善脑鸣；又加怀牛膝引火下行，龟甲滋阴降火，生龙骨、生牡蛎、代赭石重镇降逆。方证对应，2 剂即收显效。

高龄老人睾丸、阴茎肿痛

王某，男，78 岁，陕西西安人，10 月 5 日初诊。

患者自诉 9 月 8 日因感冒而咽喉不适，到儿子诊所静脉注射头孢曲松钠（凯塞欣）6 天，9 月 15 日突发下肢水肿，继而双侧睾丸及阴茎开始水肿、胀痛兼小便不利。

急往医院后，医生初步诊断为肾炎，要求做肾穿刺检查，患者（中医）自认为肾脏没有问题，拒绝做肾穿刺，随后住院治疗。住院期间，因胸闷气短，医生注射洋地黄治疗，不料出现心搏加快及心力衰竭迹象，急送 ICU 抢救治疗，病情稳定后，医生建议植入冠状动脉支架，患者拒绝。住院 10 天，下部水肿未减轻，面部也逐渐出现水肿；因患者曾担任某中医院院长数年，有几十年临床经验，不愿再住院，遂出院转中医治疗。

出院回家后，自行开方，先后服用五苓散、猪苓汤、肾气丸等汤剂，下肢水肿略消，但睾丸、阴茎肿胀始终未能改善。患者与王幸福老师相识多年，故前来就诊。

刻诊：脸肿腿肿，睾丸、阴茎肿胀疼痛（如乒乓球大小），胸闷气短；有肺大疱、肝脏囊肿、胃病病史，双寸弱关尺浮滑，舌淡红苔略厚。

处方：五苓散合加味导气汤。泽泻 30g，猪苓 15g，茯苓 30g，桂枝 15g，生白术 30g，吴茱萸 5g，川楝子 15g，木香 10g，小茴香 6g，槟榔 10g，木瓜 15g，生晒参 20g，怀牛膝 10g，车前草 30g。3 剂，水煎服，每日 3 次。

10 月 10 日二诊：患者称 3 剂药服完，阴茎、阴囊水肿已基本消除，无胀痛；小便利，胸闷气短有改善，目前仍继续服用原方。因是同行，故想与老师探讨一下此病的用方思路。

患者："照正常思路，水肿这个病，治法自然是利水，为什么我用了那么多利水的方剂，还是疗效不明显呢？"

老师："你这个病初起是阴囊、阴茎水肿引发的小便不利，进而导致全身水肿。那天来看病时也说了，最着急解决的是阴囊阴茎胀痛的问题，那咱们就要先解决这个问题。

肿的同时还有胀痛，说明不光是水液代谢的问题，还有气机不通的问题，所以不能只考虑利水，还要考虑行气。五苓散是利水的，我又加了加味导气汤，这是我临床治疗阴囊肿胀的专方，基本上百打百中，只要是阴囊肿胀，就可以用，疗效很快。"

患者说："还是你水平高，我是自愧不如啊！上次我流鼻血止不住，你给我治好的，这次又救了我一命，感激不尽。"

老师笑着说："术业有专攻，你治肺病的水平，一般人也赶不上啊！"

按：阴囊水肿中医学称为"水疝"，类似于西医的鞘膜积液。既为水疝，当从水治，以五苓散温阳利水；中医经络理论中，肝经"络阴器，入小腹，出期门，至巅顶"，说明生殖器官的病变除了与肾有关，与肝的关系也非常密切。

此案中，患者阴茎、睾丸肿胀，除了水潴留的因素，还有气机不利的因素。

用五苓散温阳利水以外，要兼顾疏肝理气，加味导气汤即为王老师临床治疗此病的专方，疗效确切。患者胸闷气短，为年高心气虚衰所致，加生晒参补气；加车前草利尿，加怀牛膝补肾通淋。

加味导气汤由川楝子、木香、小茴香、吴茱萸、槟榔、木瓜六味药所组成，主治因下部受寒凉而得之疝气。患者罹患阴囊水肿前曾连续输抗生素6天，消炎药属寒凉一类，或因此导致下部受寒，引发水疝。

七旬老妪突发血尿

凌某，68岁，广东人，2021年8月10日初诊。

此患者为一名年近70岁的女性，是王老师的粉丝，曾来西安请王老师面诊过；此次因尿血，紧急在微信向王老师求助。

患者自诉1周前清晨起床，小便时有热痛感，同时颜色很深，仔细一看还有血，心中恐慌，于是赶紧到医院检查，经查并没有器质性病变，医院开了些抗生素。服药1周不适感未消除，不想再服抗生素，请老师开中药治疗。

处方：仙鹤草60g，白茅根30g，大蓟、小蓟各30g，茜草30g。3剂，水煎服，每日3次。

老师还嘱咐患者抽空去检查一下癌胚原和甲胎蛋白的指标。

隔日患者反馈，刚服完1剂药，症状明显好转。从患者发来的图片看，小便颜色已经转为正常。

按：本案患者是突发尿血，属急性病，辨证为热伤血络，故以清热凉血为主，取大剂量白茅根、大小蓟、茜草清热凉血止血；加仙鹤草60g，在此处的主要功能为"敛血"，其应用不只用于止血，还可用于止咳、止带等。

中医理论讲"气随血脱""血脱则气必虚"，出血的同时，也会伤气，故止血的同时必须兼顾补气，方可巩固疗效。

急腹痛症

杜某，男，56 岁，2021 年 9 月 7 日初诊，中上腹疼痛难忍入院治疗。

刻诊：中上腹疼痛，冷汗淋漓，面色苍白，痛苦不安，不停呻吟，3 天未大便。

病史：西医内科前 2 天诊断不明，胃镜显示反流性食管炎，胃糜烂，后诊断为胆结石胆管嵌顿引起胆管炎，1 天输 8 瓶消炎利胆，病情却愈加严重，疼痛不已，无奈转外科，外科要求立即手术，患者不想手术，紧急电话联系老师寻求帮助。

老师对患者说，先开 1 剂药吃吃看，不行再手术。患者有糖尿病和脑梗死、脱肛症。中医讲急则治其标，缓则治其本。

处方：大承气汤合金铃子散、芍药甘草汤加减。芒硝（后下）10g，生大黄（后下）10g，厚朴 30g，延胡索 30g，川楝子 15g，白芍 100g，生甘草 20g，枳壳 30g，炒莱菔子 30g。1 剂，水煎服，每日 2 次。

患者 1 剂药后，痛止，于是继续服药。3 剂药后，患者出院，未实行手术，后续治疗方如下。

处方：柴胡 30g，枳壳 90g，白芍 90g，生甘草 30g，鸡内金 60g，金钱草 90g，海金沙 30g，郁金 30g，香附 60g，高良姜 30g，威灵仙 90g，醋延胡索 90g，川楝子 30g，木香 30g，青皮 30g，黄连 30g，芙蓉叶 30g，丹参 30g，炒刺猬皮 60g，砂仁 30g，百合 30g，乌药 30g，生黄芪 60g，白芷 60g，生地榆 60g，蒲公英 60g，白矾 30g，穿山甲 25g。3 剂，加工水丸。每日 3 次，每次 6g。

按：患者主症为 3 日未大便，腹痛难耐，本着急则治标的原则，以通便、止痛为首要目标。

大承气汤泄热通便，金铃子散理气止痛；芍药甘草汤缓急止痛，方中白芍用量达 100g，一方面缓急止痛，另一方面白芍有通便功效，一药两用，避免了患者手术之苦。

急症解除之后，针对胃糜烂、胆结石症等，以丸药缓治。

急发剧烈头痛

王氏，女，60 岁，浙江温州人，2021 年 11 月 2 日晚初诊。

患者是王老师学生的家属，问诊时头痛剧烈、难以忍受。学生称，此病起因是几天前降温，患者罹患风寒感冒，服药后感冒基本痊愈，但头痛未减；到医院做脑部 CT，检查结果显示无器质性病变，医院诊断为神经性头痛，给予镇痛药，服药时减轻，停药后反加剧，故求诊王幸福老师。

刻诊：剧烈头痛已 5 天，集中在前额；舌淡红苔后部略腻，有齿痕。网诊脉不详。

中医辨证：风寒瘀滞，经络不通。

处方：通窍活血汤加减。赤芍 10g，白芍 30g，川芎 30g，红花 10g，桃仁 10g，红枣（去核）7 枚，老葱白（切碎）3 根，鲜姜（切碎）9g，白芷 30g，蜈蚣 6 条，清水全蝎 30g。3 剂，水煎服，每日 3 次。

2021 年 11 月 7 日二诊：该学生微信反馈，遵嘱方药自配 3 剂中药，患者服完后病证已愈十之八九！询问用什么汤方巩固疗效。目前轻微头昏脑涨，无其他不适症状。

老师回复：善后可用五苓散合泽泻汤加天麻。

按：中医理论有"通则不痛，不通则痛"，患者头痛前曾患风寒感冒，故推断其病机为风寒瘀滞，经络不通。故治以通窍活血汤通络活血止痛，原方中有麝香，取其通关利窍之效，考虑价格昂贵且真货难寻，去之不用，代之以全蝎、蜈蚣，搜风通络止痛，前额疼痛加专药白芷。

通窍活血汤出自清朝名医王清任所著《医林改错》，原方由赤芍一钱，川芎一钱，桃仁（研泥）三钱，红花三钱，老葱（切碎）三根，鲜姜（切碎）三钱，红枣（去核）七个，麝香（绢包）五厘，共八味药组成。主治"血瘀所致的脱发，暴发火眼，酒糟鼻，耳聋，白癜风，紫癜风，牙疳，男女劳病，小儿疳证，头痛，骨膊胸膈顽硬刺痛，中风。"

本案为急性头痛，风寒突袭导致窍闭，不通则痛。急则治其标，欲快速止痛，首要通窍，通则不痛，故以通窍活血汤 3 剂止痛。

待疼痛缓解，就要考虑治本的问题，患者舌苔后部略腻，头昏提示体内水湿较重，以五苓散温阳利水。泽泻汤出自《金匮要略》，由泽泻、白术二味药组成，主治清阳不升，浊阴不降所致的头昏目眩，通常还伴有头沉重昏蒙。加天麻活血行气，祛风通络止痛。

以下为王老师弟子陈智敏受老师治疗头痛案的启发，以通窍活血汤加减治疗其母的突发头痛案，取得显著疗效，现一并分享于此。

老人入秋突发头痛案

本人母亲，女，80 岁，性格好强，长期服用富马酸喹硫平片（用于焦虑症）。怕冷又怕热，动则汗出湿衣，经用六味地黄丸、郁金丸、甘麦大枣汤加减，各症有所缓解。

一周前曾与人争吵，4 天前突发头痛，头顶痛，手碰即痛，前额晕，一量血压，140/95mmHg（平时 100/65mmHg 左右），舌淡苔白（以前舌苔厚腻而燥，用药丸后大为改观，脉象亦趋平和），寸关弦数，尺沉。方用大剂当归六黄汤加龙骨、牡蛎、代赭石，加小量细辛、藁本、白芷、川芎，老人素体阴虚阳亢，怕伤阴。1 剂之后，老人说，头痛缓解一点，不明显，而且还出现牙痛咽痛，血压仍为140/95mmHg，于是让老人服用尼群地平 1 片，晚上量血压，130/85mmHg，头痛缓解了点。第二天起床，老人说还是头痛，而且有搏动性疼痛。看来，光降血压也不行，怎么办？想起师父之的一个头痛医案，辨证为风寒入络，用通窍活血汤。但两位患者体质明显不同，老人素体肝肾阴虚，肝阳上亢，且突遇风寒入络，通窍活血汤加水牛角丝、石决明、玄参、麦冬、生地黄，又参考侯氏黑散治大风用大剂菊花为君，用了 30g 菊花。

中午熬的药老人服了一半，我下午下班回家一问，老人说头痛已大大缓解，手用力按压头顶，才觉有点痛，老人很高兴，我也很高兴。量了血压 130/80mmHg。打算先中西结合用药，再逐步减掉尼群地平。

胸痹急症

王某，男，66 岁，陕西西安人。

刻诊：右胸无诱因突发疼痛，饮食二便正常。舌淡胖苔薄白，脉濡软。

此患者其实是我本人。2021 年 11 月 5 日早晨，我去药材市场，11 点左右坐地铁返回。在地铁上突然感到右边胸部疼痛难忍，略有气不足，稍一动作就加重。

我坚持半个小时下地铁，出站后略有减轻。我以为是地铁行驶在地下，气压低造成的。但是过了一会儿疼痛开始加重；回到工作室后，急忙喝了 1 两左右药酒，很快就缓解了。午睡 1 个多小时。睡醒后回家路上胸痛又开始发作，上楼加重，赶紧上床躺下，仍然不解。思考了十几分钟，决定服些中成药，半个小时后开始缓解，到下半夜胸痹完全消除，今天早上恢复如初。

此处先不说具体用药，列出思辨过程，病机、方药自然而然就出来了。

先排除心肌梗死，因为疼痛部位不在左胸，无心悸，汗出，唇紫，剧烈疼痛等症状；其次排除带状疱疹，因无表面红肿疼痛；再次排除肺炎等肺病，因无咳嗽吐痰；再次排除积液，因无相关病史；最后排除肿瘤，因平时无症状和病史。

通过以上推理，说明并无器质性疾病，只能是功能性病变。

突然胸痛，但无特别诱因，比如劳累、气急、发热等，中医上讲通则不痛，痛则不通；又近冬季，寒饮凝聚，导致气滞血瘀，以复方丹参片加马前子活血止痛，治标；动则加重，提示有气虚，《伤寒论》中理中汤专治"胸痹虚症"，本人是阳虚水湿体质，加附子温阳强心，故以中成药附子理中丸温阳化饮，通阳行气，治本。

此次突发胸痛最终以复方丹参片、附子理中丸合马前子胶囊，一次治愈。中成药用对了，疗效也很快。（古道瘦马）

左脚突发淋巴管炎

崔某，男，66 岁，2021 年 10 月 19 日初诊。

此患者曾是一名军人，精神饱满，身材笔挺，说话中气十足，看起来比实际年龄显年轻，自诉身体素质一直很好，虽然已退休，但仍保持在部队时的生活习惯，每天坚持锻炼，平时基本没看过病。

今年 8 月初，左脚突然红肿起来，到医院诊断为脉管炎，住院消炎治疗 1 周，红肿消除，后出院回家。

出院至今脉管炎未复发，但一直感觉不适，走路多即脚发胀。几天前轻微脚肿，患处出疹（观察疹色偏红），痒得难耐，自行涂抹达克宁无效；到医院检查 2 次，医生都说正常，不需要治疗。但患者自我感觉极不适，故转中医治疗。

刻诊：淋巴管炎，左脚肿肤色较右脚深，手掌发红，体胖健壮，小便黄，脉弦滑，舌淡红苔略厚。

处方：四味健步汤合温清饮加减。丹参 30g，石斛 30g，赤芍 30g，怀牛膝 30g，生地黄 30g，当归 30g，川芎 10g，黄连 10g，黄芩 10g，栀子 6g，茜草 30g，生黄芪 90g，陈皮 10g，益母草 30g，泽兰 30g。7 剂，水煎服，每日 3 次。

10 月 26 日二诊：患者左脚水肿已全部消除，颜色比初诊时浅了一些。患者自诉腿轻松多了，走路有劲，7 剂药效果非常不错。目前主要是有点痒，另外脚的颜色还没有完全恢复正常，想继续巩固治疗。

原方不变，加白鲜皮、地肤子各 30g，祛风止痒。继服 7 剂。

按：患者体态健壮，手掌发红，小便黄，脉弦滑，舌淡红苔略厚，首先可以肯定为热证、实证；患处色深，病机为热瘀脉络，以四味健步汤活血凉血，合温清饮清热解毒；加益母草、泽兰活血利水；茜草凉血；生黄芪托毒外出；因生黄芪用量大易导致壅滞，加陈皮 10g 反佐，起行气消胀的作用。

二诊诸症减轻，唯有瘙痒问题未解决，加止痒专药白鲜皮、地肤子各 30g 祛风止痒。患者所担心的左脚颜色较深，半年左右可自行消失。

通过以上这些急症医案，大家如果留心观察总结，可以发现王老师治疗急症有以下三个特点。

第一，药味少。这是为了集中火力，快速突击病灶，避免药味多，将专药的性能分散掉。

第二，药量大。这是起"疾风扫落叶"之效。张仲景《伤寒论》中，大部分针对的是急症，故伤寒论中的方子，剂量都比较大，如群方之首的桂枝汤，桂枝与麻黄都是3两，换算成现代剂量已达到了45g之多，原因就在于病急，非大剂量无法取效。

第三，一般只开1～3剂。急症病程变化快，王老师一般只开3剂左右，这样做目的有两个。①急症来得快，去得也快。或许1～2剂中病即止，开得多反而造成药材的浪费。②急症变化快。少开几剂可以随时应变，根据病情随时换方，避免造成浪费。

第3章 用药传奇补录

本章主要收录几味王老师临床常用中药的特殊用途，老师常说，一个好的中医，对常用中药必须十分熟悉，不仅要熟知一类药的共性，还要清楚每味药的特殊用途，临床才能精准用药。此外，中医经多年传承下来，常用药的功能已被开发得差不多了，这就要求我们多挖掘一些中草药的功能，以便在临床更好地服务于患者。

妙用羊红膻助长高

今天有位特殊的患者，是个 10 岁的男孩，从山西远道而来求医。孩子看着很健康，与同龄人相比略胖，落座后却是一言不发。

老师问："哪儿不舒服？"患儿没开口，其父母对视了一眼，父亲才开口说："别的没啥毛病，就是生殖器发育的不好。"看孩子有点难为情，老师示意我回避一下。患儿离开后，我回到诊室，老师说，孩子生殖器发育得确实不理想，与年龄不符。

我问："那应该是要补肾吧？老师开的什么方子？"

老师说："我没开方子，一是孩子年龄小，很难坚持服药，往往容易半途而废；二来这病不是感冒咳嗽，服药后一时半会儿也起不了多大作用；我只开了 1 味药，让他拿回去泡水喝，坚持喝 1 年，应该有效果。"

我好奇地问："老师开了一味什么药？"

老师说，就一味羊红膻。

跟诊之前，我从没听过这味药；跟诊这段时间，我发现老师经常用，主要用于心肾阳虚所导致的各类虚损性疾病，所以我想当然地认为这味药的作用就是补肾阳。"肾主生殖"，此患儿生殖器发育得不好，与肾有必然的关系，从这个角度考虑，使用这味药并无特别之处。但从另外一个角度考虑，温补肾阳的药很多，如仙茅、淫羊藿、巴戟天等常见药，为什么老师偏偏选择羊红膻？

我不敢贸然提问，因为跟诊之初老师就说过："希望你们在跟诊的过程中多思考，不能一遇到问题就问，自己经过思考、查资料还是弄不明白，再来问。"

我拿出手机搜索羊红膻这味药，结果显示羊红膻为草本植物，山西、陕西、山东、河北、内蒙古、东北有分布，有很好的药用价值。

味甘、辛，性温。归心、肾、肺、脾经；主要功效有温肾助阳，活血化瘀，养心安神，温肺散寒，健脾益气，止咳祛痰。

显然，这些答案并不能解答我心中的疑虑。

接近中午 12 点，老师将预约的患者都已看完，我抓紧请教老师："老师，补肾的药物这么多，为何您给那个孩子只开羊红膻这一味药？"

老师说：羊红膻是一味草药，不属于常用药，很多人可能都没听说过。你们从书上和网上搜索到的功效，一般都是温肾助阳，活血化瘀，养心安神，温肺散寒，健脾益气，止咳祛痰等。但是和一般的补肾温阳药不同，这味药有一个特殊的功效。我给你讲讲我认识这味药的过程，你就明白了。

我最早认识这味药是下乡时，看到当地农民经常给猪吃一种植物，觉得很奇怪，就去请教。农民说，同时出生的一批猪仔，同样的喂养方法，同样的生存环境，可就有一两只长得很慢，还爱拱盆、挑食，它们称之为"僵猪"（也不知道具体是"僵"还是"强"，我猜测是"僵"，取僵滞不前之意）。后来经人介绍，他们就给这些僵猪吃羊红膻这种草，这些长得慢的猪仔吃上一段时间，就会慢慢发生变化，食量变大，长得也快。

据当地农民讲，这味药主要分布在陕北。由于陕北特殊的地理环境和气候因素，每家每户都养羊。同时出生的一批小羊羔，总有一两只光吃不长，牧民最早发现给长得慢的羊吃这种草，这些羊的生长速度明显加快，慢慢地就赶上其他正常的羊了。这或许就是"羊红膻"这个名称的来历。

老师说：通过农民讲的这个故事，我思考了一下，认为羊红膻不仅有温肾的功能，同时还含有生长激素样作用，这也是羊吃了之后生长速度明显加快的原因。虽说是用在动物身上，但我想用在人身上道理是一样的，现代医学不也是用动物做实验嘛。此后我有意在临床上验证这一猜测，主要用于治疗生长缓慢、第二性征发育滞后的患儿身上，经过多次检验，结果显示疗效确切。如果患儿没有其他症状，仅仅是个子长得慢，单用羊红膻一味煎汤或泡水喝，坚持一段时间就有明显效果。

老师最后说，你能想到此处用羊红膻是补肾的，这还不够。我们临床用药，除掌握同类药的共性，还要掌握其共性中的个性，这样才能精准用药，取得好的治疗效果。羊红膻和其他补肾药不同之处在于，它类似于"生长激素"，能促进身高增长。

以下分享几则医案。

【医案1】杜某，女，15 岁，初三在读。

刻诊：身体较瘦弱，面色略苍白，脱发，睡眠差；脉沉弱，舌淡苔薄白。

查完舌脉，老师说：就是有点气虚，没别的问题，应该是学业比较紧张，没休息好的缘故，不需要服药，注意饮食和休息就行了。

患者母亲说：这次来找您，还是想解决孩子身高的问题。孩子前两年都没长个，去年在您这吃的中药，长了 3cm，孩子还想长高点，麻烦您再给开个方子。另外，孩子太瘦，睡眠也不好，脱发严重，想整体调理一下。

老师问：现在身高多少？

患者母亲答 160cm。

老师说：女孩子 160cm 就可以了，再说现在才 15 岁，还能再长几年，没必要吃药，不然以后长得太高了，你又要发愁了！

患者母亲说：这身高在班里算是矮的，还是麻烦老师再给开个方，让孩子再长高些。

无奈，老师只好开方。

处方：六味地黄丸加减。生地黄 30g，怀山药 30g，山茱萸 30g，茯苓 30g，泽泻15g，牡丹皮10g，阿胶10g，鹿角胶10g，龟甲胶10g，羊红膻30g，砂仁10g，鸡内金15g，淫羊藿15g，菟丝子15g，柴胡10g，川芎10g。

因孩子上学服汤药不便，上方2剂加工水丸，每日3次，每次6g。

服药3个月后，家长在微信上反馈，孩子脱发基本好了，个子也长高了，已经比她高，全家人都很高兴。

按：《素问·上古天真论》认为一个人的生长发育过程和生育能力是由肾中所藏的精华之气的盛衰来控制的。在临床治疗的过程中，常遇到小儿五迟，即立迟，行迟，发迟，齿迟，语迟，也就是小儿发育迟缓，就要想到"肾主生殖"，治疗用补肾的药。著名的六味地黄丸，当初就是为了治疗小儿发育迟缓而创立的方剂。

六味地黄丸为宋代医家钱乙所创。上方中以生地黄、怀山药、山茱萸补益肾精；三胶为血肉有情之品，补养气血；砂仁、鸡内金消积养胃，淫羊藿、菟丝子、羊红膻补肾；因患者常伴有两侧太阳穴疼痛，故加柴胡清解少阳胆热；川芎为老师治疗头痛专药。

【医案2】宋某，女，16岁，2019年1月25日来诊。

刻诊：面部痤疮较多，月经不调，唇边汗毛浓密颜色较深，便秘，脉沉弱，舌瘦红。

患者是和母亲一起来的，但老师问诊时，患者不怎么说话，基本上都是母亲在说，除了以上症状，患者母亲还问老师，有没有中药能让孩子个子再长高一点？已经16岁了，身高却不足150cm，近三年来基本停止生长，家人都很着急，问老师中医有没有办法长高的？老师答：可以试试。

处方：桃红四物汤合五味消毒饮加减。桃仁10g，红花10g，当归30g，川芎10g，白芍30g，忍冬藤30g，野菊花30g，紫花地丁30g，连翘30g，蒲公英30g，生地黄30g，天花粉25g，白芷25g，穿山甲3g，重楼10g，黄柏10g，知母10g，羊红膻30g。

方解：患者血虚兼有瘀热，故用桃红四物汤补血祛瘀，加黄柏、知母、生地黄清热；合五味消毒饮清热解毒；天花粉、白芷为老师临床常用的治疗痘疮专药，羊红膻用来促进长个子。后以上方做成丸药，坚持服用1年，长高了5cm。

按：跟诊这段时间以来，遇到不少家长带着孩子就诊，孩子除了个子长得慢之外，并没有其他不适。

有的是在儿童医院检查过，医生建议注射生长激素，但由于价格昂贵，不少家庭出于经济方面的考虑，没有能力长期让孩子接受治疗。另外，有些家长认为激素成分最好不用，因中医药不良反应小而选择来看中医，老师一般都劝家长顺其自然，孩子到该长的时候自然就长，不需要太过着急。无奈很多家长太过焦虑，不愿意等待。

一般的观点认为，身高主要由先天遗传因素所决定，不可否认，这是一个重要因素。但是随着医疗水平的发展，现代医学发现通过注射生长激素可以后天弥补一部分遗传因素的缺陷，使孩子达到一个较为理想的身高。

中医学认为，生长缓慢主要是由于先天肾气不足，再加上有些孩子后天脾胃不好，吸收水谷精微的能力差，导致生长缓慢。治法通常就是补肾健脾，老师临床根据患者的体质，常用六味地黄丸、金匮肾气丸、知柏地黄丸等，加上专药羊红膻治疗，大部分孩子都取得了一定的疗效。

还有一点很重要，中医理论讲"肾主生殖"，"恐则气下，恐伤肾"，也就是说，如果一个孩子经常处于紧张、惊恐的环境中，也会影响生长发育。

老师告诉我们，曾有一个女孩子被母亲带过来看病，女孩已经 26 岁了，但从未来过月经。母亲说：她年轻的时候为了事业，把孩子放到乡下亲戚那里，而亲戚家是个暴力家庭，夫妻俩天天打架，甚至经常打孩子。孩子就是在这样的环境中长到 5 岁，胆子奇小，发育迟缓，到了青春期也没有来月经。当时母亲也没当回事，认为可能来得晚；孩子长到 18 岁的时候还没来，母亲这才着急了，带着孩子到处看病，中西医都看过，却没有任何作用。

老师说：我本来不想给她开方，但是女孩的母亲因为对孩子心怀歉疚，执着地想试试，于是给开了些补肾药，但我清楚，孩子早已过了该发育的年龄，这些药物恐怕很难起作用。

所以，想让孩子长高，服药是一方面，家长给孩子营造一个和谐、轻松、快乐的家庭氛围也很重要。

鸡矢藤止痛安神效奇佳

鸡矢藤，为茜草科鸡矢藤属，多年生草质藤本植物鸡矢藤的全草及根。《本草纲目拾遗》云："搓其叶嗅之，有臭气，未知其正名何物，人因其臭，故名臭藤"，具有祛风除湿，消食化积，解毒消肿，活血止痛之功效。鸡矢藤因其"臭"而遭人诟病，在临床上却是一味难得的良药，且价格便宜。

跟师以来，我常见王幸福老师临床使用这味药，使用频率之高，居众药之首。老师临床主要用来疏肝健脾，消积除疳，如鸡矢藤配七里香治疗肝郁脾虚，鸡矢藤配鸡内金、穿山甲治疗小儿疳积，用量一般30g起步，王老师此前的著作《杏林薪传》中有详细论述。

不少同道参考老师书中的经验，临床用来疏肝健脾，治疗小儿疳积，取得了很好的疗效。但老师对此药的探索并未止步于此，在临床多次的实验、探索中，意外发现鸡矢藤有非常强的止痛作用，针对各种痛证的止痛效果甚至优于延胡索、罂粟壳等众所周知的经典止痛药。

近期跟诊过程中，王老师治疗1例膀胱癌患者术后腹痛，以及1例肝硬化患者肝区疼痛，重用鸡矢藤，取得了满意疗效，充分验证了鸡矢藤的活血止痛作用，在此分享这则医案。

【医案】赵某，女，陕西西安人，2018年10月8日初诊，因膀胱癌术后腹痛严重来诊。

因患者刚接受膀胱癌手术，在家卧床修养，行动不便，故家属前来求诊，代诉目前主要症状为腹水、腹泻，伴腹痛。王老师根据家属所陈述的症状，开了验方小四五汤，以观疗效。

小四五汤为小柴胡汤、四物汤、五苓散合方，王老师临床主要用于轻度水肿、腹水等症，疗效确切。因患者腹痛、腹泻严重，另嘱家属自寻罂粟壳与药同煎。

处方：柴胡10g，黄芩10g，生姜6片，清半夏10g，党参10g，生甘草10g，大枣3枚，当归10g，川芎10g，白芍10g，泽泻15g，猪苓15g，茯苓30g，凤尾草30g，虎杖15g，炒白扁豆15g，车前子20g，生地黄10g，肉桂

6g，炒白术 30g，重楼 10g，土贝母 10g。3 剂，水煎服，每日 3 次。

2 日后，患者家属前来反馈：腹水、腹泻减轻，但腹痛依旧未减，并告知罂粟壳已找到并加入汤药里，但是止痛效果并不明显。家属再三恳请老师想办法解决患者的痛苦。

老师思索片刻，嘱家属在原方不变的基础上，加 100g 鸡矢藤。

3 日后，家属反馈服用 2 剂药后，腹痛较前大为减轻，特意前来问老师能否再抓几剂药服用。

老师答，可以。

患者家属走后，老师说："罂粟壳用上都没止住痛，重用鸡矢藤却达到了预期治疗效果，看来这鸡矢藤的止痛作用不容小觑。以前我也用过鸡矢藤止痛，效果没有这么明显，看来重病必须用重剂，才能'起沉疴'，你们今后临床要多加验证，鸡矢藤价格便宜，基本没有不良反应，据说南方人还用它煲汤，要多多发掘这味药的价值。"

除此之外，遇肝硬化、肝区疼痛严重的患者，老师用鸡矢藤 50～100g，止痛作用明显，能极大缓解患者的痛苦（鸡矢藤治疗肝区疼痛验案，可参考本书"医案医话"一章中"由一则肝硬化治疗向愈得到的启示"）。

治疗"手淫"，黄柏、知母用量很关键

《素问·六节藏象论》言："肾者主蛰，封藏之本，精之处也。"在中医看来，肾和精的重要性都是无可替代的。男子若肾精亏虚，则腰膝酸软，神疲力倦，眩晕耳鸣，腰膝酸软，性功能减退，精少不育。手淫的过程就是肾精在不断流失，长期手淫的人因肾精的过度流失，久而久之则面色蜡黄，精神萎靡不振，更甚者会造成阳痿，性功能减弱，甚至不育。

随着近些年网络的普及，青少年很容易接触到不健康的视频，进而染上手淫的恶习。患者因自我无法控制，内心自责、矛盾、纠结，对身体和精神方面都受到巨大的伤害。很多人会患上抑郁症或焦虑症，严重者还会出现幻觉、精神失常等现象。

中医治疗此类疾病，一方面要填补下焦，另一方面要滋阴清火。长期手淫漏精，导致下焦空虚，虚火上炎，治疗以补肾、滋阴、清火为主。

王幸福老师临床常用知柏地黄汤治疗单纯的手淫。在多次临床实践中，老师发现用此方治疗手淫时，黄柏、知母的用量很重要，把握不好这个量，可能会过犹不及。

以下分享一则医案。

这是一位26岁的焦虑症、抑郁症患者，今天是来复诊的，进门后就站在诊室中央，也不落座，右手一直在裤子口袋里掏来掏去，嘴里自言自语，持续了将近5分钟，折腾得自己满头大汗。

好不容易坐下来，老师问其服药后有无改善，患者支支吾吾地说不清楚，一旁的家属说患者汗出和嗜睡有改善，说完欲言又止，看了看患者。然后对老师说，"上次没给您说，这孩子还有严重的手淫，能否一起治疗？"

老师点点头，嘱我加上黄柏、知母各6g。然后将上次的处方稍作调整，递给家属去抓药。

患者却没有跟着出门，而是从家属手中夺过方子，问老师："医生，我吃完这药不会出现幻觉吧？"

老师说："不会。"

患者又说："那你在这方子上写上'不会出现幻觉'这几个字行吗？"

老师说行，然后示意我在方子上加上这几个字。

患者看着我加上这几个字，才满意地拿着方子去抓药了。

患者走后，老师说，遇到这种焦虑症、强迫症患者，尽量满足要求，不要和他计较，以免引起言语上的冲突。

老师又问，这次为什么要在方子里加黄柏、知母？

我说："您曾经说过，黄柏、知母是清热药里面富含雌激素效应的药，患者频繁手淫，我想应该是雄激素分泌过盛，需要利用黄柏、知母的雌激素来抑制一下？"

说得对，老师点点头，接着说："手淫总的病机来讲还是火旺，体内雄激素过高，势必要宣泄出来。手淫时间久了，会导致阴液的流失，慢慢造成阴虚火旺。

中医治疗单纯的手淫，用知柏地黄丸就可以。但这里有个度，知母、黄柏富含植物性雌激素，可以抑制体内过高的雄激素，达到平衡，但是用量过度则会导致性欲减退，甚至没有了性欲。这一点要特别注意。

我早年治疗过一例'阳强'的患者，因患者有阴虚火旺的症状表现，于是在辨证方里加入黄柏、知母，患者服用一段时间后，反馈阳强的现象没有了，但同时性欲也降低了。

这引起了我的思考，随后通过查找资料，看了很多药理学研究资料，终于发现问题出在黄柏、知母这两味药上面；正好这位患者有类似问题，给你提个醒，以后在临床治疗这类病的时候，必须掌握好这个度，中病即止，不可使用时间过长。"

"老师，我想起来您在治疗女性面部痤疮的时候，也常在辨证方的基础上加上黄柏、知母，是否也是利用了这两味药的这一特性？"我又问。

"没错，大部分女性的痤疮伴有红肿热痛，我临床治疗的思路，第一阶段是清热解毒，用龙胆泻肝汤合五味消毒饮加减来清泻体内热毒。除此之外，女性频发痤疮，也与其体内雄激素过高有关，加上黄柏、知母，一方面清热，另一方面抑制其体内的雄激素。人们不了解这两味药的特性，难免会有疑虑，中药里的清热药很多，为何一定要选择加上这两味药？但如果知道我的用意，就不难理解了。

你们在学药的时候，一定要把每一味药吃透，对于同一类药，不仅要了解其共性，还要重点了解其独特的个性，这就是我常说的专药，类似于西医学的'靶向药'，有的放矢，疗效才有保证。"

正说着话，刚才那位患者又敲门进来，问道："医生，我想问一下，服药期间，有没有需要注意的事项？"

老师说："除了坚持服药，每天要多做运动，如走路、打羽毛球等，运动和服药一样重要。"

患者又问："好的，我再问一下，每天走多少步呢？打羽毛球多长时间？"

老师说："走路走到累为止，羽毛球每天打 2 小时。"

患者又说："我没这么多时间啊！我还要上班。"

老师说："你都三年没上班了，这时候又急着上班？先把身体养好再说，我的建议就是每天多运动，脑子里少想事儿，病就好了。"

患者说："好吧，那我先试试，谢谢医生。"

患者出门后，老师说："抑郁症患者，最好的治疗方法除了服药，就是让他多干体力活、多运动，把他的思想集中到一件事上，这样他就不会多想了。能吃能睡，病自然慢慢就好。对于手淫患者也是一样的道理，白天干活、运动，身体累了，也就没心思手淫了。"

老师临床治疗抑郁症患者，一般都要求其多运动、多出汗，再配合服用汤药，症状改善得更快。如果只服用汤药，起效就比较慢。

附子敛汗的应用及认识

9 月的西安，虽已是初秋，但还是很热，路上的行人差不多都穿着短袖，我们在诊室也都穿着短袖白大褂，但这位患者进来时穿着长袖 T 恤，外面还套了个马甲。

患者坐下后，不停地拿卫生纸擦头面上的汗，我不禁好奇地问："阿姨，您很热吗？"

患者答："我不热，别看我穿得比你们都厚，我就是爱出汗，一走路就出汗，出完汗又全身发冷，尤其是胳膊和后背，冷得受不了。医生，请您快给我把脉，我这病拖了好几年了，开始不严重，随着年龄增加，这两年越来越严重了，朋友推荐我来找您。"

吕某，女，60 岁，陕西西安人，2018 年 9 月 11 日初诊。

刻诊：汗出不止，上半身怕风、怕冷 1 年多，脉象浮滑，舌淡苔白。

患者就诊时室内温度 26℃左右，患者面上却一直汗涔涔，并自述后颈部及背部总感觉凉飕飕，即使夏天也是如此，触诊两手臂冰凉湿润。

处方：桂枝加附子汤加减。桂枝 30g，白芍 25g，生姜 60g，大枣 12 枚，生甘草 30g，制附子 10g，鹿衔草 30g，羌活 6g，甜叶菊 2g。5 剂，水煎服，每日 3 次。

方解：患者怕风怕冷、汗多，为表虚不固，以桂枝汤解表散寒、调和营卫；加羌活增强祛风的力量；加鹿衔草温补肺肾，因肺主皮毛，通过温补肺肾增强敛汗的效果；因患者诉其服中药较为困难，加甜叶菊 2g 以改善口味。

此外，患者特别强调颈背部怕风、拘急不舒，加之脉浮有汗，以我的看法，桂枝加葛根汤岂不是更对症？老师在这里不用葛根而用附子，用意何在呢？

趁着患者不多，我说出了自己的疑问。

老师没有正面回答，而是问，附子在方中起什么作用？

温阳散寒、敛汗，我答。

老师又问："那你想过没有，附子如何通过温阳而实现敛汗的目的？"我一时语塞，还真没思考到这个深度。

看我不语，老师接着说："这个问题曾经困扰了我很长时间，查了很多资料也没有弄得很清楚，最近我才想明白了，和你们分享一下。"

中医学认为，附子味辛，性大热，有毒，有温里散寒、助阳行水、补火、止痛等功效。而现代药理研究发现，附子对垂体 - 肾上腺皮质系统有兴奋作用。

《伤寒论》第 20 条：太阳病，发汗，遂漏不止，其人恶风，小便难，四肢微急，难以屈伸者，桂枝加附子汤主之。这则条文其实讲的是大汗亡阳。亡阳即人体机能的衰败。由于大汗，热能散尽，导致机体功能丧失，即亡阳。汗出过多，损伤阳气，使得阳气固摄阴液的功能减弱，导致漏汗不止。阴液的流失又导致小便难及四肢的屈伸不利。

通俗来讲，就是汗腺开阖的功能丧失，所以漏汗不止。要恢复这项功能，首先就要增加热量，保持人体温度。人是恒温动物，长期在低温下原有功能会丧失。古人发现了附子这味药可以温阳固表。由此能看到附子的主要功能是增加热量，恢复人体的功能，也就是我们中医常说的温阳固表。心脏功能衰竭，用附子也一样能恢复，四逆汤如是。由此联想，人体功能的衰弱，都可以用附子去解决。

刚才这位患者漏汗日久，阳气已经大伤，病机属阳虚，也就是功能的衰败；而桂枝加葛根汤治疗的是阳气不能上达，不存在功能的衰败，对于这位患者，必须用附子的温阳作用，尽快增加热量，恢复机体开合的功能，才能尽快治愈疾病。

老师接着说：在临床中不能一见颈部拘急就只想到葛根，也不能机械地套用条文，四肢微急，难以屈伸者可用，颈肩腰腿病也可用。把条文理解透，把方中每味药的作用研究到极致，才能左右逢源，取得好的治疗效果。明白了附子的作用机制，那我们是不是可以进一步思考，干姜治疗寒湿泄泻的作用机制？很多问题上升到一定的高度，道理都是相通的。

真是"听君一席话，胜读十年书"，对于自己思考多日得到的成果，老师从不保留，愿意拿出来与同道、学生交流。我们可以从中受益，少走弯路，提高自己认识问题、思考问题的水平。

9月20号二诊：患者一进门就高兴地说：医生，谢谢您！服了这5剂药，现在出汗少多了，怕冷也有改善；说实话，那天我看你就开这么点药，价格又便宜，心里半信半疑，都不想拿药了。最后想想药费这么便宜，就试试吧，没想到这几剂药疗效这么好！今天来是想让您再把把脉，开上几剂药巩固一下。

老师在原方基础上略作调整，因患者怕冷症状仍突出，就将附子和生姜的用量都提高至30g，再进5剂。

2个月后，此患者带着朋友前来看病，并给我们反馈，服完第二次开的5剂药基本不再出汗，怕冷也有很大改善，这次是推荐朋友来看病的。

按：老师临床很少用附子，一则考虑到附子质量良莠不齐，二则人与人之间体质差异很大，有些人可能用5g就会中毒，而有些人用30g以上也安然无恙。

为安全起见，老师一般采取两种方法，对于病证较轻者，用中成药附子理中丸代替附子，就能起到一定的作用；对于病证重者，采取试药的方法，即先予3~5g，观察患者的身体反应，如无异常，再慢慢加量，这不失为一种稳妥的方法。

麻黄可治内科杂病

上个月的某一天,初中同学来电说自己患了扁平疣,不想去医院做激光手术,一是贵,二是怕痛,问我能否中医治疗?

我想起曾经在一本验方集中看到过,单用薏苡仁一味煮水常饮,可治疗扁平疣。前段时间在一个中医交流群里,也有同行分享过薏苡仁煮水治疗扁平疣的经过,记得他当时说这个偏方有效的,就是比较慢,他差不多喝了 3 个月,前 2 个月没有任何改变,突然有一天扁平疣就全部脱落了,很神奇。

为了见效快一些,我开了麻杏苡甘汤,加大薏苡仁用量。这是我读老中医的医案时看到的,用麻杏薏甘汤治疗扁平疣,疗效确切,故拿来一试。

方子发过去没多久,同学来电说去药店抓药,不给抓麻黄,问可不可以去掉,或用其他药代替?

我答麻黄是主药,不能去掉,也没法替代,让他和药店的人好好商量,实在不行,我给他寄过去一点。

同学后来找了熟人,在中医院按方抓了药,服用 1 个多月,扁平疣就慢慢好了。

麻黄看似是一味很平常的药,中医主要用其发汗解表,宣肺平喘,利水消肿,但由于传统观念认为其药性比较"霸道",不少中医师临床都不开麻黄。现代医学研究表明,麻黄有兴奋人体中枢神经的作用,所以大部分药店遇到患者持含有麻黄的处方来抓药,要么说没有,要么让患者登记身份证方可购买。中医生为避免麻烦,也不愿开这味药。

跟诊王幸福老师的 1 年多时间里,发现老师临床很喜欢用麻黄,但并不是用其发汗平喘、利水消肿等功用,而是将"弊"转为"利",利用其兴奋中枢神经的功能治疗一些内科杂病,临床取得了显著疗效,以下分享两则医案。

【医案 1】李某,男,49 岁,因母病逝罹患抑郁症,2018 年 9 月 4 日来诊。

患者是南方人,体型中等略胖,皮肤偏黑,10 年前来西安做建材生意,经过多年打拼,事业小有成就,正值春风得意之时,母亲突发疾病,医治无效过世。

患者与母亲感情很深，思母亲早年吃苦受累将其抚养长大，如今事业有了起色，正想孝顺母亲，无奈遭此厄运，过度伤心，加上工作压力，不知不觉患上了抑郁症。

距离母亲去世已经半年，患者仍未能从悲伤情绪中走出来，整日悲伤恐惧，饮食不思，沉默寡言，万念俱灰。

在家人的劝说下，患者在本地他院治疗2个月，治疗期间主要服用氟哌噻吨美利曲辛片（黛力新）及其他镇静药，病情未减轻，甚至有日趋严重的倾向。患者怕见人，怕交流，食欲差，睡眠差；已无力经营事业。家人焦急万分，四处打听后，经人介绍找到了王老师。

刻诊：悲伤恐惧，喜叹气，耳鸣，便干，脉浮滑尺弱，舌淡苔白。

处方：柴芍龙牡汤合甘麦大枣汤加减。柴胡12g，白芍24g，生龙骨45g，生牡蛎60g，玉竹18g，茯神30g，生甘草12g，磁石30g，麦冬30g，陈皮30g，清半夏30g，穿山甲6g，生姜10片，麻黄12g，大枣6枚，浮小麦30g，五味子30g，生晒参（细）12g。

开完方后，老师特别嘱咐患者服药期间，要加强体育锻炼，并尽量多参加社交活动，以提高疗效。

1周后二诊，患者反馈各种症状均有改善，最近愿意出门和朋友聊聊天，食欲也好转，要求继续治疗，争取痊愈。但服药后大便次数很多，询问方子里是否有泻药。

老师问："一天泻几次？"患者答："3～4次。"

老师说："这是正常的，不用担心，这次把方子作简单调整，坚持服药，病就会痊愈。"

患者离开后，我仔细看了看方子，方中没有一味泻下药，那究竟是哪味药起作用了呢？

老师看我似有疑惑，便问："麻黄的作用是什么？你说说看。"

我答："解表散寒，宣肺平喘，利水消肿。"

"这是教科书上的解释，学中医的都知道。"老师继续说："除了这些，麻黄还有很强的止痛作用及通便作用，上次的方子里有麻黄，所以患者便次增多。"

说到这里，老师停了下来，问："患者本身有便秘症状，通便的中药很多，为何此处选用麻黄，谁能说说？"

看我们面面相觑，老师接着说："麻黄有兴奋作用，临床对于高血压、烦躁失眠患者应避免使用，这些你们都知道。此处我是反其道而行之，正好利用了麻黄有兴奋中枢神经的这一作用。

这是位抑郁症患者，不愿意出门走动，难免气机郁滞，导致大便困难。麻黄有兴奋作用，既可兴奋神经，又可兴奋肠道，用在这里一举两得。虽然只用了 6g，却发挥了很好的效果。这次复诊患者的各项症状已经有了改善，所以把麻黄的量减少为 3g 即可。"

老师还说："另外，麻黄不仅对大便不畅的抑郁症患者有奇效；对于癌症晚期及术后肠麻痹引起的便秘，疗效也很好，我已在临床中验证多例，均收到满意的疗效。"

巧合的是，老师刚说完，就来了位胃癌患者。

【医案 2】患者从黑龙江省远道而来，之前看过老师的书，并且对照自己的症状，照猫画虎地从书上抄了个方子，自己抓药服用，没想到竟然改善了不少症状，自此对老师信任有加。这次专程赶来找老师面诊。

曹某，男，68 岁，黑龙江哈尔滨人，2018 年 9 月 4 日初诊。

患者自诉年前胃癌手术后便秘严重，便干难解，出门都得带着通便药，十分不便，希望能尽快解决这个问题。

刻诊：胃怕凉，大便不畅，两胁胀痛，略困乏，脾气大，易烦躁，失眠，脉象浮大，舌淡苔白。

这里列出的症状只是一小部分，患者实际陈述的症状非常多，我正在思考这么多症状该从哪里下手治疗，老师已经在开方了。病证复杂，老师处方却很简单，主方是丹栀逍遥散，略加些健脾益气及通利之药。

处方：牡丹皮 10g，栀子 10g，白芍 30g，柴胡 15g，生白术 60g，生甘草 10g，太子参 30g，枳壳 30g，厚朴 15g，鸡矢藤 30g，大枣 10 枚，生姜 6 片，生薏苡仁 30g，茯神 15g，炒莱菔子 20g，当归 60g，缬草 15g，牵牛子 10g。15 剂，水煎服。每日 3 次。

患者出门后，王朝问："老师，刚才您不是说，麻黄用于治疗癌症术后肠麻痹引起的便秘疗效很好吗？这个患者正好对症，为什么您没用麻黄？"

老师说："问诊时要仔细，尽量不遗漏任何一个信息。这个患者除了便秘，还有烦躁失眠等症；麻黄有兴奋作用，会加重烦躁、失眠症状，故此处不可用。"

临床治病，除了掌握专方专药的用法，要有全局观，要灵活，任何事情不是一成不变的，中医之所以难学，就难在灵活性。但如果知识掌握得很全面，临床自然具备灵活处理的能力。

9 月 18 日二诊：患者网上反馈 15 剂药服完，胃怕凉、失眠烦躁、胁肋胀痛等症明显改善，便秘改善，不用通便药即可排便，但还是偏干燥。老师嘱其将原方中的生白术加至 90g，当归加至 120g 即可。

大便干燥临床分虚证和实证，实证的干燥主要由于热灼津液，导致肠道水分减少，大便干燥难解，多数伴有发热症状，患者一般舌苔厚腻，脉象滑数，临床常用大承气汤泻热通便。

虚证的便干通常由于气虚、血虚所致，此患者处于癌症术后，且脉浮大，舌淡苔白，是为虚证，二诊加大生白术、当归用量，解决便干难解的问题。

用大量生白术治疗偏气虚的便秘，大量当归治疗偏血虚的便秘，是王老师临床治疗虚性便秘的法宝，经大量临床实践检验，安全有效，疗效确切。

按：由于现在感冒发热的患者第一时间都去医院治疗，纯中医诊所遇到的这类患者不多，没有机会用麻黄治疗外感病。老师临床使用麻黄频率很高，但多用于杂病的治疗，除了上述用于治疗抑郁症、便秘，还常用于乳腺增生、结节，子宫肌瘤，多囊卵巢及身体其他部位的肿物包块等，主要取麻黄可散结的作用。如治疗阴疽的著名方剂阳和汤里的麻黄，作用并不在于发汗解表，而是温阳散结。

本文选取两则具有代表性的医案，通过对比，将麻黄用于杂病治疗的适应证、禁忌证记录下来，以便在临床中对症使用。

跟诊过程中，我发现针对症状复杂繁多的患者，老师用方用药很简单，然而疗效竟令人称奇，这与老师对药物全面深刻的了解，将每味药的功效发挥到极致是分不开的。

以下为王老师的一篇读书札记，一并分享于此。

麻黄的功效大家都知道，解表发汗，平喘利尿，尤其是发汗的作用，更是耳熟能详。无汗用麻黄，有汗用桂枝。许多医家都这样说。临床真的是这样吗？我觉得这个说法和认识是不全面的，也是不对的。麻黄的作用应该是解表通络，发汗是要在一定的条件下，或者一定的配伍之下（配桂枝）才能起到作用。换句话说，使用麻黄的指征不是有汗和无汗。无汗能用，有汗也可以用。这不是我的臆想和谬论，可以通过古籍文献记载和现代名家的运用来证明这一点。

《伤寒杂病论》："太阳病，头痛发热，身疼，腰痛，骨节疼痛，恶风，无汗而喘者，麻黄汤主之。麻黄三两，桂枝二两，甘草一两，杏仁七十个。"

《伤寒杂病论》："汗出而喘，无大热者，可与麻黄杏仁甘草石膏汤。麻黄四两，杏仁五十个，甘草二两，石膏半斤。"

《金匮要略》："病者一身尽疼，发热，日晡所剧者，名风湿，此病伤于汗出当风，或久伤取冷所致也，可与麻黄杏仁薏苡甘草汤。麻黄半两，甘草一两，薏苡仁半两，杏仁十个。"

《金匮要略》："风水恶风，一身悉肿，脉浮不渴，续自汗出，无大热，越婢汤主之。麻黄六两，石膏半斤，生姜三两，甘草二两，大枣十五枚。"

麻黄发汗、麻黄根止汗之说，乎尽人皆知，"有汗不可用麻黄"亦成为戒条。而大汗用重剂麻黄取效者亦有之。

江西名老中医姚荷生教授于抗日战争期间曾遇一位 40 余岁患者，男性，常近酒色。炎暑外出经商，中途步行，双足灼热难忍，于清溪中欣然洗濯，顷刻间足痿不能着地，遂抬回家中，延姚诊治。见其榻前堆置毛巾甚多，频频拭汗，尤以下肢为甚，但双足不冷，亦不恶风，口微渴，食、纳、二便及神色、舌苔均无特殊表现，尺沉稍欠流利。姚老根据季节、病史判断其属于《黄带内经》所谓"湿热不攘"则生痿躄者无疑。但据大汗、脉尺沉及患者的生活史，当夹有肾虚。以苓桂术甘汤合二妙散化气行湿兼清热而不碍正虚之法，自以为考虑周全，私心窃慰。

谁知患者连服 6 剂仅汗出稍减，足痿毫无起色。患者焦急难耐，欲请"草药郎中"，但此医常以猛药治疗顽疾，又未敢轻易领教，故而拜托姚老主持判定。姚自忖无能速效，半出虚心，半出好奇，不得不于另室窥之。未几，草医果来，一见未及问病，即指患者足曰："你这是冒暑赶路，骤投冷水得的啊！"姚已叹其诊断之神，及闻其不但确有把握治愈，并刻期 3 天下床行走，更觉得有观其处方之必要。见其药用满纸，几达廿余味，反复玩味，似不出麻黄、杏仁、薏苡仁、甘草大法，另草药外敷未见写处方。

患者见处方后，对麻黄用至二两深有顾虑，草医有所察觉而申言："照本意要用四两，你们害怕，今用二两绝不可少。"为此，患者坚称如姚老不做主，绝不进服。姚老根据现场见闻，再三考虑，该草医既然认识本病的发病原因，用药又无原则性错误，况大汗用麻黄，《备急千金要方》早有先例，但恐万一大汗亡阳，嘱其预备人参末，以防不测。患者闻之，认为有备无患，立即进药，与此同时也敷了草药。服药后大汗顿减，下床行走，一如预言。

姚老叹服之余，只有暂时归功于无法探询之外敷草药。谁知不久，气候更加炎热，居室主人之姨妹，素业冒暑营生，突遇暴雨，双足痿废，其子背负登门求诊于姚老，亦见其汗出淋漓仓促之间，乃授前例而用之麻杏苡甘汤合三妙散（麻黄连根节用量仅 24g）1 剂，翌晨患者即能步行复诊，取效之速，超出前例。细思本例与前例比较，起病为短，但并未使用外敷草药，可见原以为归功于外敷草药，其实未必尽然。现在虽时隔 40 余年，姚老对此仍念念不忘。

考古代名医善用麻黄者，首推张仲景。从其配伍的麻黄方剂来看，无汗用麻黄的方剂固为多数，但有汗用麻黄的方剂亦有成例，如麻杏石甘汤证之"汗出而喘"，越婢汤证之"续自汗出"等，不过两方有汗用麻黄皆以石膏配伍，而且石膏的剂量超过麻黄剂量的 1/3 或 1/2。石膏为里药，麻黄为表药，里药重于表药，自然就影响了麻黄解表发汗的作用。

而草医所开的处方并无石膏，麻黄剂量又远远超过了历代文献。如此大剂量的麻黄不仅未发汗，反倒起到了止汗的作用，这对麻黄的用量和功用，确实是一个新的发现。说明麻黄既能发汗又能止汗，具有双向的作用。汗出有虚实之分、闭脱之异，凡表虚自汗、阳虚自汗、阴虚盗汗及一切脱证的自汗，麻黄当在禁例。

上述两个病例，凡遇暴热暴冷使人体经络、腠理骤然闭阻，以致邪正相搏过甚，内闭已极致汗出淋漓，这种汗势出之较猛，通过大剂麻黄使经络腠理之阻得以疏通，从而汗出自止。或许有人问，闭证多无汗，何以反汗出？我认为，闭证有轻重缓急之分，如属骤用剧烈刺激者多为重闭证，物极必反，内闭过甚，正邪相搏，故反汗出。因此，辨证必须明病机，才能达到审证求因，审因论治的目的。（龚子夫《长江医话》）

以上论述证明麻黄不应该受有汗无汗的限制。汗出与否不是麻黄运用的禁忌证。麻黄汤、麻杏石甘汤、麻杏苡甘汤等方剂的运用，反而证明麻黄走表解表，是一个良好的改善皮肤肌肉微循环的药。

从此可以引申到我们解决皮肤病的时候，可以把它作为一个基础药物，还可以组成一个基础方就是麻黄杏仁甘草，治疗时再根据需要添加其他药。遇寒可以加热药，如桂枝、防风、细辛；遇热可以加凉药，如生石膏、黄芩、黄连、苦参；遇到血热，可以加紫草、茜草、生地黄等；遇到血虚，可以加当归、川芎、赤芍、白鲜皮等，以此类推。

这是我最近读书时所想到的，大家以后可以按照这个思路去实践一下看看效果。

大量白芍止崩漏

临床遇到血崩患者的机会很少（这类患者一般都直接送往医院），但漏下的患者很多，主要表现为月经期延长，点滴漏下不止，排卵期出血。此类患者大都为虚证，长期漏下不止，气血不断流失，导致身体愈发虚弱，故止漏最为紧要。

此患者是一名高校在读研究生，容貌秀丽，身材纤瘦，气质文雅；但细看面色萎黄，神情疲惫，眉宇间似有忧愁之色。自诉主要烦恼为月经不调，已有十多年病史。起因是多年前曾因妇科炎症到某医疗机构治疗，医生采取腹部注射药物的方法，虽治好了妇科炎症，却出现脐周冷硬，经期延长，排卵期出血（呈咖啡色）等症状。患者几年来数次求医不效，情绪也逐渐焦虑起来，已严重影响到学习和工作。此次经朋友推荐来就诊。

孔某，女，32岁，2020年4月23日初诊。

刻诊：脐周冷硬，月经不调（持续9～10天），伴有咖色分泌物，疲乏无力，右脉弦细，左沉细，舌淡红，苔净。

中医辨证：肝郁脾弱，气血两虚。

处方：逍遥散合当归补血汤加减。生黄芪30g，当归15g，菟丝子20g，杜仲15g，制附子6g，茯苓15g，麸炒白术15g，生甘草15g，白芍15g，柴胡6g，薄荷3g，鸡血藤15g，干姜15g，党参30g，青皮10g。7剂，水煎服，每日3次。

4月28日二诊：患者反馈服药后乏力有所改善，因尚未到月经期，不确定效果。服药后有点上火；抚其脉象，比初诊时略微有力一些。原方加牡丹皮12g，栀子15g清热凉血。7剂，水煎服，每日3次。

5月19日三诊：患者反馈5月12日月经如期而至，持续到就诊当日是第7天，咖色分泌物比以前少了，但尚未完全停止，上次药服完后因为没有时间未复诊，有几天没有服药。

老师认为，患者主要还是身体虚，需要慢慢补，但现在当务之急是止漏。漏不止，导致气血不断地流失，身体会越来越差。

处方：定经汤加减。菟丝子30g，白芍30g，断血流30g，当归15g，熟地黄40g，仙鹤草30g，荆芥穗10g，柴胡6g，茯苓10g，怀山药30g，南沙参60g，砂仁10g，丹参30g。7剂，水煎服，每日3次。

方解：老师临床治疗肾虚导致的崩漏，常用定经汤加减，加止血专药断血流；加仙鹤草补气止漏。南沙参又称泡沙参，价格较党参便宜，因其中空，故可大量使用，补气而不壅滞。丹参不仅可以化残血，亦可补血。此外，丹参含有植物性雌激素，能促进子宫内膜生长脱落，使月经周期缩短，解决排卵期出血的问题。方中加砂仁 10g，因全方皆为静药，适当加上一味动药，使整方更活泛。

5 月 21 日四诊：患者反馈 5 月 19 日开的药服了 2 天，咖啡色黏液增多，夹杂着小的黑色血块；不服药时，差不多 9 天就结束了，服药之后，月经量反复增多，心中恐慌，特来看诊，想尽快止血。

老师："这是正常的，不要紧张。以前是因为气血虚，推动无力，体内的瘀血无法排出来；又因气虚不能固摄，所以会点滴不尽。服药后，补了气血，增强了推动力，才能把体内的瘀血排干净。瘀血不去，新血不生，必须把瘀血排出去，月经才能正常。这次再稍微调整一下方子就行了。"

原方不变，白芍加至 80g。患者两天前开的药还有 4 剂未服，每剂药再加 50g 白芍即可。

5 月 26 日五诊：患者反馈服完第 2 剂药时，血即止住，服药期间血色不像以前那么深，接近正常；脐周冷硬缓解明显，服药期间没有腹泻，也无任何不适，感觉这次的疗效特别好。

因患者体太虚，止漏之后，就要加强补气血作用，故此次转方八珍汤。

处方：当归 10g，熟地黄 30g，川芎 10g，白芍 15g，党参 30g，茯苓 10g，麸炒白术 10g，生甘草 10g，生姜 6 片，大枣 6 枚，砂仁 10g，生黄芪 30g，怀山药 15g，菟丝子 15g。7 剂，水煎服，每日 3 次。

按：此案患者因气血虚，导致月经淋漓不尽，患者十分着急，故首要任务为止漏。前三诊遵循调肝、健脾、补肾的治疗原则，兼化瘀止漏，症状有所改善，但漏下一症未能彻底解决。患者心急，想尽快止漏，故四诊直接将白芍加至 80g，2 剂血止。

此案起决定性作用的正是白芍，用大剂量白芍止血，是王老师多年临床经验，王老师言："白芍止血需要用量大，疗效显著，我曾经给一些同行、学生讲过，他们临床试验疗效确切。以前我常用断血流，用到 30g 一般就能止住，但是这名患者，三诊时用了断血流，还是没止住；直到四诊白芍用到 80g 才止住。"

白芍这味药的关键作用在于养血活血，止血而不留瘀；同时还有缓急止痉、止痛的作用。患者服后不但没有不适，因瘀而致的腹痛也能得到缓解，可谓一举两得。

生姜除口臭

诊病间隙，老师说他前几天吃肉喝酒有些频繁，感觉口气有点重，口腔里黏腻不爽；昨天吃了一天的泡仔姜，今天口中不黏，口气也没那么重了。

听到这儿，我很好奇，忙请教老师："您怎么想到吃泡仔姜治口气呢？"

老师说这几天重读《伤寒论》，读到生姜泻心汤、旋覆代赭汤这两条受到的启发很大。

《伤寒论》第 157 条原文：伤寒，汗出，解之后，胃中不和，心下痞硬，干噫食臭，胁下有水气，腹中雷鸣，下利者，生姜泻心汤主之。

生姜四两，甘草（炙）三两，人参、黄芩各三两，半夏（洗）半升，黄连、干姜各一两，大枣（擘）十二枚。上八味，以水一斗，煮取六升。去渣，再煎，取三升，温服一升，每日三服。

注意，原文有四个字"干噫食臭"，是指口中有异味，且时不时往上泛。

大家都知道，生姜泻心汤针对的病机是中焦湿热，湿热熏蒸于上，故口腔有异味上泛；湿热下注，再加上脾虚，故下利不止。这也就是我们常说的上热下寒。

我们看《伤寒论》中大部分有生姜的方子里，用量都是三两，而这个方里生姜用到四两，是该方中用量最大的。生姜是止呕的，本条症状描述里没有呕吐，所以我认为此处生姜的作用主要是针对"干噫食臭"。如果这个说服力还不够，我们可以参考旋覆代赭汤条文，对比学习。

《伤寒论》第 161 条原文：伤寒，发汗，若吐，若下，解后心下痞硬，噫气不除者，旋覆代赭汤主之。

旋覆花三两，人参二两，生姜五两，代赭一两，甘草（炙）三两，半夏（洗）半升，大枣（擘）十二枚。上七味，以水一斗，煮取六升，去滓，再煎取三升，温服一升，每日三服。

这一条里"噫气不除者"五个字，和生姜泻心汤条文中"干噫食臭"意思相近。查阅《古汉语词典》，"噫"字是多音字，在这里应该读"ài"，此处的意思是饱食或积食后，胃里的气体从口中出来并发出声音，我理解是一种不好闻的气味，也就是我们俗话说的"馊味儿"。

旋覆代赭汤里生姜用到五两，也是全方最大量，应该说在《伤寒论》的方子里用量也是比较大的。这一条和生姜泻心汤对比学习，即可以说明生姜除了有止呕作用，还有消除口中异味的作用？

老师接着说：联想到《伤寒论》这两条，我就想尝试。单吃生姜太辣不好吃，正好家里有泡的仔姜，我就拿来连续吃了几顿，果然感觉口腔里清爽不黏腻；今天早上就基本没有异味了。

我们今后临床遇到口臭的患者，在专方甘露饮的基础上，可以加上生姜，而且要重用，三五片没有效果，用到 20～30g 疗效必定会更好。

老师接着说：学医重在思考，如果只知道死记硬背，就把知识学死了，条文背得再熟，不经过思考、总结，拿到临床还是不会用。

我常跟你们说，学一味药，一定要把这味药吃透，不仅要掌握与同类药的相同之处，还要重点掌握其独特的作用，这样才能把这味药用好。

听完老师的讲述，我重新参看了《神农本草经》生姜的注解。《神农本草经》谓："干姜，味辛温，主胸满咳逆上气，温中止血，出汗，逐风，湿痹，肠澼，下利。生者尤良，久服去臭气，通神明。

文中"生者尤良，久服去臭气，通神明"，说明生姜确有除臭、消除口腔异味的作用，只是人们往往只注重其"止呕"之用，而忽略了"除臭气"这个作用。

第4章 儿科常见病

本章主要收录王幸福老师临床治疗小儿常见病的医案。儿童常见疾病主要有两大类，一为呼吸道，二为消化道。看似没有成人病复杂，但儿科自古属"哑科"，儿童因表述不清，不能详尽地阐述病情。治疗难度较大，这就要考验医生的诊断水平。本章通过详细分析医案，使读者能够基本掌握儿童常见病的治法。

3岁女童尿频、遗尿

袁某，女，3岁6个月，陕西西安人，2019年2月21日初诊。

老师原则上不接诊5岁以下儿童，因为这位患者一家子都是老师的患者，患儿祖母就诊时顺便把她带过来，请老师诊察。

祖母说，孩子今年都3岁半了，还是经常尿床，把一家人能愁死。隔三岔五把被子尿湿，到医院检查几次，也检查不出问题；医院开的药，服了后效果也不明显。想看看中医有没有办法解决，就算治不好，能减轻症状，我们也满足了。

老师问："白天尿频吗？"

家属："白天还正常，一到晚上就尿频。没睡着的时候，不停地上厕所小便，睡着了就尿床。另外，大便比较干燥，爱上火。"

刻诊：夜尿频多，遗尿，体胖，便干，舌淡红苔白。

诊断：肾虚不固，水火不济。

治法：益肾固摄。

处方：小儿遗尿经验方加减。益智仁 30g，金樱子 10g，川草薢 20g，桑螵蛸 20g，生麻黄 6g，桑椹 15g，生杜仲 10g，生甘草 10g，甜叶菊 1g。5 剂，水煎服，每日 3 次。

方解：处方以王幸福老师临床常用的小儿遗尿经验方加减，方以益肾固摄药为主，集中火力补肾固涩、收摄。患儿没有脾虚的症状，去掉山药、党参等健脾益气的一组药。生麻黄有固尿缩小便的作用，此外还有通便的功用，针对患儿尿频便干，一举两得；内有郁热，加生甘草清热兼调和诸药。

特别需要注意的是，方中益智仁用量较大，这是老师在临床实践中总结出来的经验用量。另外，针对儿童患者服药困难，特加入甜叶菊 1g 改善口味。

2 月 26 日二诊：家属反馈患者服药后尿频、尿床现象明显减少，大便干略有好转。但服药后出现口干、口唇干的现象，望诊发现孩子口唇较红。

原方加麦冬、玉竹各 10g 养阴生津；加当归 10g 润肠通便；加韭菜子 10g 加强益肾固摄之力。5 剂，水煎服，每日 3 次。

3 月 28 日三诊：家属反馈患者尿床基本痊愈，自 2 月底服完 5 剂药后，近 1 个月未再复发。

此次来诊，是因患儿饮食不当导致上火。前几天患儿趁大人不注意，一个人偷偷吃了 500g 桂圆，随后几天就出现了口唇干燥、裂口、渗血，一吃东西就痛得直哭，想再请老师开点中药治疗，此为后话。

按：临床治疗小儿遗尿，多数中医都知道益肾固摄，也都会开桑螵蛸、益智仁、金樱子等益肾、缩尿、止遗之药物，但多数不效，以致普通老百姓都认为小儿遗尿属难治之证。究其原因，应该是用量的问题。

本案中，最关键的是益智仁的用量。在常用的固涩止遗方中，益智仁用量一般都是 3～9g，相比此案中 3 岁小儿 30g 的用量，实在是微不足道，其结果也只能是收效甚微。

老师临床多次验证，益智仁用于固尿缩小便，每剂药至少要用到 30g 方能取效，低于此量则无济于事。同样，使用益智仁治疗肾虚流涎，用量也须在 30g 以上方显其效。

"中医不传之秘在于量"，在临床中，我们常遇到辨证准确、方药对症，但疗效却不显著的病案，很大一部分原因是其中某味药用量不足。

儿童腺样体肥大

宋某，女，6岁，陕西西安人，2021年4月15日初诊。

其母代述，孩子从小易发扁桃体发炎，大人忙着上班，为了好得快，一般都是服抗生素或输液，好得快也复发快，慢慢地孩子脾胃也不好了，吃得少，容易积食，精神状态不好，性格比较内向，不喜交流。

最近几年发现孩子睡觉打鼾严重，张口喘气，有时候会呼吸急迫，睡觉喜欢蹬被子。医院诊断为腺样体肥大，建议手术治疗，家人考虑孩子年幼，不想手术，因孩子母亲是中医爱好者，故想尝试用中医方法治疗，如不能解决问题再考虑手术。

刻诊：体瘦，脸色蜡黄，安静不语；腺样体肥大，睡觉打鼾，张口喘气，纳差，食量小，口气重；便干，舌淡，苔白厚、有杨梅点，下眼睑发黑。

处方：五苓散合消瘰丸、阳和汤。猪苓15g，泽泻10g，茯苓15g，肉桂3g，生白术45g，生麻黄3g，白芥子6g，生甘草6g，炮姜3g，酒大黄3g，生地黄10g，生牡蛎15g，玄参30g，浙贝母15g，砂仁6g，石菖蒲6g，佩兰叶6g，刘寄奴3g，鹿角霜15g。7剂，水煎服，每日3次。

4月22日二诊：家属反馈患者服药1周，睡觉打鼾症状减轻，大便改善；服药前便干，2日1次，排便困难；服药后每日1次，比较顺畅。面色较服药前明亮一些。舌苔仍厚腻有瘀点，提示体内有湿热。

原方加黄连、竹茹清热化湿。10剂，水煎服，每日3次。

5月11日三诊：家属反馈症状进一步改善，睡觉呼吸急促改善，口气重好转，食量增加，舌苔较二诊时薄。家属说孩子随着身体逐渐好转，性格也慢慢开朗了，因还没有彻底痊愈，想服药巩固，但孩子继续服汤药有些困难，询问能否做成丸药服用。

考虑患儿湿气仍较重，服用散剂比丸药疗效更好。停服汤药，改服散剂。

处方：五苓散合消瘰丸加减。猪苓 30g，泽泻 30g，肉桂 6g，生白术 25g，苍术 25g，生麻黄 5g，浙贝母 30g，穿山甲 20g，茯神 45g，川贝母 10g。2 剂，共研细末，每日 2 次，每次 6g，温水冲服。

按：腺样体肥大，从中医学角度考虑，属水湿为患。腺样体肥大导致气管被挤压，出现睡觉打鼾，呼吸急迫，严重者甚至会出现呼吸暂停的症状。

此案从水湿瘀结考虑，以五苓散温阳利湿，阳和汤温阳散结，消瘰丸化痰散结，三方共同作用于腺样体肥大，患儿服药 17 剂，即有明显改善。

患儿便难，加酒大黄通便；口臭为中焦湿热，"热则臭"，加石菖蒲、佩兰芳香化湿；纳差加刘寄奴健脾消食；并加鹿角霜增强散结之力。

10 岁男童食后即便

李某，男，10 岁，陕西西安人，2021 年 1 月 28 日初诊。

患儿随其母来诊，身高约 130cm，体型略瘦。其母称孩子平时比较挑食，喜欢吃的饭菜就吃得很多，吃完就上厕所排便，有时候进餐中途就要上厕所，家人只是觉得不正常。另外，孩子每天放学回家，都是一副疲惫的样子，一写作业就犯困；经常感觉嗓子里有东西，到医院检查过几次，一切正常。经朋友推荐，前来寻求中医治疗。

刻诊：体瘦，挑食，食后即便；双关浮滑，舌尖红苔白略厚。

诊断：脾虚湿盛，胃强脾弱。

处方：甘草泻心汤加减。干姜 10g，生甘草 15g，黄芩 6g，黄连 6g，大枣 3 枚，清半夏 6g，太子参 15g，仙鹤草 30g，制南星 15g，鸡矢藤 30g，七里香 6g，焦栀子 3g。

2 月 4 日二诊：家属反馈患者食后即便的症状得到很大改善，不像以前吃饭过程中都要上厕所，现在上厕所次数明显减少。此外，精神状态也好了一些，对疗效很满意，想继续服药巩固。

原方加肉豆蔻 6g 健脾固肠止泻。

按：此患者为中医所讲的胃强脾弱，即胃的受纳功能很强，能食；但脾的运化能力差，不能将胃所受纳的食物转化为水谷精微，输送至身体各个脏器，故体型羸弱。

"胃强"之病机在于胃火盛，消谷善饥；脾弱之病机在于脾气虚，气虚不能运化水湿，致水湿壅盛，导致泄泻。治则清胃火，健脾祛湿。患者舌尖红，苔略厚，提示湿郁化热，以甘草泻心汤清热利湿健脾。重用仙鹤草益气固摄；鸡矢藤、七里香为王老师临床常用专药，健脾消积疗效出众；舌尖红，加栀子 3g 清心火。

此外，患者还有咽喉不利，频频清嗓的症状，对此症状，临床多数中医大夫一般都诊为"梅核气"，用半夏厚朴汤治疗，但往往无法取得预期疗效。王老师认为，"梅核气"不只是痰郁气滞的问题，还与自主神经紊乱有关，因为大部分患者并非痰多，往往只是习惯性地清嗓子。

制南星、清半夏这一组对药，既可以理气化痰，又可以调节自主神经紊乱，用于此处，比起其他单纯的化痰药更为恰当。甘草泻心汤原方中有半夏，此处加制南星 15g。

3 岁儿童走路易摔跤

赵某，男，3 岁，陕西西安人，2021 年 10 月 19 日初诊。

这个小患者和其他孩子相比，最大的特点是安静。老师给其母把脉的时候，孩子就一个人坐在凳子上，静静地注视着我们。

诊室经常有患者带孩子来，这个年龄段的孩子看什么都很好奇，大人看病的时候，他们不是爬上爬下，就是摸东摸西，要不就是哭闹喊叫，很少有停下来的时候。但这个孩子却是出乎意料地安静。仔细观察，孩子面白欠红润，头发细软偏黄，略干枯。牙齿小，齿缝较宽。

母亲看完病，把孩子抱过来，让老师把脉。老师把脉的时候，孩子母亲说：孩子主要是走路容易摔跤，而且不像别的同龄孩子那样活泼，总是表现得很疲乏，玩一会儿就要坐下来休息。到医院检查过，医生说是缺钙，开了钙片让服用；孩子服了几个月钙片了，效果不明显，经朋友介绍，来看中医。

老师把完脉，看了舌象（舌淡红苔薄)，对家长说："孩子太小，服汤药不方便，我给你开两种中成药，服中成药就行了。"

家长说："汤药应该见效快吧，没关系，这孩子从小身体弱，服过不少汤药，他能服汤药。"

老师解释说："这个病不像感冒咳嗽，服几剂汤药就能好，孩子先天肾气不足，体质弱，需要慢慢调理。长期服汤药不现实，坚持服几个月中成药，慢慢就好了。另外，你到回民街买牛骨髓油茶给孩子喝，每天至少喝 1 次。"

老师随即开了六味地黄丸和十全大补丸两种中成药，嘱咐家长按说明给孩子服用。

10 月 26 日二诊：其母反馈孩子服用 1 个星期的药丸，精神好了一些，摔跤次数减少，感觉有效果，来征询大夫意见，"这 2 种药是否可以一直服用？牛骨髓油茶孩子很喜欢喝，每天早上喝一碗，下午还要喝，一天可以喝 2 次吗。"

老师答："丸药继续服用，牛骨髓油茶继续喝，只要孩子爱喝，每天喝 2～3 次都行。"

按：六味地黄丸在老百姓中的知名度很高，但是大部分人都认为六味地黄丸是成年人服用来补肾的，不少人腰痛，到药店买药，店员往往都会推荐六味地黄丸，但大多数人并未取得预期的效果。

六味地黄丸出自儿科专著《小儿药证直诀》，故原方的用法及用量等均为小儿制定（成人使用要调整用量）。其作者钱乙为宋代著名儿科专家，此方专为小儿生长迟缓、发育不良所设。

中医主要从补养肝肾、气血双补两方面来治疗小儿发育不良。此患儿表现为走路易摔跤，易疲乏，发稀干枯，牙缝宽均提示先天肾气不足，发育不良，故以六味地黄丸合十全大补丸对症治疗，疗效确切。

本案中，有一点很重要，就是老师让家长给孩子常喝牛骨髓油茶。牛骨髓油茶是西安回民喜服的一种食品，是用牛骨髓、牛油、面粉以及核桃、芝麻等坚果炒制而成。炒好的油茶类似豆奶粉，味道清淡而醇香，服用时舀 1～2 勺，开水冲服即可，很多孩子都喜欢喝。其中，牛骨髓可以补髓，核桃、芝麻等坚果可以补肾，长期坚持喝，对于先天发育不良的儿童很有裨益。

儿童多动症 3 则

【医案 1】闫某，男，11 岁，陕西西安人，2018 年 9 月 5 日初诊。

其母代诉，孩子平时经常不自主摇头，并且一写作业就说自己头晕。开始家人不以为然，以为孩子偷懒不想学习，经常斥责孩子。后逐渐发现孩子摇头频率越来越高。家人无奈，只能采取强制措施，一看见其摇头，就立刻制止，结果不但没有减轻，反而越来越严重，去医院检查无果。因孩子母亲经常来看中医，想尝试治疗。

刻诊：不自主摇头，头晕，体胖不喜活动，喜食辛辣厚味，性格暴躁，脉象浮滑，舌尖红苔白略腻。

处方：四逆散合温胆汤加减。北柴胡 10g，枳壳 10g，白芍 12g，生甘草 10g，川芎 10g，陈皮 12g，茯神 10g，淡竹茹 10g，鸡矢藤 12g，石菖蒲 6g，白矾 6g，生姜 6 片，代赭石 10g，大枣 3 枚，郁金 6g，粉葛根 12g，胆南星 10g。7 剂，水煎服，每日 3 次。

患儿分别于 10 月 4 日和 10 月 18 日复诊，诉症状逐渐减轻。王老师在原方基础上略为加减，患儿共计服药 20 余剂，病告痊愈。

【医案 2】万某，男，8 岁，陕西西安人，2018 年 12 月 25 日初诊。

患儿随其父来诊，目前孩子主要是不自觉的摇头，面部抽动，另外，孩子最近对任何吃的、玩的都提不起兴趣，没有任何东西能让他兴奋起来。饭吃得很少，2～3 天 1 次大便；经常情绪烦躁，爱发火。家长心急，带孩子到处求医，检查一切正常，也没给开药。家长担心孩子有心理问题，经朋友介绍，前来找王老师看诊。

老师笑着说："不用担心，孩子没大问题，比这严重的我也见了不少。这个症从中医角度来讲就是肝气郁结、痰火扰心。肝气郁结化热导致心神不安，故而不自觉地摇头。痰火扰心导致孩子易烦躁、易上火，吃几剂药调一调就好了。"

刻诊：体型偏瘦，不自主摇头，面部抽动，颈项酸困，大便干，纳差，脉浮滑，舌尖红、有瘀点，苔略厚。

处方：四逆散合温胆汤加减。柴胡 6g，白芍 10g，麸炒枳壳 6g，生甘草 6g，陈皮 10g，清半夏 6g，茯苓 10g，天竺黄 6g，生姜 6 片，大枣 3 枚，钩藤 10g，天麻 10g，全蝎 3g，蜈蚣 1 条，炒僵蚕 3g，炒山楂 10g，炒神曲 10g，炒麦芽 10g，酒大黄 3g，葛根 15g。

上方共计服用 20 剂，诸症消失，病告痊愈。

方解：患儿脉浮滑、舌尖红有瘀点，苔略厚，提示病机为痰湿导致气郁化热，进而引起肝风内动，故摇头、抽动频发。

方以四逆散透解郁热，疏肝理气；温胆汤清热化痰；脾虚纳差，以焦三仙健脾消积；天麻、钩藤平肝息风；全蝎、蜈蚣、炒僵蚕加强息风止痉之力；便干稍加酒大黄 3g；颈部难受加葛根。

【医案 3】路某，男，7 岁半，陕西西安人，2021 年 8 月 24 日初诊。

患儿随其母前来看诊，其母诉称，患儿于 2021 年 7 月 21 日做了腺样体和扁桃体切除手术，3 周后出现频繁眨眼睛、多动、注意力不集中等症状。

其母在朋友圈发文求助，一位同事推荐找王老师诊治。这位同事的孩子即为医案 2 中的小患者，服中药 20 剂后痊愈，自 2018 年至今未复发。

刻诊：频繁眨眼，多动，挑食，二便正常，舌淡红，苔厚舌尖有瘀点。

处方 1：黄连温胆汤合止痉散加减。黄连 3g，制南星 10g，陈皮 10g，清半夏 10g，茯苓 15g，生甘草 10g，竹茹 15g，蜈蚣 1 条，全蝎 6g，枳壳 10g。5 剂，水煎服，每日 2 次。

处方2：三甲散。醋龟甲15g，炙鳖甲15g，穿山甲15g。3味药研细末，温水冲服。每日2次，每次3g。

3日后，患者微信给王老师反馈，孩子服药两天后眨眼不再频繁，现已服3剂，剩下2剂继续服，还是先停下？

老师回复：继续服完，巩固治疗。

9月5日二诊：家属反馈频繁眨眼基本痊愈，多动症还存在，希望继续服药巩固治疗。

原方加醋龟甲6g滋阴息风。7剂，水煎服。

按：儿童多动、抽动的病证，西医学称为小儿抽动秽语综合征，治疗通常会给予镇静药物，无法解决根本问题，停药后容易复发。

从中医学来讲，其总的病机为"因痰作祟"，进而产生痰火扰心、痰阻经络、痰迷心窍等。

痰火扰心导致易怒、性格暴躁等症状出现；痰阻经络表现为频繁摇头、眨眼、面部抽动、挤眉弄眼，痰迷心窍表现为多动、四肢抽搐不得安静。

治法首当清热祛痰，故以上三则医案主方皆为温胆汤（或黄连温胆汤）加减；用药方面根据患儿具体表现略有不同。

案1、案2的患儿病证表现大致相同，故都以四逆散合温胆汤为主方。不同之处在于案1中患儿体型较胖，苔白腻、不喜活动，反映出身体痰湿较重，故在主方基础上加胆南星、白矾、石菖蒲，以增强化痰开窍的力量；另一位患儿有头晕证，加代赭石平肝降逆；患儿脾虚湿盛，加鸡矢藤健脾除湿；此患儿主要症状是摇头，没有抽动症的表现，故不用全蝎、蜈蚣、白僵蚕等止痉药。

案1、案3中均用到制南星，天南星与半夏是一组药对，属同一科属，临床发现，二药合用可显著增强化痰及镇静作用。

案2和案3中，加入了名方止痉散，止痉散由全蝎、蜈蚣2味药组成，主要作用为祛风镇痉，案2中的患儿症状有面部抽动，案3中的患儿有频繁眨眼的症状，主要原因为痰阻经络，导致局部肌肉痉挛，加入止痉散可缓解痉挛，改善症状。

　　另，案 3 中加用了三甲散冲服，三甲散原方为龟甲、鳖甲、生牡蛎，此处用穿山甲代替生牡蛎，原因在于穿山甲本身除了散结以外，还能开胃，效果会更好一些。龟甲、鳖甲性质相同，但此处并不主要用于散结，据现代药理分析其中含有钙质，钙质可以有效制止人体颤动。

　　三甲散主治小儿疳积症，小儿疳积症主要病机为脾虚运化无能导致积滞。临床观察患有小儿抽动秽语综合征的孩子，无一例外或厌食，或挑食，或纳差，或消化不良，从中医理论分析，为"土虚木摇"。脾虚导致肝风内动，进而引发摇头、眨眼、抽动等，故在治疗中，必须着重补土，健脾开胃，此为治本之要。此处用三甲散，一方面可以健脾消积开胃，另一方面起到镇静的作用，一举两得。

儿童鼻窦炎

　　张某，女，8 岁，父母系外地人，来西安打工，2019 年 2 月 14 日初诊。

　　患儿随父母前来就诊，其母诉孩子出生时，他们夫妻俩在西安打工，没办法带孩子，只好把孩子送到山东老家，让奶奶带，从小孩子就很少和父母在一起，直到前年上小学才接来西安。

　　在一起朝夕相处的这两年，家长逐渐发现孩子身体素质很差，经常生病，尤其是耳鼻喉方面的疾病很多，主要表现在扁桃体肥大、鼻窦炎、中耳炎常年不愈。前几天去某医院看病，医生建议将扁桃体切除，家长不情愿，想看看中医有没有办法不用切除扁桃体。

　　老师诊完舌脉，说："这孩子主要是脾胃虚，运化能力差，导致痰湿重，痰湿排不出去，都拥到五官上来了，所以耳朵、鼻子、喉咙都不通畅;要健脾利湿，把痰湿祛除掉就好了。"

　　家长说："这几年我们也看过不少中医，都说是脾虚，服了不少中药，但为什么没有效果呢？"

　　老师回答："不能只健脾，还要祛痰湿。很多病都是这样，刚开始是虚证，时间长了转为虚实夹杂，要标本同治才能见效。"

家长补充说道："前几天去医院，医生给孩子开了红霉素内服和洗鼻子的药，还有碳酸氢钠注射液，用注射器往耳朵里注射。治疗快1周，还是没效果，我们实在没办法。"

老师解释道："不管是中耳炎还是鼻窦炎，西医治疗都是以消炎为主。中医学认为，这些病症都是经络不通，因为脾虚容易产生湿，湿就会堵塞经络，孩子这是五官窦道都被堵住了。扁桃体肿大对呼吸道造成了挤压，晚上睡觉就容易打鼾，呼吸困难，只消炎不祛痰湿，是不够的。"

家长："您这么说，我就明白了。"

刻诊：扁桃体肥大，睡觉呼吸不畅，打鼾，睡眠差，疲乏，鼻窦炎，中耳炎，舌淡，苔白腻、有杨梅点。

处方：麻黄附子细辛汤合八味除烦汤加减。麻黄6g，制附子5g，细辛2g，清半夏10g，厚朴10g，生姜10片，茯苓15g，紫苏梗6g，栀子6g，连翘10g，黄芩6g，辛夷3g，苍耳子5g，鸡矢藤30g，重楼10g。7剂，水煎服，每日3次。

方解："肺开窍于鼻"，鼻子的问题始终都与肺关系密切，无论是风寒袭肺，还是风热犯肺，治法都必须宣肺祛风，温通阳气，故老师以麻黄附子细辛汤宣肺散寒。从舌象看，苔白腻有杨梅点，说明体内有湿热，以八味除烦汤利湿除热；加鼻炎专药辛夷、苍耳子；患者脾虚、眠差，加鸡矢藤健脾安神；加重楼清热利咽喉。

2月19日二诊：家属反馈患者扁桃体肥大症状减轻，打鼾、睡眠差、鼻窦炎、中耳炎症状好转，舌苔变化不大，仍厚腻有杨梅点，原方加苍术、石菖蒲芳香化湿。

家长对初诊疗效很满意，对治疗充满信心，问老师还需要服药多长时间。

老师："我计划分2个阶段治疗，第1阶段先解决鼻窦炎、中耳炎的问题；等鼻子和耳朵治好了，再进行第2阶段的治疗，主要针对扁桃体肥大，这个需要的时间比较长，怕孩子不能长期坚持喝汤药，到时候配点胶囊服用，但全部消下去可能性不大，毕竟孩子年龄已较大，病程也长，但是至少能消一半。"

家长答:"消一半已经很满足了,最起码不用割掉了,衷心感谢医生,让孩子免除了更大的痛苦。您不知道,晚上孩子睡觉呼吸不畅,我这当妈的一晚上都睡不踏实,担心得很。"

3 月 7 日三诊:因孩子上学,没来面诊,家长反馈,各种症状改善明显,并诉患儿有尿床的情况,针对尿床,原方加益智仁 30g。

此患儿连续服药 2 个多月,至 2019 年 4 月中旬,中耳炎、鼻窦炎基本痊愈;尿频改善。家长请求继续治疗扁桃体肥大,开穿山甲、重楼、鹿角霜各 100g 研粉服用。

第5章 妇科常见病

本章主要收录王幸福老师临床治疗妇科病的医案；妇科疾病自古分为胎、产、经、带四大类，现代医学的进步，使得胎、产两项基本都由西医院包揽，所以中医治疗的重点和优势就在于经、带，以及各种囊肿包块。妇科病的发生与性格、情绪关系密切。本章所选病案基本囊括女性各种临床常见病，相比较西医来说，中医在调理妇科病方面拥有更多优势。

宫颈 HPV 阳性

闫某，女，46 岁，江苏人，2020 年 6 月 13 日初诊。

患者自诉 2019 年底，因白带量多不正常，去医院检查，诊断为 HPV 阳性，在北京某大医院治疗数月，情况未见好转。后经朋友介绍，找到王幸福老师诊治。

患者称此前已看过好几名中医大夫，服用近半年中药效果不明显。如此次治疗还是不行，就准备放弃中医治疗，选择手术治疗。

刻诊：疲乏无力，腰骶部酸痛、僵硬，弯腰、挺腰都疼痛；小腹两侧牵引、拉扯疼痛；白带量多，色黄绿，浓稠腥臭。

中医诊断：带下病，湿热下注。

处方：龙胆泻肝汤加减。龙胆草 10g，车前子 20g，川木通 10g，黄芩 15g，栀子 10g，当归 12g，生地黄 15g，泽泻 30g，柴胡 10g，生甘草 30g，墓头回

30g，马鞭草 30g，马齿苋 30g，败酱草 30g，生薏苡仁 60g，蜂房 10g，杜仲 30g，续断 30g，川牛膝 30g。10 剂，水煎服，每日 3 次。

患者服药 6 天后反馈，白带略减少，呈米泔状，感觉白带黏附于宫颈口不容易排出，其余症状未见改善。上次开的药余 4 剂未服，因老师下周要去黄山讲课，不能看诊，想提前请老师看看，需不需要调方。

老师回复：原方不变，每剂药加无名异 30g 即可。

此后患者几个月无音讯。一直到 2020 年 10 月 13 日，患者在网上再一次联系到王老师。

患者不好意思地说："上次服完 10 剂药，觉得药实在太难以下咽，未再继续服药。现在因为腰骶酸痛和小腹两侧疼痛比以前更严重，所以想请老师帮忙再诊断、开方。"

老师回：如能坚持服药，可以开方。这个病比较难治，要做好心理准备，半途而废，很难取效。

患者连连保证这次一定听大夫的话，坚持服药，并发了舌苔照供老师参考。

刻诊：腰骶酸痛、小腹两侧疼痛严重，白带多，比上次又增加了输卵管炎、盆腔炎等症，舌胖大苔白腻，两侧有齿痕。HPV 阳性未改变。目前想先解决盆腔炎的问题。

处方：当归芍药散加减。当归 15g，白芍 30g，赤芍 30g，茯苓 30g，泽泻 30g，桂枝 15g，仙鹤草 30g，生甘草 30g，无名异 30g，马鞭草 30g，马齿苋 30g，败酱草 30g，生薏苡仁 60g，蜂房 6g，杜仲 30g，续断 30g，川牛膝 30g，虎杖 30g，大血藤 30g。10 剂，水煎服，每日 3 次。

患者于 2020 年 11 月 19 日大清早给老师发来短信：上午好王医生，告诉您一个好消息，昨天去北京检测，病毒已转阴，结果正常。感谢您！检查单发您看一下！

从患者发来的检测报告看，高危亚型 17 种已全部转为阴性；低危亚型 10 种也全部转阴，临床痊愈。

按：宫颈 HPV 病毒感染临床很难治，且癌变的可能性很大；西医主要采取激光或手术治疗，只能治标，后期容易复发；中医治疗需要辨证，找准病机，对症下药，可标本同治，治好后不易复发。

患者初诊时湿热较重，以龙胆泻肝汤为主，清热利湿。服药后白带减少，说明药已对症，但患者嫌药难喝，不能持续服药，导致病情加重。

相隔 3 个月，患者因病情加重，在原有症状基础上又增加了盆腔炎、输卵管炎等症，故再次求诊。此次，患者希望先治好盆腔炎。王老师据证用药，以当归芍药散为主，针对盆腔炎治疗；加无名异、马鞭草、马齿苋、败酱草、生薏苡仁等清热利湿之专药，主要针对 HPV 病毒感染。

患者腰骶酸痛，加杜仲、续断、牛膝、虎杖等利湿强腰；小腹拉扯痛，加专药大血藤；又加蜂房消炎、解毒，故收效佳。

此处特别强调：处方中的无名异、墓头回 2 味药很重要，为治疗生殖系统病毒的专药，不可不用。民间用墓头回来治疗子宫癌及子宫颈癌，有特殊疗效。此药为败酱科植物糙叶败酱的根，味苦酸涩，不少患者服药困难，故二诊将此药去掉了，如用上此药，疗效会更好。

无名异为矿物类药，此处取其能消痈疽肿毒之效，为王老师临床常用专药，不可或缺；针对这两味药，王老师临床用量一般为 30g。

患者服药期间态度摇摆不定，时而信心满满，时而绝望想放弃。所幸最终能坚持服药，才取得理想的治疗效果。

多年不孕

苗某，女，34 岁，陕西西安人，2020 年 11 月 9 日初诊。

患者主诉不孕，自 6 年前结婚至今未孕。患者身材较高，目测约 170cm，体型丰满，自述能吃能喝，睡眠也好，除月经不调之外，无其他不适；去医院检查过多次，身体没有任何问题，但就是无法怀孕。眼看 30 多岁了，心里着急，这几年四处求医，中药也吃了不少，均未能如愿。

刻诊：不孕，月经周期长，2 个月 1 次，月经量少，色深，有血块；尺脉弱，舌淡，苔白水滑。

辨证：水瘀互结，脾肾两虚。

处方：当归芍药散合抵当汤加减。当归 12g，赤芍 15g，川芎 12g，茯神 15g，麸炒白术 15g，泽泻 15g，桃仁 10g，生大黄 3g，生水蛭 10g，虻虫 10g，丹参 15g，菟丝子 15g，女贞子 10g，墨旱莲 12g，杜仲 15g，续断 15g，怀牛膝 10g，益母草 30g，泽兰 12g。5 剂，水煎服，每日 3 次。

5 剂药后，患者来电反馈，服药后没有什么感觉，询问是否需要调方。

老师答：原方继续服用，至下一个月经周期。

12 月 17 日二诊：患者反馈服药 1 个多月，共计服 40 剂药，3 天前月经至，月经量比以往多一些，月经期间未服药，今日特来复诊。

原方加生麻黄 3g，15 剂，每日 1 剂，水煎服。

1 月 19 日患者来电告知，前几天去医院检查，确定已怀孕，非常感谢老师，喜悦之情溢于言表。

按：患者结婚多年不孕，到医院检查并无输卵管堵塞、卵巢囊肿等实质性病变，男方检查也一切正常；看似无证可辨，这种情况下，王幸福老师的诊治思路是，先不考虑不孕的治疗，将重点放在调月经方面，待月经正常，再据证用方。

患者身高体胖，结合舌脉，断定其属实证的成分居多。临床女性月经不调属实证者，不出痰、瘀、湿等因素，故以当归芍药散利湿养血，以抵当汤活血化瘀；加益母草、泽兰这一组调经药对，加强调经、活血、祛瘀。

患者尺脉弱，为肾虚之象，以菟丝子、墨旱莲、女贞子、杜仲、续断、怀牛膝等加强补肾之力。然补肾的药很多，为何单单选取这几味药？

从西医角度来讲，此处的肾虚是雌激素不足。现代药理研究证明，菟丝子、墨旱莲、女贞子、杜仲、续断等补肾药均富含雌激素，可补充患者缺乏的雌激素，促进怀孕。

二诊加了麻黄 3g，看似微不足道，此处却起到关键作用，即散结作用，这也是老师临床运用麻黄的独特经验。凡身体各种结节均可加少量麻黄，取阳和汤之意，临床可增强散结之效。此处须注意，高血压、失眠患者慎用麻黄。

本案启示，针对不孕症的治疗，既要据证用药，同时要考虑病证产生的本质。"肾主生殖"，不孕患者多有肾虚的因素，疏肝、养血祛瘀的同时，补肾不可忽视。

月经淋漓不尽

周某，女，27岁，陕西西安人，2020年11月3日初诊。

患者自诉10月23日来月经后，一直淋漓不尽，现已行经10天了，还是每天出血。因持续出血，身体感觉特别累，每天任何事都不想做，没有食欲，另有腰酸背痛，月经期间痛经，泄泻。

刻诊：人瘦面黄，眼睑发白，月经不调（淋漓不尽延续10天），疲乏，贫血，眠差，纳差，脉沉弱无力，舌尖红，苔白。

处方：老年血崩汤加减。生黄芪60g，当归30g，桑叶30g，熟地黄30g，三七粉（药汁冲服）10g，仙鹤草30g，生龙骨30g，生牡蛎30g，断血流30g，补骨脂30g，骨碎补15g，清半夏10g，制南星20g，续断15g，焦杜仲15g。7剂，水煎服，每日3次。

11月12日二诊：患者反馈服药第2天出血即止，服药期间食欲较前好转，有饥饿感，睡眠有改善，因自感体虚，想继续调理身体。

处方：十全大补汤加减。生黄芪45g，肉桂10g，菟丝子15g，补骨脂15g，熟地黄30g，羊红膻30g，当归12g，杜仲15g，川芎10g，白芍15g，党参30g，茯苓15g，麸炒白术15g，炙甘草15g，陈皮10g。

12月1日三诊：患者反馈11月来月经时一切正常，近期食欲、睡眠都比以前有很大改善；此次想治疗附件囊肿，因身体虚，顺便调理身体。

刻诊：左侧附件囊肿，痛经，舌尖红苔白，脉沉弱无力。

处方：当归芍药散合定经汤加减。当归15g，白芍60g，麸炒白术30g，茯苓30g，川芎10g，熟地黄45g，菟丝子30g，怀山药39g，荆芥穗3g，柴胡6g，玄参 15g，浙贝母 15g，生牡蛎 30g，肉豆蔻 10g，淫羊藿 30g，补骨脂 15g，肉桂 10g，生黄芪 45g，干姜 10g，鸡血藤 30g，泽泻 30g。

按：临床遇月经不调、崩漏，西医诊断为功能性子宫出血，凡属虚证的，王老师习用验方老年血崩汤加减，疗效确切。一般 3 剂药之内即可止血，血止后根据当时症状，再进行辨证处方。

此患者平素就体弱，加之十几天出血淋漓不尽，导致气血俱虚，故二诊及时转方，以十全大补汤大补气血，调理体质。患者次月来月经时一切正常，未再出现崩漏。

多囊卵巢综合征

【医案 1】今天老师特约出诊，一大早来到诊室，已经有几名患者在等候。

看见老师来了，第一位女患者连忙走了进来，对老师说："王医生，我是朋友推荐来找您看病的。"

老师看看她，说："你是来看多囊卵巢综合征的吧？"

患者惊讶地说："还没脉诊，您怎么知道我是多囊？"

老师笑笑说："此种病证的患者大部分一眼就能看出来，你属于特征尤其明显的，除了体胖之外，口唇四周汗毛、四肢汗毛都比一般人重，具备这种特征的女性，十有八九是多囊卵巢综合征。"

患者说："您说得没错，我今年 28 岁，结婚快 5 年了，一直没有怀孕，到医院检查是多囊卵巢综合征，医生说我不排卵，开了促排卵的西药治疗很长时间没效果；恰好我一个亲戚也是这个病，在您这里治疗过，现在已经怀孕了。我知道后马不停蹄地就赶来了。过去这几年到处寻医，心理压力和经济压力都很大，希望您能把我的病治好，圆我做母亲的梦想。"

患者说着哽咽起来，可想而知，这个病给患者心理上带来的压力有多大。

老师说："我也不敢说百分百能治好，确实治好了一些患者。你要有信心，要有心理准备，这个病治疗的周期比较长。"

患者说："只要能治好病，吃药一年半载我都能坚持。"

潘某，女，28 岁，陕西西安人，2019 年 6 月 4 日初诊。

刻诊：多囊卵巢综合征，体胖，毛发重，月经不调，经量少，脉沉滑，舌胖大有齿痕。

辨证：脾虚湿盛，痰浊瘀阻。

处方：当归芍药散加减。当归 15g，白芍 30g，麸炒白术 30g，茯苓 45g，泽泻 30g，川芎 10g，丹参 30g，菟丝子 30g，怀牛膝 10g，海藻 30g，生甘草 6g，穿山甲 6g，急性子 3g，清半夏 15g，白蒺藜 15g，合欢皮 10g，重楼 10g，炒僵蚕 10g，地龙 10g，苍术 15g，生麻黄 6g。15 剂，水煎服。

患者离开后，我赶紧请教老师："老师，据我所知，多囊卵巢综合征在临床比较难治，我身边的朋友也有患这个病的，大部分表现为月经不规律、月经量少、甚至闭经。到医院治疗常注射黄体酮，不少人反馈，注射黄体酮，月经就能来，停止注射就不来，且始终无法怀孕，找中医治疗，喝了很长时间中药，也没有治好。我看最近您治疗了好几例这类患者，能给我讲讲您的心得体会吗？"

老师爽快地答应了，说："这个病确实很棘手。目前来说，西医也无有效的办法。我这么多年接触了不少这类患者，也不是都能治好，我统计了一下，治愈率大概在 70%。

我的看法是，所谓的'多囊'其实就是一包水，你注意观察这类患者，一般体型都比较胖，属于中医所说的痰湿体质、水湿体质，而且一般都有月经不调、月经量少等症状。基于这些因素，我临床以当归芍药散作为主方，活血利水，再根据患者的其他症状表现随症加减，如肝郁化火的，合丹栀逍遥散疏肝解郁；痰湿重的，合二陈汤等。另外，针对病机，加破囊专药如穿山甲、急性子、海藻等。这类患者大部分表现为雄激素过高，雌激素不足，要加富含雌激素的中药，如丹参、菟丝子等。"

这个治疗周期需要很长时间吗？我又问。

老师说："也不一定。有些患者不能坚持服药，断断续续，治疗的周期就长一些，甚至需要半年以上；但也有患者服药不到 2 个月就怀孕了，人各有别，不能一概而论。"

说着，老师打开手机说："前两天有位患者微信给我留言，姓侯，是位多囊卵巢综合征患者，说在咱们这儿看诊 3 次，效果不错，现在已经怀孕了，你可以把处方调出来看看。"

【医案 2】侯某，女，28 岁，2018 年 9 月 11 日初诊。

刻诊：3 年前开始月经 2 个月 1 次（初潮之后每月 1 次），月经量少，结婚 3 年未能怀孕，医院诊断为多囊卵巢综合征，脉弦细，舌淡红，苔白有杨梅点。

中医诊断：肝郁化火，血虚瘀阻。

处方：丹栀逍遥散加减。

处方 1：月经前及月经期服用。牡丹皮 12g，栀子 12g，柴胡 10g，当归 10g，赤芍 10g，茯苓 15g，生白术 12g，生甘草 10g，薄荷 6g，生姜 6 片，土鳖虫 20g，生水蛭 20g，急性子 6g，丹参 30g，鸡血藤 30g，桃仁 10g，红花 10g，川牛膝 10g，火炭母 3g，香附 12g。7 剂，水煎服，每日 3 次。

处方 2：月经后服用。牡丹皮 6g，栀子 6g，柴胡 6g，当归 15g，赤芍 15g，茯苓 15g，生白术 15g，生甘草 10g，薄荷 3g，生姜 10 片，桂枝 15g，菟丝子 15g，生杜仲 30g，益母草 30g，续断 15g，急性子 3g，熟地黄 30g，泽兰 10g，生黄芩 30g，阿胶 10g，香附 10g，陈皮 10g。7 剂，水煎服，每日 3 次。

方解：由舌淡红、脉弦细可知，患者有肝郁化火之势，以丹栀逍遥散疏肝解郁、调理月经，加香附增强疏肝之力。此外，舌有杨梅点，月经隔月一至，反映患者体内当有湿热瘀阻，以土鳖虫、水蛭、急性子、丹参、桃仁、红花、鸡血藤等破血、活血、养血，使血流通畅；以川牛膝、火炭母清热利湿。

初诊时，老师同时开了两个处方，方 1 交代患者月经前及经期服用，以疏肝、活血、养血、清热为主，意在借排卵期及经期之力，将体内瘀阻顺势排出。

方 2 以疏肝解郁、补肾为主，意在体内瘀阻排出之后，增强补肾填精之力。

10 月 7 日二诊：患者反馈方 1 服用 5 天后，没有打黄体酮，月经自然来潮，量比以往多一些，持续 9 天；月经过后，服用方 2，现 7 剂已服完，特来复诊。

诊得脉象：寸关浮濡，尺不足；舌淡红，苔白、水滑。

处方：二仙汤合当归芍药散加减。淫羊藿 15g，仙茅 10g，巴戟天 10g，黄柏 6g，知母 6g，当归 15g，白芍 15g，川芎 10g，茯神 15g，生白术 30g，泽泻 15g，菟丝子 30g，续断 15g，生杜仲 15g，生黄芩 10g，牡丹皮 10g，香附 10g，怀山药 15g，熟地黄 30g，急性子 20g，生麻黄 3g，丹参 30g。20 剂，水煎服，每日 3 次。

患者于 11 月初的某一天，到医院例行进行卵泡监测，医生告知出现一个大的优势卵泡，可打促排针，并建议近期同房。

患者欣喜之余，微信询问老师，如果在此期间怀孕，对胎儿有无影响，毕竟之前服用过不少中药，心中有疑虑。

老师回复，服中药期间可正常怀孕，且处方中的白术、黄芩、续断、菟丝子等都有保胎作用，对胎儿生长发育无碍。

【医案 3】2019 年 7 月，王老师应邀赴重庆讲课，一位两年前来西安找王老师诊治过的重庆患者，听闻老师来重庆，特意带着自己的孩子赶来看望老师。此患者曾因多囊卵巢综合征，婚后多年不孕，经王老师治疗后顺利怀孕，生下一名可爱的男孩。

老师当时在手机上记录下此医案，现分享如下。

刘某，女，27 岁，2017 年 7 月 9 日诊治，患多囊卵巢综合征不孕。

刻诊：中等个子，微胖，面白皙，月经不调，脉浮滑，舌苔淡白，饮食二便基本正常。

处方：桂枝茯苓丸、当归芍药散、当归补血汤合补肾破囊专药。桂枝 15g，桃仁 15g，茯神 30g，牡丹皮 12g，赤芍 15g，生黄芪 150g，当归 15g，川芎 15g，泽泻 30g，苍术 12g，陈皮 10g，菟丝子 30g，焦杜仲 30g，益母草 30g，鸡血藤 30g，香附 15g，急性子 6g，川牛膝 15g，穿山甲（研末冲服）6g。15 剂，水煎服，每日 3 次。

患者连服 3 个月后，多囊卵巢综合征治愈怀孕，生一子。时隔两年，我这次出差到重庆，夫妇抱一个将满周岁的孩子叫我看，活泼可爱，漂亮喜人。

古道瘦马按：治疗此证要抓住气虚痰瘀、肾虚血滞之病机，用经方传统之药，坚持守方服药，大部分都可治愈。临床上，我用此法治好众多此类患者。

按：跟诊王幸福老师以来，看老师接诊不少多囊卵巢综合征患者，处方大都以当归芍药散加减治疗。如兼有肝郁化火，与丹栀逍遥散合用；如有瘀血，合桂枝茯苓丸；如偏肾虚，合二仙汤；如气血虚表现突出，合当归补血汤。患者如能坚持服药，一般都能取得良好的治疗效果。

孕期患卵巢囊肿

任某，女，33 岁，内蒙古人，2021 年 2 月 28 日初诊。

患者诉 2020 年 12 月怀孕后，到医院做常规检查时，医生告知其右侧卵巢有一个囊肿，尺寸比较大（10cm×6cm×7cm）；后辗转几家医院，有的医生建议手术切除，有的建议继续观察。患者是中医爱好者，平时也自学中医，内心实在不想做手术，又不愿被动等待，故下定决心，采取中医保守治疗。

刻诊：右侧卵巢生一囊肿，正在孕期（怀孕 2 个多月），易饥，尿频；低血压，腰部疲乏无力，右弦滑，左弦细滑，舌淡红，苔薄。

中医辨证：脾肾阳虚，湿阻气机。

处方：五苓散加减。茯苓 30g，菟丝子 30g，金樱子 30g，泽泻 15g，猪苓 15g，肉桂 6g，焦杜仲 30g，怀山药 30g，生白术 50g，续断 15g。15 剂，水煎服，每日 3 次。

3 月 20 日二诊，患者反馈服药后各方面都有改善，血压基本正常了，以前是 100/60mmHg，现在升到 110/70mmHg。最明显的感觉是，以前一抽血就有点晕，前几天检查抽了 2 管血，也没有晕，感觉体质好了很多。易饥、尿频也有很大改善。

3 月 17 日去医院做了超声检查，囊肿明显缩小，减至 8.8cm×8.5cm×4cm，此外，胎儿发育也非常好。

患者非常开心，言语间眼中泛起了泪花，诉来西安求医前曾找过不少中医大夫，大夫一听说在孕期，都婉言谢绝了。实在走投无路，在网上搜寻信息，看到了王幸福老师的公众号文章，遂联系到老师的助理，预约老师看诊。

在和助理沟通的过程中，怕被谢绝，并未说明自己在孕期；直到见到老师后才如实说明情况，希望老师能理解其求医的辛酸。老师笑着说："也不能怪这些医生，孕期的确不宜用药。既然找到我了，我尽力给你治。"

患者很感激，请老师继续开方治疗。

目前主要症状为疲乏，气不足；另服药期间略有上火现象，咽干，矢气臭，大便臭；脉弦滑，舌淡红苔薄有瘀点。

原方略为加减，继服 15 剂。

处方：茯苓 30g，菟丝子 30g，金樱子 30g，泽泻 15g，猪苓 15g，肉桂 6g，焦杜仲 30g，怀山药 30g，生白术 50g，南沙参 30g，生地黄 30g，黄芩 10g。

患者于 2021 年 4 月 14 微信反馈，今天超声检查显示囊肿已经彻底消失，胎儿发育正常。停药以后尿频，尤其遇寒会稍有增加，便秘程度明显增加，太用力排便会阴道见血（不会持续，血量很少）。其他一切都好。

按：中医理论认为，人体内所产生的有形之物，无非就是水、湿、痰、瘀郁结而成。囊肿说白了就是一包水，故治疗原则以利水为主。此外，中医理论认为水血同源，利水的同时，兼顾活血，能加快囊肿的缩小、消除。

王幸福老师临床治疗卵巢囊肿，常用当归芍药散加减。当归芍药散出自《金匮要略》，为理血剂，具有养血调肝、健脾利湿之功效，临床对于卵巢囊肿、子宫腺肌瘤导致的痛经，疗效很好。

考虑此患者正值孕期，为稳妥起见，尽量避免使用理血剂；故此处舍当归芍药散不用，采取变通治法，以五苓散为主方，温阳利水；酌加菟丝子、金樱子等补肾固胎，药食两用之怀山药健脾益气，取得良好的疗效。

复诊时患者舌苔有瘀点，提示体内有瘀热，加生地黄滋肾凉血，黄芩清热，南沙参益气养阴。

因患者的特殊情况，老师在用药方面考虑很周全，选用杜仲、续断、黄芩、白术等。现代药理学研究发现，这些中药内含黄体酮，可为孕期妇女补充雌激素。中医古籍中，这几味药也常用来安胎，用于此处，可谓一药两用，确保患者无虞。

闭经、崩漏交替发作

尚某，女，42 岁，2018 年 11 月 27 日初诊。

患者自诉 3 年前开始月经不调，经常几个月行经 1 次，且经量特别少；每次行经之前伴有腹痛，浑身难受；中医、西医看了很多，药吃了不少，时效时不效，一直拖到现在。每次月经过后身体状况能好几天，但过了这几天就全身不适，头晕、头痛，基本上要延续到下次月经才能好点。希望能吃中药调理一下。

刻诊：人高略胖，面色红；来诊时月经 3 个月未至；舌淡苔白有瘀点。

诊断：肾虚寒瘀证。

治法：温肾散寒，化瘀通经。

处方：少腹逐瘀汤加减。延胡索 15g，小茴香 10g，没药 10g，肉桂 10g，干姜 10g，川芎 15g，白芍 15g，生蒲黄 15g，五灵脂 15g，制附子 5g，当归 15g，益母草 30g，泽兰 15g，怀牛膝 10g。7 剂，水煎服，早晚分服。

12 月 10 日二诊：患者微信反馈服药后次月，月经如期而至，经量多且一直延续了好几天，至目前为止已延续近 10 天还未停止，患者心里恐慌，希望老师能开个方子，先把血止住。因患者家在外地，不方便面诊，网上沟通后王老师处方如下。

处方：生黄芪 60g，当归 30g，生地黄 30g，桑叶 30g，三七粉 6g，仙鹤草 30g，生龙骨、生牡蛎各 30g，断血流 30g。3 剂，水煎服，每日 3 次。

3 日后三诊：患者来电称，3 剂药服完后血量略减少了一点，但还未完全止住，询问老师接下来该怎么服药。老师调整处方如下。

处方：生晒参 20g，生黄芪 60g，当归 30g，生地 30g，桑叶 30g，三七粉 6g，仙鹤草 30g，生龙骨、生牡蛎各 30g，断血流 40g，菟丝子 30g，阿胶（烊化）10g。5 剂，水煎服，每日 3 次。

5 日后四诊：患者反馈血已完全止住，且身体状况良好，没有之前不适感。希望老师再开方巩固治疗，此为后话。

按：闭经一证大体分为虚实两种情况，一为化源不足，二为水道不通。此患者月经将来未来时常伴小腹疼痛，全身不适。不通为痛，结合舌象，辨为血瘀。此外，该患者舌淡苔白，辨为气虚寒证，综合各种症状，诊断为肾虚寒瘀闭经证。治疗首先应当以通为主，以补为辅，解决患者目前急需解决的问题。

一诊服药后，患者月经按期而至，经量剧增，当为积蓄日久所致。治法当遵循塞流、澄源、复旧的治崩大法，急则治标。

二诊、三诊处方为傅青主的老年血崩汤加减，此方为王老师临床治疗崩漏的常用方，对于女性崩漏，即西医所说的功能性子宫出血有非常好的治疗效果，运用时根据患者的实际情况加减，一般遵循青年崩漏多血热，止崩的同时清热凉血；中年崩漏多瘀郁，止崩的同时疏肝通瘀；老年崩漏多虚损，止崩的同时滋补肝肾，方能达到好的效果。

二诊后崩漏未完全止住，考虑患者患病时间较长，瘀久必虚，病情虚实夹杂，酌加补气固摄之药，故加生晒参20g，断血流加至40g，加菟丝子30g，阿胶10g，固摄止血，患者服药5剂后血止。

断血流为老师临床治疗崩漏的专药，运用于出血及崩漏症中，止血迅速，疗效斐然，止血不留瘀，无不良反应，王老师临床用量一般为30～60g。

崩漏属临床难治之证，往往虚实夹杂，容易反复，治疗过程一波三折，王幸福老师在一篇名为"崩漏治法之我见"的文章中详细分析了崩漏的辨证论治，可参考。

乳腺结节、乳房胀痛异常

曹某，女，41岁，山东人，2020年3月9日初诊。

患者自诉患乳腺结节多年，2019年9月曾做乳腺彩超，诊断为双侧乳腺小叶增生、双侧多发性乳腺结节，服西药治疗3个月，疗效不明显，近期病情呈逐渐加重趋势。2020年1月因乳房胀痛严重，心情烦闷、睡眠较差，怀疑是乳腺癌，压力倍增；再次到医院做乳腺超声和 X 线检查，诊断结果为乳腺结节。

患者不想再服西药，经人介绍，联系到王幸福老师以中医治疗。因人在外地，不方便面诊，故以网诊为主。

刻诊：乳腺增生、结节，胸部胀痛因情绪加重，眠差、心烦、乏力，舌淡红，苔薄白。

处方：乳腺增生、乳腺癌验方。党参 30g，制乳香 6g，柴胡 12g，香附 12g，炒僵蚕 10g，蜂房 10g，海藻 12g，浙贝母 12g，玄参 10g，生牡蛎 30g，白芥子 12g，莪术 12g，郁金 12g，陈皮 15g，蒲公英 30g，天葵子 10g，生甘草 15g，生麻黄 3g，蜈蚣（研末冲服）3 条，清水全蝎（研末冲服）6g，桃仁 10g，杏仁 10g。15 剂，水煎服，每日 3 次。

3 月 20 日二诊：患者反馈服完 3 剂药后，乳房已不胀痛；其他症状皆有改善，目前 15 剂药已服完，询问是否调方。

老师回复：效不更方，原方继服。

4 月 29 日三诊：患者微信反馈服药 50 多天了，有奇效。服药 30 多天的时候去医院做了超声检查，报告显示乳腺结节小了很多。

患者同时发来 2 张检查报告单，请老师过目。

2019 年 1 月 15 日报告显示：右侧乳腺内有大结节一个，位于 8 点位，距乳头约 1.5cm 处，大小约 0.9cm×0.5cm；左侧乳腺内有大结节一个，位于 1 点位，距乳头约 3.6cm 处，大小约 0.9cm×0.5cm。

2020 年 4 月 18 日报告显示：右侧乳腺内有结节一个，位于 10 点位，大小约 0.4cm×0.3cm；左侧乳腺内有结节一个，位于 1 点位，大小约 0.6cm×0.4cm。

通过治疗前后检查数据对比，患者服中药约 1 个月，乳腺结节缩小了一半，且胀痛感消失，临床疗效显著。

按：此方为王幸福老师临床治疗乳腺增生、乳腺癌的验方；老师以此为基础方，根据患者的病证表现、严重程度随症加减药味与用量，临床治疗多例乳腺疾病，均取得非常好的疗效。

其中，有乳腺癌患者未进行手术或化疗，坚持服用汤药 1 年，待病证稳定后，长期服用丸药，5 年内身体状况稳定，病情未出现恶化。

全方以益气、疏肝、散结、通络为治疗思路；从病机考虑，乳腺病多为肝郁，故以柴胡、香附、郁金疏肝解郁；党参、陈皮益气健脾理气；炒僵蚕、莪术、乳香、蜂房、白芥子、天葵子疏肝散结；浙贝母、玄参、生牡蛎组合为名方"消瘰丸"，此处增强散结作用。加麻黄 3g，取其散结、散寒、止痛之功用，与白芥子合用，取阳和汤之意。阳和汤亦是中医治疗阴疽之名方。

海藻、甘草在十八反中为一对反药，受十八反影响，故不少中医大夫临床都不敢将二药同用，怕引起不良反应。王老师在临床中发现，治疗乳腺疾病时，加入海藻、甘草二药，不仅没有任何毒副作用，反而会增强疗效，故成为老师临床治疗乳腺病的专药。

其中蜂房一味，在方中尤为重要，中医认为其功效为祛风止痛、杀虫止痒、攻毒消肿；现代药理研究发现，蜂房有雄性激素样作用，而乳腺病的病机为雌激素分泌过多，用于此处颇为恰当。王老师在临床治疗乳腺增生、乳腺癌等病时，将中西药理研究成果融会贯通，在处方中加入蜂房，经临床验证数例，疗效显著增强。

现代女性由于工作、家庭压力大，易焦虑，患乳腺结节的人越来越多；大部分患者平时无明显感觉，遇情绪波动或月经前后则胀痛异常。现代医学认为，乳腺疾病与女性体内的激素分泌失去平衡有关，雌激素分泌过多，乳腺导管上皮细胞就会在雌激素的刺激下由正常发育变到异常增生，甚至有癌变的可能。

西医治疗一般采取内服抗雌激素类药物或微创手术治疗，但不少患者担心西药不良反应大，手术后易复发，从而选择中医治疗。

中医治疗依据症状表现，以肝郁或肾虚论治，不只针对病灶，而是从心理、生理两方面整体调理，患者承受的痛苦小，治愈后复发率低，疗效确切。

患者于 2020 年 8 月 25 日从山东来西安复诊，触摸检查，双乳柔软无结节，患者诉共服药 5 个月，乳腺结节已痊愈。此次专程来西安看望老师，顺便想治疗肺结核、甲状腺结节等其他疾病。

产后乳房胀痛无乳

赵某，女，28 岁。福建人，2018 年 6 月 5 日初诊。

患者于网上问诊诉两天前生了二胎，6 月 5 日开始乳汁不通，经过按摩作用不大，仅有一点点奶水出来。患者担心和几年前初产时一样发高热到 40℃，特向王老师网上求助。

目前还在医院，几年前初产后也是同样的症状，主要是乳汁不通，发热至 40℃，延续好几天才退热的，那次治疗期间由于使用了抗生素，影响给孩子喂奶，故此次想服中药治疗。

刻诊：乳汁不通，按之硬，乳腺增生史，网诊脉不详。

处方：穿山甲（捣碎）10g，王不留行 30g，生黄芪 30g，当归尾 10g，路路通 10g，蒲公英 30g。30 剂，水煎服，每日 3 次。

2018 年 6 月 8 日患者微信反馈，服了 1 剂多药，目前还未发热。但是乳房还是胀痛，有硬块奶水很多，但不通。

昨晚几乎没睡，除了涨奶，大脑还有点兴奋，没法安神，吸奶器也收效甚微。按摩师说患者右边有乳腺增生，请老师再想想办法。

老师回复：继续服药。

6 月 10 日，患者反馈乳汁通畅通，服药再加上孩子用力吸乳汁，已不再胀痛。

按：产后无乳简单来讲，可分为实证和虚证两种。实证以通为主，虚证以补为要。

此案患者是网诊，无法把脉，但是从患者描述症状来看，乳汁不通，按之硬，且属于奶水多的体质，可以推断患者是以实证为主，故治疗上以通为主。

中医谚语有"穿山甲，王不留，妇人服了乳长流"，以穿山甲、王不留行泻热通瘀；考虑患者为产妇，难免有血虚的情况，加归尾活血通瘀。

生黄芪用在此处，有两个作用，一是补气，另一个重要作用是托毒外出，通过补气将热毒托出，避免热毒郁积于内，导致后期发炎、发热。

乳胀有瘀用蒲公英、路路通行气通络。方证对应，故收速效。

子宫多发肌瘤 11 年

包某，女，35 岁，陕西西安人，2020 年 12 月 3 日初诊。

患者自诉 2010 年 3 月单位例行体检，第 1 次发现子宫肌瘤，属于单个直径 8cm 左右，医生无法确定性质，遂进行开腹手术祛除，后经病理分析，诊断为腹细胞平滑肌瘤。

手术半年后，宫颈内又发现直径约 4cm 肌瘤，腹腔镜检查后，医生说位置不太好，遂进行第二次开腹手术。两次手术后开始吃中药调理，但一直无法怀孕，后进行 2 次人工辅助生殖治疗，均以失败告终。

患者自称接受人工辅助生殖治疗后，子宫肌瘤发展得特别快，自 2018 年开始，迅速发展为多个，其中有 1 个肌瘤扭转，导致急发腹痛，不得已进行第三次开腹治疗。

前几天体检，又检查出右侧卵巢囊肿（3cm×7cm），中间有一个直径 7cm 左右的肌瘤，左侧卵巢有一个直径 4cm 囊肿。医院建议手术，患者考虑这些年做了多次手术，并没能解决根本问题，身体也因屡次手术越来越虚弱，故想通过中医中药调理。

刻诊：不孕，子宫多发肌瘤（做过 3 次开腹手术），卵巢囊肿，子宫积液，乳腺增生，甲状腺结节，尿频，腰酸，疲乏，痛经，月经不调（提前 1 周），经前胸痛、息肉、胁痛、烦躁易发脾气；右浮软左沉弱无力，舌淡胖大有齿痕，苔薄。

中医诊断：肾气不足，痰湿瘀阻。

处方：当归芍药散、桂枝茯苓丸合消瘰丸。当归 15g，白芍 60g，麸炒白术 15g，茯苓 30g，川芎 10g，泽泻 15g，桂枝 10g，炒桃仁 10g，牡丹皮 10g，生牡蛎 30g，浙贝母 15g，玄参 15g，肉桂 10g，杜仲 15g，续断 15g，淫羊藿 30g，菟丝子 30g，女贞子 15g，墨旱莲 15g。15 剂，水煎服，每日 3 次。

2020 年 12 月 17 日二诊：患者反馈服药后无变化。加制大黄 6g，生水蛭 9g，虻虫 9g 与原方中桃仁合为抵当汤，增强破血逐瘀之力。15 剂，水煎服，每日 3 次。

2021 年 3 月 2 日三诊：患者反馈自 2020 年 12 月初诊至今，断断续续服药

30 剂。服药后痛经痊愈，月经前胸痛减轻，烦躁易怒改善，心情好转。前几天体检，乳腺增生、甲状腺结节、子宫肌瘤、卵巢囊肿基本无变化，即便如此，对疗效还是比较满意。因为从 2012 年开始服中药调理已将近 10 年，中药基本没断过，唯有这次的 30 剂药疗效显著。

原方加阳和汤补肾温阳，15 剂。

处方：当归 15g，白芍 30g，麸炒白术 30g，茯苓 30g，川芎 10g，泽泻 15g，淫羊藿 30g，菟丝子 10g，女贞子 15g，墨旱莲 15g，桂枝 10g，炒桃仁 10g，生牡蛎 30g，浙贝母 15g，玄参 15g，肉桂 10g，杜仲 15g，续断 15g，生龙骨 10g，制大黄 6g，生水蛭 9g，虻虫 9g，牡丹皮 10g，生麻黄 6g，鹿角霜 30g，白芥子 10g，海藻 15g，生甘草 15g，熟地黄 30g。

2021 年 4 月 15 日四诊：患者反馈单位体检发现卵巢囊肿消失，乳腺增生、子宫肌瘤有不同程度地改善。患者苦于服用中药多年，本想放弃，看到体检结果后，又重新树立了信心，这次想坚持不间断地服药，直至痊愈。

另，上次服药后无任何不适，仅轻微便秘。原方炒白术改为生白术，用量增加至 60g，健脾利湿通便。15 剂，水煎服。

按：首次看到患者的诊断信息，让人感觉无处下手，基本上妇科的囊肿、结节、增生、肌瘤无一幸免，集中在一个人身上，而且数量还在不断增长。以西医学的治疗方法，无非是有一个切一个，再长再切。患者不断接受手术，正气得不到恢复，邪气便会乘虚而入，因而症状越来越多，这也正是中医学所说的"正虚邪实"。此处的邪实即指各种包块、肌瘤、囊肿、结节。

面对这么多症状，王老师在处方时只抓主要矛盾。无论结节、肌瘤还是囊肿，总归不出中医学"水湿痰瘀"范围，由此得出治疗大法，即利湿祛痰、活血化瘀。同时，考虑患者多次手术导致体虚，祛邪的同时要兼顾扶正气，正气足了，方有力量祛邪外出，疾病才有可能向愈。

此患者治疗时间较长，一方面由于病史长，病证繁多；另一方面患者不能持续服药，服药期间态度摇摆不定，时服时断，导致药物不能持续发挥作用，一定程度上也影响了治疗效果。

方中当归芍药散养血活血，健脾利湿；桂枝茯苓丸化瘀祛癥；消瘰丸消各种结节包块。全方既通且补，合力取效。

关于王老师运用当归芍药散治疗多囊卵巢、卵巢囊肿的临床经验，以及消瘰丸的临床应用，本书其他医案中多次解读过，此处不赘述。

乳腺导管扩张乳头瘤

尚某，女，34岁，陕西西安人，2021年3月16日初诊。

患者自诉从半年前开始，月经前乳头溢出液体，到医院检查后，确诊为乳腺导管乳头状瘤。医生告知此病风险性很大，不及时做手术切除病变导管，继续发展下去恐产生癌变。

患者心中恐慌，对于做手术又心存疑虑，后与家人商量，寻求中医治疗。半年间辗转多家中医医院、诊所，服中药、中成药5个多月，病情时轻时重，服药时缓解，一旦停药即恢复原状，患者心理压力很大，几欲放弃中医治疗。后在家人支持下，辗转找到王幸福老师，请求治疗。

刻诊：体瘦面黄，语声低微，患乳腺导管乳头状瘤半年，静脉曲张3年左右，月经量少，便秘（每2天1次），白带多，睡眠差，右脉软左脉细，舌尖红胖大齿痕。

处方：血府逐瘀汤合消瘰丸加减。柴胡6g，枳壳30g，生甘草15g，生牡蛎15g，玄参15g，浙贝母15g，桃仁10g，红花10g，当归15g，生地黄15g，川芎10g，赤芍15g，桔梗3g，怀牛膝10g，茯苓30g，生白术30g，生黄芪100g，蜂房10g。15剂，水煎服，每日3次。

3月30日二诊：患者反馈服药后睡眠改善，白带量减少，便秘有所改善，但仍感无力，月经期未到，不确定乳头溢液有无改善。

效不更方，加威灵仙20g，治疗便秘。15剂，水煎服。

4月13日三诊：患者反馈4月初月经至，月经量比以往稍多，乳头溢液有很大改善，只溢出少许；便秘、静脉曲张改善不明显，且睡眠不好，易醒，1年前开始常有焦虑感，稍微有点压力，即整晚难眠。

原方生白术加至 60g（针对便秘），加浮小麦 30g，大枣 6 枚，与原方中生甘草合为甘麦大枣汤，解决焦虑问题。加五倍子 6g，收湿、敛疮、抗瘤一药三用。患者因路远不便，此次开汤药 30 剂。

5 月 20 日四诊：患者反馈服汤药 2 个月，2 次月经期间均未再溢乳，便秘基本痊愈。患者不想再服汤药，又担心停药后复发，特来请教大夫接下来怎么办。

原方略作加减，制作蜜丸，坚持服用 2 个月巩固。

处方：柴胡 6g，枳壳 30g，生甘草 15g，生黄芪 100g，生牡蛎 15g，玄参 15g，浙贝母 15g，桃仁 10g，红花 10g，当归 30g，生地黄 30g，川芎 10g，赤芍 15g，桔梗 3g，怀牛膝 15g，茯苓 30g，生白术 60g，威灵仙 20g，五倍子 15g，浮小麦 30g，大枣 6 枚，蜂房 10g，茯神 10g，肉桂 10g，杜仲 30g，益智仁 30g，醋龟甲 30g。2 剂，炼蜜为丸，每日 3 次，每次 1 丸（9g）。

按：乳腺导管乳头状瘤无论在西医临床还是中医临床，都属疑难病，此病好发于 30—50 岁的女性，虽为良性，但仍然有 2%～15% 的概率转变为乳腺癌，临床不可忽视。

现代医学研究认为，此病发生的病因主要是雌激素水平的增高，刺激乳管发生扩张，促进上皮细胞增生后所形成的；此病主要症状为乳头血性溢液，西医学目前主要采取手术切除病变导管为主要治疗手段。

中医经络理论认为，乳房归于足厥阴肝经，此病又常于月经前发作，故与肝脏疏泄不利有关，治法宜疏肝活血。

本案以血府逐瘀汤理气疏肝，养血活血，患者体瘦、脉细，提示气血不足，加大剂生黄芪补气，舌胖大齿痕，提示体内水湿较重，加茯苓、白术健脾利湿。蜂房为王老师治疗乳腺病专药，凡乳腺结节、增生、纤维瘤、乳腺癌等，加入蜂房软坚散结，可显著提高疗效。

消瘰丸出自清代医学家程钟龄所著《医学心悟》，组成仅玄参、牡蛎、浙贝母 3 味药，主治痰热郁结之瘰疬。王幸福老师临床不限于此，凡治疗各种包块、结节、肿瘤都可于方中加入此 3 味药，疗效显增。

第6章 专方专病论治

本章主要收录王幸福老师临床治疗的一些专病，将同一类疾病的多则医案集中起来，横向分析比较，通过对比同类疾病的共性及不同患者的个性，总结这一类疾病的治疗思路及处方用药。此外，本章还收录了老师临床使用频率非常高的名方治病医案，如皮肤解毒汤、血府逐瘀汤、柴芍龙牡汤、甘麦大枣汤等，通过医案分析，有助于临床医生更好地掌握常用方的应用技巧。

肺癌四则

【医案1】邹某，男，84岁，陕西西安人，2021年2月25日初诊。

患者家属代诉，1个月前因咳嗽、胸腔积液入院检查，诊断为肺癌晚期，随即接受了放化疗，因身体虚弱，不便前来面诊，故网诊。

刻诊：肺癌，胸腔积液，咳嗽，气不接续，喘甚。

处方：半枝莲30g，益母草30g，葶苈子20g，西洋参15g，泽漆30g，海浮石30g，仙鹤草100g。7剂，水煎服，每日3次。

3月4日二诊：患者由家属陪同前来，反馈服药后咳嗽减轻，气虚较前有改善，能自行走路，说话也比服药前有力气。但仍然喘得比较厉害，且面部浮肿未有明显改善。

刻诊：肺癌（患者不知情），胸腔积液，面色略黑，密布黑色老年斑，面部浮肿，手胀麻，尿频，上楼喘甚，双关浮滑双寸不足，舌淡红苔薄。

处方：生黄芪 90g，红景天 30g，西洋参 20g，苦杏仁 6g，蛤蚧 1 对，陈皮 10g，泽漆 30g，益母草 30g，生薏苡仁 30g，红花 30g，生甘草 10g，乌药 10g，天仙藤 10g，香附 10g，牛蒡子 10g，黄芩 15g。10 剂，水煎服，每日 3 次。

方解：气虚加生黄芪、红景天、西洋参等益气，增强心肺功能，颜面浮肿严重，手胀麻，合天仙藤散行气消肿；益母草、生薏苡仁、红花是王老师临床治疗水肿的一组"角药"，疗效确切。

三诊、四诊诸症改善，原方继服。

4 月 6 日五诊：患者反馈胸腔积液已消，面部浮肿已消，手胀麻改善，尿频改善，目前主要症状是气短喘甚，眼干涩，眼眵。患者精神状态、身体状况良好。

因浮肿已消，原方去天仙藤散，眼干涩、眼眵为肝火旺，增加 1 组清热去火的中药（黄连、黄芩、菊花），加穿山龙 50g 通络平喘。

经过第 1 阶段调理，患者目前身体状况良好，此次可针对疾病本质，酌加 1 味抗癌中药半枝莲 30g 即可。

处方：生黄芪 45g，红景天 30g，西洋参 30g，苦杏仁 6g，蛤蚧 1 对，陈皮 10g，泽漆 30g，益母草 30g，生薏苡仁 30g，生甘草 10g，黄芩 30g，密蒙花 30g，菊花 30g，黄连 10g，半枝莲 30g，茯苓皮 30g，生白术 30g，穿山龙 50g。

此后几诊，患者胸腔积液、咳嗽、浮肿未再复发，主要症状为气虚、肝火旺（患者自称从年轻时就肝火旺），基本保持五诊处方不变，患者各项症状逐步改善中，身体、食欲良好，生活正常。

【医案 2】唐某，女，56 岁，陕西渭南人，2021 年 2 月 25 日初诊。

患者主诉气短无力，腿困，稍走片刻即气不接。年前因频繁咳嗽，自行服用止咳药无效，到医院检查，诊断为肺癌（患者不知情），住院 1 个月，咳嗽略有改善，但气短乏力没有改善。家属感觉患者住院后虽咳嗽改善，但身体状况比患病前差了很多，决定尝试中医治疗，以改善身体状况。

刻诊：肺癌，咳嗽，胸腔积液，糖尿病（注射胰岛素），高血压，左弦软右浮滑，舌淡嫩苔薄。

处方：麦门冬汤加减。清半夏 15g，大枣 3 枚，麦冬 30g，生甘草 15g，红景天 30g，生黄芪 30g，南沙参 50g，绞股蓝 30g，生薏苡仁 30g，红花 30g，泽漆 30g，白花蛇舌草 30g，桔梗 3g，海浮石 20g，天花粉 15g，半枝莲 30g，益母草 30g，香附 12g。15 剂，水煎服，每日 3 次。

3 月 16 日二诊：患者胸腔积液减少，疲乏无力略有改善。

效不更方，又因患者身体稍有好转，可加消瘰丸（生牡蛎 30g，玄参 15g，浙贝母 30g）祛邪。15 剂，水煎服，每日 3 次。

4 月 6 日三诊：胸腔积液减少，身体进一步好转。原方继服 15 剂。

4 月 27 日四诊：患者就诊前一周去医院检查，胸腔积液已基本吸收，目前不咳、无痰，食欲、睡眠，二便正常，唯余乏力腿软尚无大的改善。

考虑其乏力腿软与血糖高有关，原方加苦瓜片 10g，继续服用。15 剂，水煎服，每日 3 次。

2021 年 5 月中旬，此患者姐姐前来就诊，诉其妹妹一直坚持服用汤药，目前身体一切正常。

【医案 3】来某，男，82 岁，陕西西安人，2021 年 4 月 22 日初诊。

患者由家人陪同前来就诊，此患者和案 1 邹姓患者是熟人，其家属看到邹某经中医治疗后，病情有了明显改善，遂带患者前来就诊。

患者身材极度瘦削，面色苍白，双手冰凉，大鱼际处肌肉塌陷，两指捏上去，皮下几乎没有肌肉，属大肉消尽。4 月的西安温度约为 16 度，不少人都穿上了薄衣，而这位患者来时还戴着棉帽，身着厚厚的羽绒服，蜷缩身体，由家属二人搀扶着进来。

患者耳聋，言语含混不清，其子代为陈述。患者素有肺气肿病史多年，去年底到医院治疗肺气肿，检查出肺癌，患者得知患癌后，精神抑郁。

刻诊：肺癌，肺气肿，喘甚，全身乏力，纳差，耳聋，脉弦细，舌暗苔滑。

处方：八珍汤加减。茯苓 30g，莪术 10g，枳壳 15g，陈皮 10g，砂仁 10g，生黄芪 30g，肉桂 10g，当归 15g，熟地黄 30g，川芎 10g，白芍 10g，生姜 10 片，生白术 30g，蛤蚧 1 对，炒山楂 10g，炒神曲 10g，炒麦芽 10g，红参 20g。10 剂，水煎服。

因体质虚弱，服药时采取多次少服的方法，即每日分多次服用，每次服少量即可。饮食上可适当食用一些软烂肉食，每日坚持服山药百合粥。

4 月 29 日二诊，患者反馈服药后食欲稍有改善，有饥饿感，其余症状改善不明显，脉较上次稍有力，舌苔仍水滑，大便无力难解。

原方加五苓散利湿健脾，考虑到红参服久生热，改为生晒参；加肉苁蓉益肾通便。

处方：茯苓 30g，莪术 10g，枳壳 25g，陈皮 10g，砂仁 10g，生黄芪 30g，肉桂 10g，当归 30g，熟地黄 60g，川芎 10g，白芍 10g，生姜 10 片，生白术 30g，蛤蚧 1 对，炒山楂 10g，炒神曲 10g，炒麦芽 10g，茯神 30g，苍术 15g，生晒参 30g，猪苓 30g，泽泻 30g，肉苁蓉 30g。10 剂，水煎服，服法如前。

按：此患者二诊后未再复诊，尚不知后续如何。但从 2 次就诊时的状态看，患者身体极度虚弱，沉默寡言，精神状态不佳，心事重重，可能与其知道自己的真实病情有关。加之耳聋，家属说话时声音比较大，语气急躁，或许对患者也造成一定的心理压力。多种因素并存，导致患者精神抑郁，对治疗效果有很大影响。

【医案 4】 吕某，女，74 岁，四川乐山人，2021 年 2 月 2 日初诊。

因患者在外地，刚做完化疗，身体状况不允许长途跋涉，故网诊。

刻诊：肺癌已转移，肺部疼痛，网诊舌脉不详。

处方：异功散加减。陈皮 10g，茯苓 30g，麸炒白术 30g，生甘草 15g，半枝莲 30g，白花蛇舌草 30g，鸡矢藤 60g，生晒参 20g。10 剂，水煎服，每日 3 次。

5 月 13 日二诊：患者因服药后，身体有改善，此次由老伴和女儿陪同，从四川乐山来西安复诊。反馈服药后感觉很好，各方面都有改善，很感谢老师。患者以前是中学老师，喜欢读书，自从患病后，一边在医院正常放化疗，一边自学中医，开启自我救赎之路。患者已购买王幸福老师全套书，每天认真学习，也慢慢懂一些中药和医理了。

在别处看中医，处方大都是抗癌药的堆积，服用后感觉胃部不适，病情也无改善。上次请王老师网诊，老师开的方虽然药味少，也没有过多针对肺癌的抗癌药，效果反而比以前都好，让她充满了希望，故迫切想来面诊。

老伴在一旁笑着补充："她学习认真得很，看王老师书的时候还做笔记。每次拿到医生开的处方，要对照着书，一味药一味药去研究功效，是个标准的中医粉。"

刻诊：肺癌骨转移，肺部疼痛，左腿肿胀疼痛，胃胀，便溏，鼻干痒痛，右脉浮数软，舌淡苔净。

精神状态尚好，行动自如，不像年近 80 的耄耋老人。

原方略作加减，因肺部、左腿疼痛，鸡矢藤加至 120g，一方面加强止痛，另一方面健脾开胃；胃胀加 15g 砂仁；加冬虫夏草、大枣益气养血，增强免疫力。

处方：陈皮 10g，茯苓 30g，麸炒白术 30g，生甘草 15g，半枝莲 30g，白花蛇舌草 50g，鸡矢藤 120g，生晒参 20g，砂仁 15g，冬虫夏草 1g，大枣 6 枚。20 剂，水煎服，每日 3 次。

5 月 19 日，患者女儿微信反馈：患者服了 4 剂药后，有好的反应。肠胃不痛，大便成形，鼻腔干燥缓解，眼睛也舒服多了。"上次来西安面诊，我妈见了您，听您的分析很受鼓舞，她很信服您的医德和医术，谢谢您！"

按：最近王老师连续接诊了 4 位罹患肺癌的患者，都是熟人或朋友介绍前来就诊的，对一些重病、高龄多脏器衰竭、癌症患者，老师接诊很谨慎，即使是熟人推荐来的，必须和家属沟通好才接受治疗。老师认为，癌症作为世界难题，不管西医、中医都没有十足的把握治好，但没有哪个医生不想治好患者。

只是癌症在治疗过程中有很多不可控的因素，从中医角度来讲，患者的身体素质、性格、生活环境、家属的态度都会影响治疗效果，这些都必须和家属提前沟通到位，以免后期发生纠纷。

由以上四则医案总结分析，有两点心得体会，分享如下。

第一，以上 4 例患者的治疗思路，都以健脾、扶正气为主，对症下药，没有使用大量抗癌中药，也没有攻伐力大的猛药，反而取得了良好的治疗效果。

临床所见的癌症患者，本身体内有癌细胞的吞噬，已存在正气不足，又经过放化疗，服用不良反应较大的靶向药后，身体免疫力急剧下降，正所谓"伤敌八百，自损一千"。

此类患者大都胃口不好，进食少、消化差，进一步影响了水谷精微的吸收，导致身体每况愈下。老师从调脾胃入手，先解决水谷精微摄入的问题，胃口好，免疫力增强，正气逐渐占领上风，即使"与瘤共存"又何妨？

第二，关于患者知情权的问题。关于这个话题，一直是充满争议的。王老师一直坚持不告知患者真实情况，毕竟内心再强大的人，在死亡面前也无法做到泰然处之，更何况大部分患者内心并没有那么强大。

很多患者在知道自己患癌后，精气神一下子垮了，吃不下饭，抵抗力越来越差，最后失去生命，令人惋惜。中医理论有"木克土"的说法，木主肝，土主脾，肝郁会克伐脾胃，导致人胃口不佳，故情绪对人身体的影响是有理可循的。

据报道，每年因误诊而失去性命的患者不在少数，他们并非是被癌细胞吞噬了性命，很大程度上是被"癌"字压垮的。

本文列举的 4 个病案，其中邹姓患者和唐姓患者属于对自己患癌不知情的，故能放松心情接受治疗。加上家属的关怀陪伴，病情一步一步向好，令人欣慰。

来姓患者与邹姓患者年龄相仿，又是好友，但因知晓自己的病情，思想压力过大，导致食欲不佳，身形消瘦，听力下降，与人交流存在障碍，故郁郁寡欢，治疗效果甚微。

最后一位吕姓患者，虽年事已高，但由于退休前是中学教师，文化水平较高，懂得自我调节，得知自己患癌后，开启了自我救赎模式，买来大量中医书籍，自学中医，并从书中看到了希望，治疗效果也属理想，但这种患者临床是极少的。

凡癌症患者不知情的，我们诊断书上只写"某某病"，以免给患者及家属带来不必要的麻烦。

哮喘二则

【医案1】七岁男童顽固性哮喘 4 年。

王某，男，7 岁，陕西省渭南人，2018 年 1 月 23 日初诊。

患儿母亲诉患儿素有哮喘病史，伴有过敏性鼻炎，曾多方寻求中医、西医治疗而不效。自进入冬季以来，随着气温骤降，哮喘加重，且伴有夜惊，患儿倍感痛苦，家长担惊受怕，迫切希望寻得良方，以解其忧。经熟人介绍，前来王幸福老师处就诊。

刻诊：喘息咳逆，呼吸急促、胸部胀闷；鼻流清涕不绝，易夜惊，脉浮滑，舌淡苔白。

治宜：温肺化饮，散寒定喘。

处方：小青龙汤合异功散加减。桂枝6g，生麻黄6g，干姜10g，白芍10g，生甘草10g，清半夏6g，五味子6g，细辛1g，茯神10g，炒地龙6g，炒僵蚕6g，蝉蜕20g，生大黄3g，防风6g，蜈蚣1条，全蝎3g，辛夷1g，党参10g，生石膏15g，焦三仙各15g，陈皮6g。20剂，水煎服，每日3次。患儿不在西安，就医不方便，故一次性拿药20剂。

服药期间，通过来电沟通，得知患儿服药后症状逐步减轻；20剂药服完后，病情得到基本控制。

3月6日二诊：患儿因外感咳嗽前来就诊，反馈服用前方20剂后，呼吸急促、咳喘大减，目前余微喘，胸闷，咳嗽痰鸣，咽喉不利等症。

脉象由寸关浮滑转为沉滑，提示表证已解，此次重在清里化痰。舌淡红苔厚腻略黄。

处方：小柴胡汤、小陷胸汤合异功散加减。柴胡30g，黄芩30g，党参40g，清半夏15g，金荞麦30g，鱼腥草30g，全瓜蒌15g，黄连10g，厚朴10g，苦杏仁10g，桔梗6g，生甘草15g，穿山龙10g，穿破石10g，地龙10g，陈皮30g，茯苓30g，白果仁10g。3剂，水煎服，早晚分服。

患儿母亲2018年11月23日因妇科病前来就诊，告知患儿自二诊后哮喘未再发作，全家人解除了后顾之忧，感恩老师的悉心治疗。

【医案2】七旬老妪多年哮喘。

芦某，女，78岁，天津人，2019年3月26日初诊。

刻诊：哮喘、痰多、鼻子干、嗓子干、脉浮滑、流清涕、舌淡红苔薄。

处方：异功散加减。陈皮10g，清半夏10g，茯苓10g，生甘草30g，蛤蚧1对，羊红膻 30g，辛夷 3g，细辛 3g，黄芩 10g，当归 25g，熟地黄 45g，天花粉 20g。5 剂，水煎服，每日 3 次。

此患者是王老师的一位老患者，今年已 78 岁高龄，满头白发，但看起来气色很好，精神矍铄。

患者 6 年前曾患哮喘，找王老师开方治疗，连续服了 2 个月左右的汤药，至今 6 年，哮喘未再复发。

由于这几天西安气温突变，不小心感冒了，有点气喘。患者过几天要回天津，怕找不到合适的大夫，所以想在离开西安之前控制住病情，故急来看诊。

患者还带来 6 年前老师的手写处方，一张保存完好的微微泛黄的处方笺。患者说这个方子服用后疗效很好，请老师看看需不需要调整。

老师根据患者目前新增症状，在原方基础上加辛夷、细辛、黄芩 3 味药，嘱患者继续服用。

1 个月后患者带外孙前来看病，反馈服上方 5 剂后病就好了。

按：以上 2 则医案，主症都是哮喘，但治疗思路，处方完全不同，最终都取得了良好的治疗效果。这也说明中医辨证论治的重要性，在此我们通过分析对比，简单论述一下 2 则医案的治疗思路。

案 1 患者为一名 7 岁男童，症状表现为喘息咳逆，呼吸急促，加上脉浮滑，诊断为实寒证。加之有过敏性鼻炎病史，清涕不绝，故以小青龙汤温肺化饮。

另一方面，哮喘患儿比起一般儿童，有先天脾肺不足的问题，合异功散健脾益气，起"土生金"之功用。患儿服药后咳喘减轻，病情见缓，不宜继续服用小青龙汤（小青龙汤宣散温燥太过，不宜久服），改用小柴胡汤加减。

小柴胡汤是王老师临床治疗外感迁延日久及诸多内伤杂症喜用的一张方剂，其既可攻邪，又可扶正，老师言其"运用得当，疗效卓著"。小柴胡汤具体运用及适应证在王幸福老师著作《医灯续传》《杏林求真》中都有详细论述，读者可自行查阅，此处不再赘述。

二诊时患儿舌苔淡红，苔黄略厚，提示体内有热有痰，加专药"肺热三板斧"黄芩、鱼腥草、金荞麦；胸闷有痰，合小陷胸汤清热化痰；咽喉不利，加桔梗甘草汤祛痰利咽。

患儿素有哮喘病史，仍以异功散补土生金，加厚朴、杏仁、穿山龙、地龙、白果仁等治喘专药，以防哮喘复发。

案2患者为一名70多岁的老人，脉象也表现为浮滑，但不能以此作为处方的依据。患者就诊时恰逢感冒，此时脉象更多地反映为外感，结合患者的年龄，治疗思路仍以补虚为主。

初诊时主方以异功散补土生金，并重用蛤蚧、羊红膻、当归、熟地黄等补肾填精之品。患者服药2个月，此后6年哮喘未复发，疗效显著。

从以上2则医案的治疗思路、用方对比，我们可以看到，中医的辨证论治重点在人。同样的病，发生在不同年龄、不同体质的人身上，治疗方案往往会有所不同。但治疗思路并非无规律可循，如以上两名患者的治疗过程中，都使用异功散"补土生金"，始终不脱离中医基础理论。

牙痛二则

【医案1】嗜酒牙痛。

申某，男，51岁，2020年1月2日初诊。

刻诊：人瘦精神，面色略暗。近日因应酬饮酒较多，牙髓发炎，牙床红肿热痛，无法进食，入睡难眠，小便略黄，大便偏干。有糖尿病史。舌淡红苔薄，脉弦滑。

中医诊断：阳明热盛，火郁齿龈。

处方：玉女煎加减。麦冬30g，生地黄30g，生石膏60g，知母10g，川牛膝10g，细辛6g，川椒3g。3剂，水煎服，每日3次。

患者隔天反馈，1剂痛减，当夜入睡。3剂痊愈，疼痛若失。

【医案2】牙髓炎。

叶某，女，40岁，2019年12月29日初诊。

刻诊：牙齿疼痛厉害，右腮肿痛，肿的部位硬结明显，触摸痛。

西医诊断为牙髓炎，服用抗生素 3 天，无丝毫缓解，目前仍疼痛剧烈，无法入睡。考虑西药不良反应大，见效甚微，故寻求中医治疗。患者居外地，不便面诊，故网诊。

处方：玉女煎加减。麦冬 30g，生地黄 30g，生石膏 60g，知母 10g，川牛膝 10g，细辛 6g，川椒 3g。3 剂，水煎服，每日 3 次。

12 月 30 日二诊：患者反馈服 1 剂药后，牙痛明显减轻，晚上能睡着了，不过肿痛处比前一天大了一些，之前如小指大，服药后变为鹌鹑蛋大小，仍有按压痛。原方剩 2 剂，加蒲公英、野菊花、紫花地丁、夏枯草各 30g。

2020 年 1 月 3 日三诊：患者反馈牙痛痊愈。并诉服中药之前已经用了 3 天抗生素（磺胺甲硝唑片和头孢克肟），还有牛黄解毒片，不良反应明显，肝区疼痛，还反胃恶心头晕，疼痛严重时还服用布洛芬，开始痛时没肿，用 3 天药后竟有小指大的结节。

按：临床遇牙痛患者，王幸福老师常以清胃散和玉女煎两方加减治疗。如症见牙齿肿痛，甚则牵引头痛，口气热臭，舌红苔黄，脉滑数，属胃火实热证者，常以清胃散加减治疗；遇胃火炽盛，兼有真阴不足、虚火上炎导致的牙齿肿痛，以玉女煎加减治疗，起效快速，临床疗效确切。

两案患者从舌脉及症状来看，皆为虚实夹杂之证，即阴虚胃热，故以玉女煎加减治疗。临床此类患者居多。

玉女煎出自《景岳全书》，以麦冬、生地黄、生石膏、知母、川牛膝五味药组成，主治虚火牙痛，但很多临床医生用之，疗效不甚确切。

观玉女煎原方，全方皆为凉药。凉药在清热泻火的同时，也容易导致气机凝滞，郁而为热毒。这也是案 2 中的患者连用 3 天清热解毒消炎的西药之后，不仅牙痛丝毫未减，反而新发肿痛硬结之缘故。

王老师临床略加小量细辛、川椒，临床疗效大为提高，几乎百治百效。加细辛、川椒 2 味药，取其温通宣畅之意，通过宣畅气机，使所郁之火能够发越透达。且细辛、川椒又是治疗牙痛专药，用于此处一举两得。

案 2 患者除牙痛，尚有硬结肿痛，加蒲公英、紫花地丁、野菊花、夏枯草，清热解毒散结，标本兼治。

每年冬季，牙痛患者反而会多起来，一方面源于天时，天干物燥，久不降雨雪，易导致人体真阴亏耗，阴不制阳，以致虚火上炎。另一方面，天寒地冻，人们偏爱进食肥腻辛辣，如麻辣火锅、饮酒等，导致体内湿热加重；又遇外界寒冷，热郁于内不得发越，形成"火郁证"。

"火郁发之"首见于《素问·六元正纪大论》，火郁证的治疗关键，明代著名医家张景岳形象地比喻为"如开其窗、揭其被，皆谓之发"。

国医大师李士懋言：郁者抑遏之谓，发者发越之意，即火热之邪被郁遏于内，当发而越之，以返其本然之性。火郁时应当展布气机，使郁火得以透发，切不可一见火郁就苦寒降泄，使得冰伏气机，病情更重。此案的治疗可见一斑。

鼻炎二则

【医案1】顽固性鼻炎。

闵某，男，30岁，陕西西安人，2021年9月16日初诊。

患者自诉患鼻炎2年多，四处寻医，已花费数万元，病却越来越重。最初只是流鼻涕，鼻塞，现在除了这些症状，还出现鼻痒鼻干、眼睛痒、胸闷、鼻出血、鼻毛脱落等症状，苦不堪言，也不敢随便找大夫治疗了。此次由亲戚推荐，来找王幸福老师诊治。

刻诊：鼻炎，流鼻涕，鼻干鼻痒，鼻出血，鼻内黏膜溃烂，鼻毛脱落；眼睛痒，胸闷；脉浮细，舌暗红苔薄白。

处方：四逆散加减。柴胡10g，白芍10g，枳壳10g，生甘草30g，苍耳子10g，鱼腥草30g，大血藤30g，桔梗3g，白芷10g，黄芩30g，桂枝10g，麻黄10g。10剂，水煎服，每日3次。

9月23日患者微信给我留言："已服用5剂，症状未缓解，反而严重了。原来鼻子还能通点气，现在完全不通。"

我嘱咐其先停药，下周二来复诊。

9 月 28 日二诊：患者一大早就已经坐在外面的椅子上等候，一见到我先道歉："真不好意思，张医生，我那天太着急，在微信上说了一些不好听的话，向您和王医生道歉。那天您让我停药，我想了想，还是把药吃完再看。我吃到第 7 剂药的时候，鼻子突然通了，而且一直到现在未再鼻出血，以前是隔三岔五就要鼻出血，我感觉药还是有效的，所以来复诊，请您见谅。"

我说："有效就行，医生都想把病治好，没有哪个医生想把患者治坏的，几年的病了，不能太着急。"患者连连点头。

等了一会儿，王老师查完舌脉，患者说，10 剂药已经服完，目前鼻塞有所改善，近期没有鼻出血，鼻干改善不大，遇风还是会痒，想请老师继续开药治疗。

效不更方，略作加减，继服 10 剂。

处方：柴胡 10g，白芍 10g，枳壳 10g，生甘草 30g，苍耳子 10g，鱼腥草 30g，大血藤 30g，桔梗 3g，白芷 10g，黄芩 30g，银柴胡 10g，防风 10g，乌梅 15g，五味子 15g，荆芥 10g。

11 月 2 日三诊：患者反馈鼻塞、鼻痒、鼻干基本痊愈；眼睛不痒；之前脱落的鼻毛逐渐长出来了。目前嗅觉还不是十分灵敏，鼻子里面溃烂的黏膜未完全长好，想继续服药巩固一下。毕竟 2 年多了，怕停药后复发。此次还想治疗胸闷，阴囊潮湿，手麻等病。查脉浮软，舌淡红苔薄白。

原方加生黄芪促进鼻黏膜溃烂尽快愈合，加陈皮 10g，以防黄芪量大导致脾胃壅滞；加海金沙解决阴囊潮湿；加香附、瓜蒌、薤白理气，解决胸闷的问题。

处方：柴胡 10g，白芍 10g，枳壳 10g，生甘草 30g，苍耳子 10g，鱼腥草 30g，大血藤 30g，桔梗 3g，白芷 10g，黄芩 30g，银柴胡 10g，防风 10g，乌梅 15g，五味子 15g，陈皮 10g，荆芥 10g，生黄芪 60g，海金沙 30g，香附 15g，全瓜蒌 15g，薤白 15g。

按：治疗鼻炎，首分寒热；临床遇到偏寒的患者较多，一般用小青龙汤或麻黄附子细辛汤加减治疗。但也不排除热证及寒热夹杂证，这就要求我们仔细辨证，谨慎处方。

此患者即属于寒热夹杂症。分析舌象及症状，可从两个方面来思考。舌暗红、鼻干、鼻出血，提示有热；鼻痒、流鼻涕、怕风，提示有寒。由此我们得出结论：其病机主要是外感风寒、郁热在里；治法自然是内清郁热，外散风寒；以四逆散为主方清郁热，加鼻炎专药苍耳子；加大血藤通络排脓；加鱼腥草、桔梗、白芷、黄芩清热排脓。加桂枝、麻黄祛风散寒。

患者服药5剂时，反馈病情加重，应当是免疫反应的体现，即内热要出，外有寒阻，正邪斗争剧烈，所以会出现暂时加重，正邪斗争平息后，诸症好转。

二诊患者反馈遇风鼻痒，加入过敏煎。过敏煎为中医大家祝湛予先生所创，由银柴胡、防风、乌梅、五味子4味药所组成，主要针对血燥生风所导致的瘙痒症，疗效颇佳。另去掉麻黄、桂枝等偏温燥之品，加入相对平和的祛风药荆芥。

三诊鼻炎基本痊愈，针对其他症状略作加减，继续巩固治疗。

【医案2】患鼻炎十几年的中医爱好者。

这位患者是一名中医爱好者，从河南专程来西安找老师面诊，自称患鼻炎已十几年，找很多医生治疗过，疗效不稳定，有的服药后减轻，但停药后又反复。

几年前患者偶然看到老师的书，反复学习了书中治疗鼻炎的医案，大胆自治，照抄老师书中处方抓药服用，没想到效果很好。患者感觉病已痊愈十之有七，大部分时间正常，遇到天气变化仍会复发。于是患者来西安找老师面诊，希望这次能了却心头之患。

患者自诉鼻炎有十几年了，主要是长期左侧鼻子不通、白黏鼻涕多，有时头痛。去年抄了老师书上的方子，即重用细辛的方子，病已好转但是巩固得不好。

去年大寒的时候病情严重，附子用量加到了70g，天气暖和了就好一点，一冷就不行了；后来感觉自己气血虚，又加了当归补血汤。

患者说："总体来说，这个方子是我这些年吃过的最有效的方子，当时怕附子中毒，根据您书中的建议，附子的量是一点点地加，没出问题，就是有点上火，咽喉痛，后来自己服用玄麦甘桔颗粒，好一些了。"

患者称主要问题是大部分时间都很好，但是天气一冷就容易复发，请老师诊断一下。

李某，男，35 岁，河南南阳人，2019 年 2 月 14 日初诊。

刻诊：体瘦，长期左侧鼻塞不通、白黏鼻涕；左浮软右沉细无力，舌淡苔薄。

处方：当归补血汤、麻黄附子细辛汤合五子衍宗丸加减。当归 15g，生黄芪 60g，麻黄 10g，制附子 10g，细辛 3g，大血藤 15g，覆盆子 15g，五味子 15g，车前子 15g，枸杞子 30g，菟丝子 30g，淫羊藿 15g，辛夷 5g，白芷 15g，炒地龙 10g。10 剂，水煎服，每日 3 次。

2 月 19 日二诊：患者反馈服 5 剂药后，如果坐着不动，鼻子就是 60% 畅通；若适当活动或者晒太阳，几乎全通。当然这是很多年的病了，能达到这个效果很满意。患者言准备回老家，想多抓几剂药巩固一下。

患者问："每年这个时候，我用麻黄附子细辛汤加减，其中附子用到 60g，细辛用到 40g，才能达到 70% 畅通；我看上周您开的处方，附子 10g，细辛 3g，但是疗效还挺好的。大夫，您觉得我阳虚吗？"

老师："我认为你主要是肾气虚，阳虚倒不是多严重。"

患者："那我到底是什么原因导致的鼻子不通？"

老师："主要是气虚导致的，跟体质也有关系，你看方子里黄芪用到 60g，主要是补气固表；五子衍宗丸主要是补先天之精气，起到强壮体质的作用。

当然，活动过后或者晒晒太阳，病情就减轻，说明还是有点阳气不足，所以用少量附子温阳、小量细辛通阳就可以了。这次可以把有些药量稍微加大一点，让病好得快一点。"

原方略调，黄芪加至 90g，制附子加至 20g，五味子加至 30g。15 剂，水煎服，每日 3 次。

按：此患者处方的依据主要是脉象，患者左脉浮软，右脉沉细，体瘦，总体来说身体比较虚。老师曾讲过，临床遇到脉浮的患者，排除感冒因素，如果是男性，提示气虚；如果是女性，提示处于月经期或月经前后。

患者左脉浮软，说明气血虚，以当归补血汤益气养血；右脉沉细，加上体瘦，说明先天精气不足，以五子衍宗丸补肾养精；患者晒太阳后鼻炎减轻，说明阳气仍存在不足，以麻黄附子细辛汤温阳散寒通络。

便秘二则

【医案1】 便秘7年。

姚某，男，35岁，陕西西安人，2021年3月5日初诊。

患者自诉患便秘7年之久，先后在省市中医院及名老中医处求医问药无效。后在网上搜索到王老师，找到医馆请求予以治疗。

刻诊：人面黄偏暗，自述便秘多年，每天蹲厕半小时左右，用力到头部冒汗也排不出来，但粪便不干。四肢发凉，血小板偏低，饮食一般。右脉浮大，左脉沉细软，舌淡苔白，舌根厚腻。

中医辨证：脾肾气虚，兼有湿阻。

处方：桂枝汤合苓桂术甘汤加减。茯苓10g，生白术120g，生甘草10g，桂枝15g，白芍30g，生姜10g，大枣12个，当归50g，肉苁蓉30g，炒莱菔子30g，厚朴30g，陈皮15g，太子参30g，槟榔20g，牵牛子15g。7剂，水煎服，每日3次。

3月12日二诊：患者反馈服药后大便每天1次，心情大好，对疗效满意，希望继续治疗。

上方增加醒脾之药，生麻黄6g，细辛3g，干姜10g。继服7剂。

按：此患者初诊时，刚一坐定，即拿出厚厚一摞处方，称自己便秘已有7年，患病期间，到处求医，但问题没有得到解决。目前主要问题是没有便意，虽每天都刻意去排便，但推动力不足，十分痛苦。

趁老师问诊的时候，我仔细翻看了患者以往的处方签，有省中医院和市中医院专家开的方，还有各大医馆知名中医开的方子，大部分思路都是健脾、益气、利湿。结合患者的脉象、舌象来看，思路并无不妥，但据患者讲，这些方子基本上都无明显效果。

患者为脾肾气虚夹湿，老师开出的处方是桂枝汤合苓桂术甘汤。考虑患者血小板低，加了当归，此处当归除养血之外，还有润肠作用，有利于通便。另加肉苁蓉，益肾通便；另排便时动力不足，加槟榔、厚朴、陈皮、牵牛子行气通便，加太子参益气健脾。

综观全方，与前医处方思路并无太大差异，关键的区别在于用量。前医处方中基本上也都用到生白术、肉苁蓉、当归等药，但用量中规中矩，白术量最多用至 60g，而此患者病程长、病情严重，常规用量丝毫不起作用。

对此王老师的处方，大部分药也是常规用量，但生白术用至 120g，当归则用至 50g，故疗效斐然。关于当归、生白术的通便作用，本书其他医案已有详细论述，此处不赘述。

【医案 2】 便秘二十余年。

李某，女，33 岁。深圳人，2021 年 2 月 9 日初诊。

患者自诉从幼年起就便秘，至今已有 20 余年。便秘主要表现为便干，排便不畅，且没有便意，即便 1 周不上厕所亦无所苦。因排便不正常，故胃口不佳，人消瘦，气色晦暗不佳。

患者常居深圳，因便秘而四处求医，未能根治，为缓解便秘，常年服用百癣夏塔热片，近几年感觉身体越来越差，脾胃也不好，食欲不佳，消化力弱，疑为服用百癣夏塔热片产生的不良反应，故四处打听，联系到王幸福老师，从深圳远道而来求诊。

百癣夏塔热片是一种治疗各种体癣的药物，主要成分是清热解毒的中药，对于便秘患者可以解决一时之苦，但脾胃虚弱的人长期服用，可导致腹泻便稀，致脾胃更虚。

刻诊：便秘，眠差，纳差易饱，左弦细右浮软，舌淡苔薄瘀点。

诊断：血虚便秘。

处方：桃红四物汤加减。桃仁 10g，红花 10g，当归 30g，生地黄 30g，熟地黄 45g，川芎 15g，白芍 30g，生黄芪 60g，炒柏子仁 15g，大枣 10 枚，制南星 30g，清半夏 30g，威灵仙 20g。7 剂，水煎服，每日 3 次。

2 月 17 日二诊：患者反馈 7 剂药服完，感觉有便意，大便没有以前干了，每 2～3 天 1 次，治疗效果满意，想继续服药至正常。效不更方，继服 10 剂。

2 月 26 日三诊：患者反馈已服药 8 剂，这段时间基本能保证每天 1 次，自已感觉差不多好了，不想再服汤药了，请教老师能否开点丸药服用。

老师回复：可服用中成药浓缩当归丸，巩固疗效。

按：临床治疗便秘，辨证分型十分重要，属实热导致的便秘，用清热泻下法可以取效，然对于气虚、血虚型便秘，使用清热解毒的药物，初起或许有效，若长期使用，则会导致病情越来越严重。

此患者左手脉弦细，舌淡，可知其为血虚导致的便秘，以桃红四物汤为主方养血活血，重用生地黄、熟地黄补血。使用大量当归治疗血虚便秘是王幸福老师临床多年的经验，可显著提高疗效。患者由于长期便秘、纳差，身体虚弱，加黄芪补气，与当归同用，合为当归补血汤，峻补气血。患者睡眠差，属血虚所致，加柏子仁养血安神；制南星、清半夏为王老师经验用药，对于长期顽固性失眠、顽固性便秘，有调节神经系统的作用。

威灵仙临床常用于治疗风湿痹痛，肢体麻木，筋脉拘挛，屈伸不利等，《经验良方全集》中有记载威灵仙末可治大肠冷积。王老师临床治疗便秘，喜用威灵仙，且并不限于冷秘，凡遇便秘，加威灵仙10～20g，可显著提高临床疗效。

抑郁症二则

【医案1】宅家3年致抑郁症。

这位患者是个29岁的年轻人，由家属陪同前来就诊。

小伙子长得敦敦实实的，但神情似乎不太寻常，主要表现在眼神飘忽不定，坐在椅子上，头面部出汗不停，而且双手不停地在裤兜里掏来掏去，但始终没掏出任何东西来。

好不容易把手腾出来，放在脉枕上。

王老师边诊脉边问："哪儿不舒服？"

患者答："爱睡觉，没精神，胃不好，好多年了。"

老师："胃不好，是胃痛、胃胀、还是反酸？"

患者："我也不清楚，反正就是胃不舒服。"

旁边的家属忍不住插话："我来给医生说，你不介意吧？"患者点点头。

家属说："他胆子小，爱出汗，走路头老往一边歪……"

患者插嘴："你别乱说，我胆子不小。"

家属又说："在家里待了 3 年没上班，最近才上班，但是一上班就浑身不舒服，一动就出汗，不敢和人说话。我是中医爱好者，看他的症状比较适合温胆汤，就给喝了几剂温胆汤，没见效。"

这时老师已诊完脉，看完舌象，没再问患者，示意我开方。

惠某，男，29 岁，陕西西安人，2019 年 7 月 9 日初诊。

刻诊：嗜睡，困乏，便溏，胆小，汗多；右弦细，寸浮滑，左沉软无力，舌淡苔白。

处方：柴芍龙牡汤、丹栀逍遥散合二陈汤。牡丹皮 10g，栀子 10g，当归 12g，白芍 15g，柴胡 6g，茯苓 30g，生白术 15g，生甘草 10g，薄荷 5g，生姜 10 片，生龙骨 30g，生牡蛎 30g，玉竹 15g，苍术 15g，陈皮 15g，清半夏 12g，党参 30g。7 剂，水煎服，每日 3 次。

患者出去抓药后，老师问我："你怎么看这个患者？"

我觉得他首先应该是神的病，其次才是形的病，我答。

老师点点头："没错，一个年轻人，它在家里 3 年，期间基本上与社会脱节了，重新步入社会，首先心理上肯定会焦虑。你看患者坐在那里不停地做各种小动作，明显是神不得守的表现。

再参考脉象，脉象弦细，说明有肝郁。舌尖及两边红，无疑有肝郁化火的趋势，所以我用了丹栀逍遥散疏肝降火。此外还胆小，怕见人，基本可以断定有抑郁倾向，要加上柴芍龙牡汤。除以上症状外，还有嗜睡、困乏、便溏等，参考舌象，苔白腻，说明存在脾虚痰湿，再把二陈汤合进去，就比较全面了。"

老师接着说："临床看诊不能只听患者叙述，问诊固然重要，但遇上今天这样的患者，始终说不出个所以然，就要靠舌脉来诊断处方了。"

刚说完，患者敲门进来，手上还拿着处方签，对老师说："医生，诊断这里打错了，我汗不多，只是刚才走路过来太热了。"

老师说："小张，把诊断改一下，把汗多删掉。"

患者看着我把"汗多"二字划掉后，才满意地出去抓药了。

没过几分钟，老师正在给下一个患者诊病，他又敲门进来了。手里拿着处方签，说："医生，我胆子不小，他们胡说呢！"

老师看看处方签，说："没写胆子小，你再仔细看看。"

他看了看处方签，说："哦，那我看错了，我还以为写了。"

1个小时之内，他来来回回敲门4次，每次都是反复强调自己胆子不小，我们解释了多次，他还是耿耿于怀，让人哭笑不得。

按：此患者此后复诊过几次，病情逐渐减轻，在另一篇文章"治疗手淫，黄柏、知母用量很关键"中有详细记录。

现代社会抑郁症越来越多，一方面社会压力大、工作压力大，使得不少年轻人不愿面对社会，而是把自己禁锢在一个相对封闭的空间，越"宅"越怕面对社会，最终的结果是患上了抑郁症。另一方面，临床发现罹患抑郁症的年轻人，大都家境比较好，家里不需要其外出工作赚钱养家，索性由着孩子当"宅男""宅女"，最终导致孩子患上抑郁症，悔不当初。

王幸福老师临床治疗抑郁症，习以柴芍龙牡汤为主方，再根据兼症，与其他方剂合用，临床疗效满意；患者如能坚持服药，配合运动，症状改善得很快。

【医案2】抑郁症。

陈某，男，33岁。2018年11月8日初诊。

患者第1次由其朋友陪同前来就诊。面对医生的询问，患者神情淡漠，无法完整地陈述病情。而后由其朋友代为陈述。患者罹患抑郁症1年余，平时沉默寡言，不愿与人交流，自己一个人待着时总想骂人；不愿参加社交活动，也不愿去人多的地方，病情渐趋严重，家人放心不下，委托其好友陪同前来就诊。

刻诊：面色白皙，神情漠然；出汗少，手掌发红，舌尖边红苔白，脉浮软。

诊断：抑郁症。

治法：疏肝解郁，调和肝脾。

处方：柴芍龙牡汤加减。柴胡 12g，白芍 30g，生龙骨 30g，生牡蛎 30g，生甘草 10g，茯苓 30g，玉竹 18g，麻黄 10g，苦杏仁 10g，桂枝 6g，鸡矢藤 30g，七里香 10g，郁金 10g，生地黄 30g。7 剂，水煎服，早晚分服。

开完方，老师特别叮嘱患者，服药的同时要多运动、多出汗，尽量多参与社交活动。

11 月 20 日二诊：患者与其母亲同来，神情较初诊有所改善，叙述病情较为完整；自述诸证皆有好转，每天能坚持运动 1 小时，睡眠好转，也有意识地走出去参与社会活动。目前存在的问题是偶尔还会想骂人，希望能进一步治疗。因自己病情有所好转，这次带母亲来，请老师给其母看看高血压。

效不更方，略作加减。

处方：柴胡 12g，白芍 30g，生龙骨 30g，生牡蛎 30g，生甘草 10g，茯苓 30g，玉竹 18g，麻黄 10g，杏仁 10g，桂枝 6g，鸡矢藤 30g，七里香 10g，郁金 10g，生地黄 50g，石菖蒲 15g，远志 10g。7 剂，水煎服，早晚分服。

12 月 4 日三诊：患者症状进一步减轻，整个人精神状态良好，此次来是想再服几剂药，巩固病情，原方不变，略作加减，继服 7 剂。

按：抑郁症无论在西医临床、中医临床，都属难治之症，西医治疗一般用氟哌噻吨美利曲辛片（黛力新）等抗抑郁药，这类药物需长期服用，考虑长期服用易对药物产生依赖性及西药的不良反应，有些患者转投中医治疗。但中医治疗抑郁症存在治疗周期较长的弊端，患者往往不能坚持服用汤药，最后不了了之。

王幸福老师临床治疗抑郁症习用验方柴芍龙牡汤加减，疗效肯定；治疗周期较短，见效快，患者如能坚持服药，并配合医嘱多运动、多出汗、多参加社交活动，基本上 1 个月内能改善大部分症状。

此案患者半个月内即能取得显著疗效，一方面在于患者能及时就医，不至于病情拖延太久难以医治；另一个重要原因在于患者能遵医嘱，配合服用汤药，故取效快。值得注意的是，针对此类病证，取效之后一定要重视后续巩固治疗，否则容易前功尽弃。

悲伤欲哭二则

【医案1】杜某，男，52岁，河南南阳人，2019年3月24日初诊。

刻诊：体胖倦怠，中风后遗症，左半身无力，纳差，乏困，脱肛，血糖高，脉浮濡，舌淡苔白。

处方：补中益气汤合甘麦大枣汤加减。生黄芪150g，陈皮10g，法半夏10g，茯神30g，生甘草25g，生晒参10g，生白术15g，柴胡10g，升麻6g，浮小麦45g，大枣10枚，炒山楂10g，炒神曲10g，炒麦芽10g，鸡血藤30g，石斛30g，羊红膻30g，淫羊藿30g，葛根30g，黄精30g，郁金10g。15剂，水煎服，每日3次。

4月5日患者微信反馈已服完10剂药，疗效明显，并表示感谢。

4月9日二诊：夫妇二人天不亮就从南阳出发，早上9点多到西安，患者妻子一见老师就开心地说，虽然中风后遗症改善不是很明显，但郁郁寡欢、悲伤欲哭的情况有了很大改善，甚至还愿意和家人打打扑克，聊聊天，没想到这十几剂药效果这么好！希望继续巩固治疗。

考虑到患者血糖偏高，原方酌加苍术、鬼箭羽。此2味药为老师临床治疗高血糖专药。15剂，水煎服，每日3次。

按：此患者初诊时，主要是想治疗中风后遗症，从症状及脉象、舌象来看，主要是阳气不足、中气下陷，故以补中益气汤益气升提；酌加炒三仙健脾开胃；羊红膻、淫羊藿温阳；鸡血藤、石斛、黄精益阴养血。患者病程日久，心情抑郁，加郁金疏肝解郁。

此外，患者的妻子一再强调，患者成天郁郁寡欢，遇到什么开心事儿也高兴不起来，莫名其妙地就情绪低落，想哭，弄得一家人也开心不起来。请教老师能不能治中风后遗症的同时兼顾这一症状，故老师在处方中合入甘麦大枣汤。二诊时，悲伤欲哭已有明显好转。

【医案2】

李某，男，49岁，陕西蒲城人，2018年10月11日初诊。

刻诊：肝硬化失代偿期，肝区疼痛，胃胀纳差，右脉弦滑有力，左寸弱，舌淡苔白腻。

处方：小柴胡汤加减。柴胡 15g，太子参 15g，生姜 10 片，大枣 6 枚，生甘草 15g，鸡矢藤 30g，缬草 10g，炙鳖甲 20g，白花蛇舌草 30g，炒麦芽 30g，炒山楂 30g，炒神曲 30g，青皮 10g。15 剂，水煎服，每日 3 次。

方解：处方思路为老师一贯坚持的"主方加专药"，主要从肝脾二脏调理，以小柴胡汤为主方，疏肝健脾；加鸡矢藤、缬草缓解肝区疼痛；加专药鳖甲、白花蛇舌草。

老师临床治疗肝硬化、肝癌之类的重病，开方反而比较简单，一则药味少，二则药量小，其原因在于肝主疏泄，肝有病，则疏泄功能减退；药量太大，反而会增加肝脏的负担；故治疗思路采取药量小、缓慢调理为主。

10 月 30 日二诊：患者反馈服药后胃胀纳差有所改善，肝区疼痛未见明显改善，希望老师能继续开方调理。患者看诊期间，流下泪来，称经常没有任何缘由地感到心里难受，老想一个人偷偷躲起来哭一场，并问这是不是病，能不能治。

老师听后，在原方基础上做了调整。

处方：柴胡 15g，鸡矢藤 50g，缬草 10g，炙鳖甲 20g，白花蛇舌草 30g，生姜 20 片，大枣 6 枚，炒麦芽 30g，炒山楂 30g，炒神曲 30g，青皮 10g，太子参 15g，生甘草 15g，丹参 30g，重楼 20g，桃仁 10g，香附 10g，郁金 10g，浮小麦 50g。15 剂，水煎服，每日 3 次。

方解：原方鸡矢藤用量加至 50g 以减轻疼痛。关于鸡矢藤大量应用可以止痛，典籍中并未记载，老师在长期临床中发现，大量使用鸡矢藤，止痛作用明显；且鸡矢藤价廉，无不良反应，所以成为老师临床治疗痛症的最佳选择。此外，合用刘渡舟老师的柴胡解毒汤，以增强疏肝解毒之力；另针对悲伤欲哭，加浮小麦 50g 与方中大枣、甘草合为甘麦大枣汤。

按：老师临床运用甘麦大枣汤非常多，但见郁郁寡欢，悲伤欲哭的症状即可使用。需要注意的是，其中的浮小麦用量一定要大，老师一般用量 50g 起；悲伤欲哭乃心气不足，浮小麦在此补心气，量小起不到决定性作用。

失眠四则

【医案1】 失眠20余年。

关某，男，57岁，辽宁沈阳人。2020年11月19日初诊。

患者自述失眠已有30余年，病情非常顽固，每晚仅能睡2~3个小时。入睡难，易醒，醒后再难入睡；白天疲乏、精神不振，恍惚无法工作。这些年四处寻访名医，终未果，几欲失去信心。

去年偶然间看到王幸福老师的书，仔细研读了书中治疗失眠的医案，后来又关注了老师的公众号，每天看公众号分享的医案医话，重新燃起治疗的信心，于是前来寻求王老师治疗。

刻诊：长期顽固性失眠，右弦滑，左寸关浮滑，舌尖边红苔腻。

诊断：痰火郁结，神不得安。

处方：黄连温胆汤合柴芍龙牡汤加减。清半夏30g，制南星30g，茯神30g，生甘草10g，枳壳15g，竹茹15g，柴胡6g，白芍15g，生龙骨30g，生牡蛎30g，玉竹15g，黄连10g，生百合30g，陈皮15g。5剂，水煎服，每日3次。

11月24日二诊：患者反馈服药后第一天晚上睡了5个小时，比起之前每晚平均2~3小时的睡眠，无疑是一大进步；但是，第二天晚上又恢复到之前的3个小时睡眠；第三天睡了3个小时即醒，醒后辗转反侧到清晨6点钟入睡，8点醒来。这也是近年来没有的现象，以往半夜醒后就一直要睁眼到天亮了。上次的药还有2剂，想让老师看看是否需要调整。

诊得脉象浮滑，苔仍腻，效不更方，加瓜蒌30g清痰火；车前草30g利湿；首乌藤45g养心安神助眠。

12月1日三诊：患者反馈7剂药吃完，头两天每天能睡5小时，心里很高兴，还特意到医馆来想给老师报喜，没见到老师；后面5天又恢复到治疗前的状态，每天只能睡3个小时，情绪开始沮丧，不知何故？

老师说："反复的原因在于病史太长，已经形成了规律性的失眠。我们现在治疗所要达到的目的，是打破这个规律，重新建立正常的睡眠规律，这在短期内恐怕比较难，要做好心理准备，不能着急，慢慢来。"

效不更方，加大制南星、清半夏用量至 60g，加法半夏 60g；再加安神药对鸡矢藤、七里香。

处方：制南星 60g，茯神 30g，生甘草 10g，枳壳 15g，竹茹 15g，柴胡 6g，白芍 15g，生龙骨 30g，生牡蛎 30g，玉竹 15g，黄连 10g，生百合 30g，陈皮 30g，全瓜蒌 30g，车前草 30g，首乌藤 50g，清半夏 60g，法半夏 30g，知母 10g，鸡矢藤 60g，七里香 10g。

12 月 8 日四诊，患者反馈 5 剂药服完，服药期间，第 1 天和第 5 天能睡 5 个小时，中间 3 天每天睡 3 个半小时，比以前改善很多，但还是没法巩固下来。

老师思索片刻，问："你是做什么工作的？熬夜多不多？"

患者答："我是做基金的，基本每天都要熬夜到凌晨 2 点，工作性质就是这样，没办法。"

老师："我明白了，长期失眠和你的工作性质有关，我也不能让你换个工作。这样吧，接下来把服药时间调整一下，早上不服药了，下午服一次，晚上临睡前服一次，再看看效果。"

效不更方，原方再服 5 剂。

患者回外地后，给老师发微信反馈，服药后比之前整夜失眠有所改善，对疗效满意。但因为所从事的工作性质，经常熬夜，有时候还会失眠，但是比以前好多了。打算把工作安排好之后，再来西安请老师面诊。

按：对于此例失眠，首先从舌脉考虑，脉弦滑舌红苔腻，可诊断为痰火扰心，以黄连温胆汤为主方，清心火，祛痰热。

考虑患者病史长达 20 余年，已形成惯性思维，每天入睡前思虑重重，患得患失，害怕又失眠，久而久之出现焦虑倾向，以柴芍龙牡汤镇惊安神。

此患者 20 余年的失眠能在短期内改善，一方面是药证对应，另一方面专药的运用起了很大作用，即半夏、天南星的大剂量使用，这 2 味药在此处主要起到了镇静作用，且临床运用这 2 味药量要大，最少 30g。老师认为，治疗失眠用生半夏、生南星，疗效更佳。

【医案2】失眠多年。

闻某，女，50岁。湖南人，2020年12月12日初诊。

患者自诉晚上睡不好觉，似睡非睡，有时整夜都睡不着觉，非常痛苦。患者本人也是学医的，曾找了很多中医治疗，服了很多中药，但疗效不佳。故慕名来西安找王幸福老师治疗。

刻诊：中等个子，人显得稍微丰满，面色偏白；眼睛干涩，胃口胀满，纳呆，小便尚可，大便黏腻，有股骨头坏死病史。脉浮濡尺弱，舌淡苔白有齿痕。

中医辨证：脾肾阳虚湿气重，瘀久化热伤神志。

处方：温胆汤加减。竹茹15g，枳壳15g，陈皮15g，清半夏30g，制南星30g，茯神30g，炒白术30g，生甘草15g，淫羊藿30g，生龙骨30g，生牡蛎30g，生姜10片，首乌藤30g，大枣3枚，枸杞子30g。7剂，水煎服，每日3次。

6天后二诊：患者反馈喝药后大便特别好，不再黏腻，睡觉可以深度睡眠；但半夜还是会醒，时间在2～3点。舌头还是齿痕严重；胃不胀满了，每天有饥饿感了；手脚还是凉。请教老师方子还需要加减药。

原方加黄精30g，清半夏、制南星由30g加至60g。再服7剂。

12月7日三诊：患者微信反馈眼睛湿润了，但大便又恢复以前了，感觉比之前更黏腻，晨起无便意，第一次药晨起便意很浓。睡眠还不错，半夜会醒，但很快入睡，深度睡眠，会有晨梦，起床能记住。

原方微调，炒白术改为生白术，加鸡矢藤30g，缬草10g，健脾化湿，疏肝安神，再服7剂。

四诊：睡眠基本痊愈。原方继续服用7剂巩固。

古道瘦马按：此案失眠很快收到效果，得益于辨证准确，用药精准。该方用的温胆汤，是我们临床常用的方剂，大家一般都会用。但是有些人在治疗失眠一症时临床疗效参半，甚至部分人反映没有效果。这是为什么呢？

我认为就在于用药剂量不够。中医不传之秘在于量。这个方子里的关键药是半夏和南星，一定要重用，才能起到"一剂知二剂已"的效果。这是前人屡试屡验的经验，我们应该认真地学习。

【医案 3】抑郁、失眠十几年。

张某，女，68 岁，陕西省铜川市人，2020 年 7 月 30 日初诊。

患者自诉患有抑郁症 10 多年，一直服用抗抑郁类西药，近 10 年失眠越来越严重，甚至整晚不能入眠，平时依赖安眠药入睡，但随着症状加重，安眠药不断加量，出现了记忆力差、掉发等不良反应。患者一直想摆脱对安眠药的依赖性，经女婿介绍前来就诊（其女婿曾在王老师处治疗心脏期前收缩），就诊前已有 3 个晚上只睡 1～2 小时。

刻诊：抑郁症、失眠十几年，心烦急躁，口黏、口气重，纳差，便秘，尿频尿黄，脉沉软，舌淡苔厚腻。

处方：黄连温胆汤加减。黄连 6g，陈皮 30g，清半夏 15g，茯神 30g，生甘草 10g，竹茹 15g，枳壳 15g，苍术 30g，石菖蒲 30g，藿香 15g，佩兰叶 15g，炒酸枣仁 60g，鸡矢藤 30g，七里香 10g，车前草 30g，炒莱菔子 15g，朱砂 1g。7 剂，水煎服，每剂药中朱砂 1g 分 3 次用药汁冲服。

8 月 6 日二诊：患者反馈服了 2 剂药后，就能睡着了，每晚能睡 5 个小时左右。自我感觉下焦有热（患者为中医爱好者），小便黄，尿灼热，尿频，观舌苔厚腻略减。原方略作加减，继服 7 剂。

患者尿黄，当为心火旺，中医理论"心与小肠相表里"，合导赤散引热下行，小便灼热加白头翁，患者失眠已改善，考虑到朱砂长期服不良反应大，去之不用。

处方：黄连 6g，陈皮 30g，清半夏 15g，茯神 30g，生甘草 10g，竹茹 15g，枳壳 15g，苍术 30g，石菖蒲 30g，藿香 15g，佩兰叶 15g，炒酸枣仁 60g，鸡矢藤 30g，七里香 10g，车前草 30g，炒莱菔子 15g，川木通 10g，生地黄 15g，淡竹叶 15g，白头翁 30g。

8 月 25 日三诊：患者反馈服药后睡眠基本正常，但思虑过多时偶有失眠，另尿黄、尿臭。舌苔仍略厚腻。

原方不变，小便臭加专药川萆薢 30g，因患者要外出，带药 20 剂巩固。

按：此案辨证很清楚，从舌苔厚腻、口苦心烦可知，患者失眠主要病因为痰火扰心，以黄连温胆汤为主方，祛痰湿，清心火。口黏口气重为中焦湿热，加苍术、石菖蒲、藿香、佩兰叶芳香化湿；患者脉沉软，结合年龄，应有心血肝血不足之症，加酸枣仁 60g 养血安神。鸡矢藤、七里香为一组对药，主要功效为健脾和胃安神，患者纳差兼失眠，用之恰当；加车前草 30g 利小便。

患者来看诊时已有 3 天没能正常睡觉，加朱砂 1g 安神（注：朱砂只可应急，不可长期使用，且 1 日使用量不超过 1g 方能安全无虞）。

【医案 4】疲乏眠差。

张某，女，59 岁，陕西西安人，2021 年 3 月 16 日初诊。

患者自诉每晚困得眼皮抬不起来，但是一躺到床上却无任何睡意。有时候一晚只能睡半个小时，早上起来两眼布满血丝，一整天昏昏沉沉、疲乏无力，此种情况从年前开始持续至今，令人痛苦万分。

刻诊：失眠（入睡难），疲乏，心烦，脚发烫，口干易渴，夜尿频，脉浮滑，舌边尖红苔厚腻。

诊断：痰火扰心，湿阻气机。

处方：温胆汤合五苓散加减。陈皮 15g，茯神 30g，生甘草 15g，枳壳 30g，竹茹 15g，桂枝 15g，生白术 30g，泽泻 30g，猪苓 20g，黄连 6g，法半夏 60g，制南星 60g，鸡矢藤 30g，七里香 10g，首乌藤 45g。10 剂，水煎服，每日 3 次。

3 月 26 日复诊：患者反馈睡眠改善，晚上能睡 6 个小时左右，夜尿频繁、口渴改善。此次还想解决记忆力差的问题，近一年来感觉记忆力特别差，自己怀疑是不是老年痴呆症，很紧张，希望能一并治疗。

患者还说："上次开的药，闻起来有股臭味，难以下咽，能不能去掉？"

老师说："应该是鸡矢藤的味道，要是觉得难服，这次可以去掉。"

原方略作加减，去掉鸡矢藤、七里香；患者记忆力差，为心血不足的缘故，加酸枣仁 30g，柏子仁 10g 养血安神，同时解决失眠、记忆力差的问题。10 剂，水煎服。

按：临床治疗失眠，辨证很重要，不分证型一味安神，难以取得好的疗效。本案患者辨证点主要在舌、脉。脉浮滑，舌淡红苔厚腻，提示其为实证，实证的失眠主要病因在于痰火扰心，神不得安宁，故而失眠。针对此类证型，黄连温胆汤为首选方，临床疗效确切。

黄连温胆汤由二陈汤（陈皮、半夏、茯苓、甘草）加枳壳、竹茹、黄连所组成，主治胆郁痰扰、心神不宁，临床对于痰火扰心所导致的失眠疗效颇佳。此类失眠患者主要特征为入睡难、烦躁、脉弦滑、舌苔厚腻，呈现一派实证之象。

此外，患者口渴、小便不利，参看脉象、舌苔，可知并非阴虚所致，而是湿阻气机，导致津不上承，气机不利，以五苓散温阳利湿；湿气祛除，气机得通，故口渴、尿频改善。

此方重点在于法半夏、制南星的应用，此二药为王老师临床治疗痰湿型失眠的专药，用量要大，一般最少30g 方能显效。

或有同道提出疑问，半夏、南星为祛痰剂，用在此处祛痰合理，如何能治失眠呢？何况这2 味药有小毒，用这么大量安全吗？

王老师以往在书中、讲座中曾讲过大量半夏治疗失眠的问题，经不少同道临床使用，疗效确切；在不断地汲取前人经验及自己临床试验过程中，老师发现，半夏与南星配伍治疗失眠疗效更佳，但必须量大，起步各用30g。如患者病情严重，可加大用量至60g 疗效立现；半夏、南星生用有小毒，经高温煎煮后十分安全，经临床数例使用，均未有任何不良反应。

眩晕二则

【医案1】眩晕1 年。

朱某，女，31 岁，陕西西安人，2021 年6 月15 日初诊。

患者自诉眩晕1 年多，辗转多地，多医久治不愈。现三天两头眩晕，恶心，欲呕，站立不稳。

刻诊：人微胖，眩晕，月经推迟，梦多，背部偶麻，腰痛。右寸浮滑，舌胖大水滑，齿痕明显。

处方：当归芍药散、泽泻汤合五苓散加减。当归 15g，生白术 60g，白芍 30g，茯神 30g，川芎 30g，泽泻 30g，天麻片 30g，益母草 30g，泽兰 15g，猪苓 15g，肉桂 10g，怀牛膝 10g，蓝布正 30g。15 剂，水煎服，每日 3 次。

7 月 3 日二诊：患者反馈服药后好转明显，1 剂药后开始眩晕减轻，7 剂后未再出现眩晕、恶心、呕吐。现月经推后 4 天，腰偶痛。其余饮食二便基本正常。

针对月经推迟，原方加鸡血藤 30g，艾叶 15g 温阳活血。15 剂，水煎服，每日 3 次。

按：临床遇眩晕患者首分虚实，实证多为痰瘀水湿上泛清阳，致眩晕呕吐；虚证多为血虚，供血不足，无以濡养头目致头晕；如病史长，则虚实夹杂者多见。

此患者体型微胖、恶心呕吐，脉浮滑，舌胖大水滑，诊为痰湿上泛清阳致眩晕，以五苓散合泽泻汤利水化湿；加川芎活血清头目；蓝布正民间俗称头昏草，可以平肝息风，健脾利湿，配合天麻养肝息风治头晕。

患者尚有月经推迟，以当归芍药散活血利水调经，加益母草、泽兰加强利水调经之力；二诊加鸡血藤 30g，艾叶 15g，加强温通活血之力，以促月经而至。

【医案 2】体位性头晕。

闫某，女，45 岁，北京人，2021 年 10 月 10 日初诊。

刻诊：人白瘦，头晕（随体位变化加重），乏力，眠差，脉弦细尺无力，舌尖边红苔薄。

处方：知柏地黄丸、泽泻汤合葛根汤加减。黄柏 10g，知母 10g，生地黄 30g，山茱萸 30g，怀山药 30g，茯神 30g，泽泻 30g，牡丹皮 10g，白术 30g，肉桂 10g，柴葛根 30g，生麻黄 6g，天麻 30g，怀牛膝 10g，丹参 30g，当归 15g，北五味子 15g。7 剂，水煎服，每日 2 次。

患者于 2021 年 10 月 19 微信反馈，药已经服用完，症状基本都消失了。看来颈椎问题不可小觑，方子很有效。

按：此患者素有颈椎病史，头晕随体位变化加重，与其颈椎病有关。此处用葛根汤治疗，舌苔尖边红，提示有热，为避免温燥，舍葛根汤中的生姜、大枣、甘草不用。

另尺脉无力，提示下虚，患者 45 岁，接近更年期，肾阴、肾气渐不足，以知柏地黄丸滋阴补肾，填补下焦；加怀牛膝补肾、引火下行；又加头晕专药天麻；头晕与脑供血不足有关，加丹参、当归养血活血；睡眠差加五味子安神；加白术，与知柏地黄丸中的泽泻合为泽泻汤，专治头晕。

怕冷二则

【医案 1】全身发冷。

赵某，女，45 岁，2021 年 10 月 13 日初诊。

患者自诉最近怕冷得严重，半夜起夜很容易着凉，心悸乏力；在当地中医院开药服用后胃痛，又全身发冷。今天是月经第一天来，月经量大，面色苍白，想请老师看看。

刻诊：怕冷，心悸，乏力，月经量大，网诊舌脉不详。

处方：四逆汤、当归四逆汤合胶艾汤加减。制附片 25g，干姜 10g，细辛 10g，当归 10g，肉桂 10g，黄芪 60g，川芎 10g，熟地黄 30g，白芍 15g，艾叶 15g，红参 15g，仙鹤草 30g，淫羊藿 30g，补骨脂 30g，甘草 10g，阿胶 10g。共 7 剂，每日 1 剂，每剂 2 次分服。早餐后服 1 次，下午 3 点左右服 1 次。

10 月 22 日早晨，患者微信反馈，药吃完后不再全身发冷，手脚都热了起来。效不更方，原方继服 10 剂。

按：患者怕冷，容易着凉加之心悸乏力，可知为心肾阳虚，以四逆汤补心肾之阳气，加红参加强益气温心阳之力；面色苍白提示血虚，以当归四逆汤温经散寒；月经量大，以胶艾汤补血止血，加仙鹤草加强止血之力。

患者同时发来中医院开的处方，方以乌梅丸为主加减，患者称服药后胃痛、全身发冷，或因方中有黄芩、黄连等凉药的缘故。

此患者各方面症状表现来看，都呈现一派阳虚寒盛，治当温阳散寒，凉药用之恐不当。

【医案2】严重怕冷，频出冷汗。

李某，男，63岁，山东德州人，2021年7月13日初诊。

患者主诉下肢寒湿、怕冷多年，7月的西安室外温度35度左右，患者来时仍穿着厚外套，并不感觉到热。夜间尿频、出冷汗严重，出汗后醒了难以入睡。曾到西医院检查，诊断为双下肢动脉粥样硬化斑块形成。

因病痛苦不堪，在全国各地寻找名医，四处奔波求医，收效甚微，后自学中医，无意间看到王老师的书，被书中内容吸引而笃信王老师的医术，即刻由女儿陪同前来西安求诊。

刻诊：下肢寒湿出冷汗，尿频，脉弦滑硬，舌淡胖苔白厚腻。

处方：附子理中汤、肾着汤合五苓散加减。制附子6g，党参30g，干姜30g，麸炒白术30g，生甘草30g，骨碎补30g，茯神30g，猪苓15g，泽泻15g，肉桂10g，生黄芪120g，陈皮10g。3剂，水煎服，每日3次。

患者常年求医，大都无效，故比较谨慎，此次计划在西安停留一段时间，边服药边观察，如服药有效果，再回山东；故要求上方先开3剂，试服有效后再决定是否继续治疗，服药期间就住在诊所附近的快捷酒店，以方便求医。

7月15日二诊，患者反馈已服2剂药，自我感觉夜间出汗减轻，下肢冷感改善，其余无变化。

患者对疗效很满意，自诉这是看病几年来，见效最快的一次，药味不多，也没有贵重药，但是没想到疗效这么快。看病这些年，经济上负担很重，这几天待在西安花费太大，希望老师此次多开几剂药，带回老家服用。

原方加消瘰丸（玄参15g，浙贝母30g，生牡蛎30g），益智仁30g，补肾固尿。

处方：制附子6g，党参30g，干姜30g，麸炒白术30g，生甘草30g，骨碎补30g，茯神30g，猪苓15g，泽泻15g，肉桂10g，生黄芪120g，陈皮10g，玄参15g，浙贝母30g，生牡蛎30g，益智仁30g。20剂，水煎服，每日3次。

8月9日，患者女儿微信向老师反馈，服药后症状明显减轻。刚开始吃药十几天的时候一感觉有症状就用热煲敷肚子，可以不出汗了；最近4天不用敷热煲也不出汗了。肚子凉有好转了，脚凉没有好转。

效不更方，继续服药巩固。

按：此患者从舌苔脉象结合明显怕冷来看，诊断为阳虚无疑，据其自述，以前服药也多为附子干姜等大温大热之品，方向是对的，但都是初起有效，服一段时间后反而会上火，不得不停服。

究其原因，此类药只针对阳虚，未能兼顾寒湿；观患者舌苔，尤其中厚部较为厚腻，提示中下焦寒湿较重，如只温阳，不祛湿，日久反会郁久化热。细察患者舌苔，白腻中略有微黄，提示已有化热趋向。

处方以附子理中汤温阳，祛中焦寒湿；以肾着汤祛下焦寒湿，合五苓散增强温阳利湿之力量。患者尿频为年老肾虚不固，取王清任《医林改错》中黄芪甘草汤，以大剂黄芪配合生甘草，益气升阳，固本培元。

患者初诊服药 2 剂后，夜间出汗减轻，下半身冷感改善，说明方药对症，原方略作调整，继续服用，直至痊愈。

精神分裂症四则

【医案 1】患者为广东人，是老师的忠实读者。通过网上预约来西安看诊，因其不平常的举动，给我留下了极为深刻的印象。

2019 年 4 月的一天，老师微信告知我：有一位外地来的患者前来就诊，预约在下午 3 点左右，你如有时间，可以过来。

一般外地来的患者，大都是疑难杂症，很大一部分是常年辗转全国各地找名医看病，病程长、病证复杂，非常考验医者的水平。这对于我来说，是个很好的学习机会，无论如何也不能错过。

下午 2 点多，我赶到医馆，还没进门，就听到里面有很大的嘈杂声，及至走进门，映入眼帘的一幕令人吃惊。一位 20 岁左右的年轻姑娘，正一手揪着一位中年女性的头发，将其头往墙上猛撞，另一只手握着拳头，如雨点般落在中年女性的身上。旁边有几个等着抓药的患者在围观，但没人敢上前劝阻。

医馆负责人张经理正在用力拉开两人，但姑娘情绪激动，力气也不小，柜台上正在抓药的几个药师见状，放下手中的活儿，赶快过去帮忙，几个人七拉八扯，才把两个人分开。

我从二人旁边绕过去，到诊室坐了一会儿，刚才那一老一少走了进来，原来她们就是今天预约就诊的患者。

患者是那位年轻姑娘，今年 19 岁，因高中时遭受同学的排挤和孤立，患上抑郁症，高一没读完就辍学在家，病史近 3 年，期间基本跑遍了全国各地，寻找名医，治疗结果不尽如人意。

患者母亲说，孩子最初发病时，主要是不出门，不和人说话，每天把自己关在房间里；服用医院开的抗抑郁药一段时间后，逐渐出现狂躁的症状，医院诊断为精神分裂症。服相关药物后，又回到了抑郁状态。病情反反复复，最终变成双相情感障碍。不服药不行，服药的结果就是走向两个极端，令患者及家人十分痛苦。

两年前转为中医治疗，去年到北京找一位针灸名家，进行了几个月针灸治疗，起初疗效很明显，患者称每次针灸后就想吐，吐过之后感觉轻松了不少；但是做过几次之后，慢慢地又没感觉了。之后又接受了一段时间艾灸治疗，疗效不显；汤药服了不少，未见明显效果。后经人推荐，千里迢迢来到陕西，请王幸福老师诊治。

患者一边说着自己的求医史，一边已是泪水涟涟；一旁的中年女性，也就是患者的母亲，委屈地诉说这几年一直陪着孩子全国看病，因花费巨大，去年已经变卖了家中房产，但这都不是最主要的，孩子现在关键是易怒、暴躁、焦虑，一不高兴就对自己拳打脚踢，且力气很大，令她苦不堪言。

谭某，女，19 岁，广东省人，2019 年 4 月 22 日初诊。

刻诊：体胖，痰多，烦躁，易怒，便黏；脉弦滑，舌淡苔腻齿痕，舌下静脉怒张。

处方：癫狂梦醒汤合礞石滚痰丸加减。桃仁 24g，柴胡 12g，香附 10g，川木通 10g，清半夏 10g，大腹皮 15g，青皮 10g，陈皮 10g，桑白皮 10g，炒紫苏子 10g，生甘草 10g，沉香曲 5g，黄芩 15g，青礞石 30g，生大黄 10g，生龙骨

15g，生牡蛎 15g。5 剂，水煎服，每日 3 次。

方解：精神分裂症属中医学"狂证"范畴，此证多属痰、瘀等有形实邪阻滞，导致气机不利，影响神志，故治疗上采取化痰、祛瘀、通便之法。癫狂梦醒汤重在理气祛瘀，礞石滚痰丸侧重祛痰通便，二方合力，祛除有形之邪，使得气机得通；加生龙骨、生牡蛎镇静安神。

4 月 28 日二诊：患者微信反馈，疗效比以往在任何地方治疗的都好，充满信心，希望继续治疗。原方继服 7 剂。

5 月 7 日三诊：患者反馈易怒改善，时有烦躁，大便稀、次数多、咽痛、查脉弦滑、舌淡有花剥苔。

观察患者神情，对陪同的母亲少了暴力相向，言语也平和许多。其母说，这个方子疗效很好，本来不想过来，在网上征询一下老师意见，继续服药即可，因为来一趟西安，两个人的飞机票就需要几千块钱。但是患者心里高兴，想亲自过来再让老师看看，只好又过来一次。

原方略作调整，针对上火咽痛，以及舌苔反映出有伤阴趋势，加栀子、连翘、火炭母草、重楼各 15g 清热，继服 15 剂。

患者走后，老师说：事实上，这个病用吐法见效最快，你还记不记得患者第一次来的时候，曾说去北京针灸治疗，每次扎完针就想吐，吐过后就能好很多？说明这个病主要就是痰作祟，把痰吐出来是最快最直接的办法。只是现在医生看病的时候需要谨慎再谨慎，这种峻猛的治法即便能解决问题，也很少人敢用了。

此患者治疗三诊后，没有再来复诊，不知后续情况如何，但从前三诊反馈来看，疗效是确切的，后期如能坚持治疗，可望取得理想的效果。

【医案 2】王老师临床运用上方，除了治疗精神分裂症之外，还常用于治疗精神亢奋、心神不定导致的失眠，疗效很好。

如本案这位患者，并没有精神分裂症，主要症状是失眠，每天晚上 11—12 点特别亢奋、毫无睡意，看电视、打游戏，差不多到凌晨 2—3 点才能入睡。此外，脾气暴躁易怒，入睡后打鼾严重，家人不堪其扰，不愿与其共处一室。白天易困乏，昏昏欲睡，食欲差，年初单位曾组织体检，发现血脂高、尿酸偏高。

患者最初是陪妻子来看病的，其妻因面部痤疮来就诊，在王老师处服药 3 个月左右痊愈；于是他在妻子的劝说下，下定决心来看中医。

李某，男，37 岁，陕西西安人，2018 年 9 月 18 日初诊。

刻诊：肤黑体胖，眠差入睡难、纳差、尿赤；易亢奋；易暴躁发怒，白天易困乏，没精神；脉象双关弦滑，舌淡红苔白。

诊断：痰湿瘀阻，肝郁化火。

处方：癫狂梦醒汤加减。炒桃仁 24g，柴胡 9g，香附 6g，木通 9g，赤芍 9g，陈皮 9g，桑白皮 9g，炒紫苏子 12g，生甘草 15g，清半夏 6g，大腹皮 9g，青皮 6g，山楂 60g，石菖蒲 15g，炒麦芽 15g，炒神曲 15g，鸡矢藤 30g，川萆薢 30g。7 剂，水煎服，每日 3 次。

方解：以癫狂梦醒汤为主方，取其祛痰化瘀，理气平肝之功效；因患者血脂偏高，加生山楂消脂降脂；加石菖蒲芳香化湿；焦三仙健脾消食；鸡矢藤疏肝健脾，增进食欲；川萆薢清利湿热，主要解决尿酸高的问题。

9 月 27 日二诊，患者反馈服药后睡眠有很大改善，基本能在晚上 11 点前入睡。家属反馈其烦躁易怒亦有所改善，食欲增强，希望继续治疗。苦于中药太难入口，询问能否做成丸药服用。

老师答，丸药力缓，恐难接续；病情初见成效，最好能再服一段时间汤药，病情稳定后再考虑做成丸药巩固，患者允诺。

效不更方，加甜叶菊 1g 改善口味，7 剂，水煎服。

王老师临床运用癫狂梦醒汤治疗此类疾病很多，我自 2018 年 9 月跟诊老师抄方，目睹老师运用此方，疗效很快，自己也学习老师经验，治疗过几例患者，均取得显著疗效。以下试举 2 例。

【医案 3】曾某，男，37 岁，江苏人，2019 年 10 月 7 日初诊。

刻诊：体胖，睡眠差易醒，白天犯困，嗜睡，易怒，易烦躁，易忘事，易焦虑，思虑较多；手脚偏热，平时易出汗，眼睛干涩，胃胀满；体感沉重；大便干，小便次数偏多，小便清。有精神分裂症病史，现常年服用抗精神分裂症的西药利培酮口服液（维思通）。舌淡红两侧齿痕，舌尖有黑色瘀斑，唇色较暗，网诊脉象不详。

诊断：精神分裂症，痰湿瘀阻。

处方：癫狂梦醒汤合温胆汤加减。桃仁 20g，醋香附 10g，醋青皮 10g，柴胡 10g，清半夏 15g，川木通 10g，陈皮 10g，赤芍 15g，桑白皮 10g，紫苏子 10g，大腹皮 15g，生甘草 10g，茯苓 30g，生姜 10g，大枣 6g，石菖蒲 15g，广藿香 10g，佩兰 10g，制远志 6g，生白术 15g，竹茹 10g。7 剂，水煎服，每日 3 次。

10 月 17 日二诊：患者微信反馈，服药后感觉很好，以前全身不舒服，现在各方面都有了很大改善，疗效满意；同时其弟也患有精神分裂症，想请医生给予治疗。效不更方，继服 7 剂。

按：此患者为中医爱好者，曾为自己开方治疗高血压等病。交谈中得知，其对王清任的血府逐瘀汤也有了解，并对照自己的病证，开了血府逐瘀汤的加减方，但疗效不佳。在《医林改错》中，王清任所述血府逐瘀汤治疗症目颇多，从头到脚、从内到外几乎无所不治，当然也包括精神情志方面的疾病。患者也曾用血府逐瘀汤治疗精神分裂症等疾病，但实践表明，终究还是没有"癫狂梦醒汤"对症，这也验证了中医治病"一方对一症"的重要性。

【医案 4】曾某，男，32 岁，江苏人，2019 年 10 月 17 日初诊。

刻诊：体胖，精神疲倦，嗜睡，睡觉流口水，易怒，易烦躁，易焦虑，喜欢安静，思虑较多；喜饮冷水，晨起口苦；忽冷忽热，潮热易出汗，盗汗，痰多黏稠；心慌，气短，胃胀满，身重，身痒，四肢拘急屈伸不力；有精神分裂症病史，近期曾住院治疗 3 个月。

舌脉：舌红水滑尖边瘀斑明显，舌中苔厚，唇色暗，网诊脉象不详。

诊断：精神分裂症，痰热瘀阻。

处方：癫狂梦醒汤加减。柴胡 10g，龙胆草 10g，生龙骨 30g，生牡蛎 30g，桃仁 20g，醋香附 10g，醋青皮 10g，清半夏 15g，川木通 10g，陈皮 10g，赤芍 20g，桑白皮 10g，炒苏子 10g，大腹皮 15g，生甘草 10g，制远志 6g，桂枝 15g，木香 10g，生白芍 30g。7 剂，水煎服，每日 3 次。

10 月 25 日二诊：微信反馈手臂僵硬好转，头脑感觉舒服了些，嘴唇黑色变淡，黑眼圈变淡；眼睛恐惧感好转，眼睛变亮了些，服药第3天就自己单独出去陌生地方，胆子变大了些，话也多了些。对治疗效果非常满意，想继续服药，并拍了舌苔照发过来。

对比患者前后舌苔照，治疗后舌苔瘀斑明显减轻，舌中厚苔已消失，舌色已不红。原方略加减，续服7剂。

按：此患者症状繁多，但总的病因还在于痰瘀湿阻，导致全身气机不畅；考虑其主要病证为精神分裂症，故以癫狂梦醒汤为主方祛瘀化痰疏肝。患者有心气不足之证，加桂枝与甘草合为桂枝甘草汤，调补心气；脾胃运化不力，加木香理气醒脾。

另，患者四肢拘急屈伸不利的症状严重，重用白芍以缓解痉挛；此外患者晨起口苦明显，加口苦专方柴胆牡蛎汤以治之。

以上2名患者二诊后未再复诊（患者为兄弟俩），直至2020年2月15日再次联系我，反馈上次服药后疗效很好，只是当时实在不想喝中药了，转而继续服用西药；怎料服西药期间，病情越来越重，此次下定决心继续服用中药，希望能做成药丸长期服用，以摆脱对西药的依赖性。原方按比例加大，加工水丸服用1月。

临床观察精神分裂症患者，常常是抑郁与狂躁并存。部分患者起病之初为精神分裂症，长期服用抗精神分裂症的西药，导致其慢慢朝着抑郁症的方向发展，转而服用抗抑郁的西药之后，又会导致烦躁、焦虑，从而表现为时而抑郁时而狂躁，逐渐发展为双相情感障碍。

中医治疗此类疾病，以"和"法为主，既清痰化瘀，制其烦躁；又疏肝解郁，解其抑郁；从而使患者达到阴阳平衡的状态。再根据治疗进程，调整用药比例，最终达到治疗目的。

临床遇焦虑症、精神分裂症的患者，以温胆汤、礞石滚痰丸及血府逐瘀汤加减治疗，也有一定疗效，但都没有癫狂梦醒汤见效快。用量方面要遵循原方用量，特别是桃仁用量，原方八两，临床常用20~25g，其余均为10~15g，部分患者反馈服药后除大便略稀外，无其他不适症状。

癫狂梦醒汤出自王清任的《医林改错》，由桃仁、香附、青皮、柴胡、半夏、木通、陈皮、大腹皮、赤芍、桑白皮、苏子、甘草所组成；原著中谓其主治癫狂，哭笑不休，詈骂歌唱，不避亲疏，许多恶态。

该方具有平肝散郁，祛邪除痰之功效，现代常用于治疗狂证（精神分裂症），癫证（癔症），痫症（癫痫发作），厥证（气厥、血厥），中风，脑血栓，脑血管痉挛，脑栓塞，老年性痴呆等。

癫狂梦醒汤方歌：癫狂梦醒桃仁功，香附青柴半木通，陈腹赤桑苏子炒，倍加甘草缓其中。

自主神经紊乱四则

【**医案1**】胸闷背冷头窜痛，耳鸣痰多手脚麻，手痒蜕皮胃冷痛，腹痛里急尿不尽。

这位患者症状较多，来诊时自称从头到脚，从内到外，从上到下几乎没一处舒坦，也不知道从何说起。

老师说：先从最难受的地方说起。

患者这才坐下，开始叙述：从 2017 年开始，总感觉膻中穴处有东西，如核桃大一块，绵软纠结，但并不感觉疼痛，唯感不适，好像把上下气机堵住了一般，总是不自觉地想用手去按，一按又想咳嗽吐痰，吐出一口痰后能缓解一二，但是隔不了多久又故态复萌。反反复复，令人烦躁不已。

说着，患者解开衣服，膻中穴处明显凹陷下去一些，患者说，这是自己按的，觉得不舒服就按，慢慢地按出来一个坑儿了，可还是忍不住想按。这些年看了不少中医，大都开的是瓜蒌薤白、枳实薤白一类的方，几乎没有什么明显效果。除此之外，还有以下症状。

①每日上午 9—11 点，左心前区不适，如同有人用草叶撩拨的感觉，但无疼痛；尤其到夏天，天气比较湿热的时候，不适感更严重，同时伴有头蒙如裹，

肩背沉重。②便溏，进食稍有不适，很快就感觉腹痛里急，大便溏泻。③左手臂麻困抽痛，腿抽筋脚麻木。④手心脚心发痒蜕皮，鹅掌风。⑤小便无力，余沥不尽，前列腺增生。⑥舌尖麻，如同喝的稀饭里碱放多了一样的感觉。⑦右膝盖因儿时受伤，遇天气变化即产生冷痛。此外还有不少症状，在此就不一一列举了。

听完患者叙述，老师问我："这么多症状，你认为主症应该抓什么？"

我答应该抓心胸不适，病机为气机失调导致心胸不适。

老师说，对，确切来讲，应该是痰饮导致气机失调，患者老感觉膻中穴处似有物阻，绵软不硬，按一按就要吐痰。左心前区巴掌大一块地方不适，而且位置不定，这不就是痰饮吗？再加上患者的职业是大货车司机，不可避免会感受风寒，寒气伤阳，所以患者还有其他方面的不适。

老师又问："那你考虑用什么方？"

我答："应该用苓桂术甘汤合麻黄附子细辛汤。苓桂术甘汤温化胸中痰饮，麻黄附子细辛汤散寒通络。"

老师补充："还应该加上血府逐瘀汤，为什么用血府逐瘀汤？你说说看。"

症状繁多，查无实据，属西医学中的自主神经紊乱，我引用老师总结的血府逐瘀汤的运用指征。

好，就这样处方吧，老师点点头。

付某，男，62岁，职业为大货车司机，2019年3月5日初诊。

刻诊：左心前区及膻中穴处不适；肩痹，舌麻，腿脚麻木；小便不利；寸关浮滑尺弱，舌淡苔白。

诊断：痰饮中阻，气机郁滞。

治法：温阳化饮，调节气机。

处方：苓桂术甘汤、麻黄附子细辛汤合血府逐瘀汤加减。生麻黄10g，制附子10g，细辛6g，获苓30g，桂枝30g，生白术30g，生甘草10g，柴胡10g，麸炒枳壳10g，白芍10g，桃仁6g，红花6g，熟地黄30g，当归10g，川芎10g，桔梗6g，怀牛膝6g，鬼箭羽30g。3剂，水煎服，每日3次。

遇到多年求医、自称遍访名医无效者，老师一般只开 3 剂，此类患者久病成医，不轻易相信医生，对自身疾病及医生所开处方常有自己的想法，索性遂其心愿，少开几剂药，让患者放松心情试试看。

一周后，患者如约前来复诊，还带来自己的朋友，说这位朋友也是一身的病，多处求医不效，今天特来请老师看看。

老师笑着说：我一看到你们这类患者就压力很大，基本都是跑遍全国，遍访名医不效，这不是给我莫大的压力吗？

患者也笑着说：我上周来，您只开了 3 剂药，我服用之后，症状改善不少，这才敢介绍朋友来看病，这次您可要多给我开几剂药，把我的病完全治好，您这儿就是我看病的最后一站了。

老师问：总体来说，还有点效果吧？

患者答：效果特别明显，我这病也看了 10 多年了，基本上啥药对我都没作用，这次感觉服药后作用比较明显。一是胸部不太闷了，我自己直观感觉胸开了；二是心前区部位，没有以前那样烦躁的感觉；三是痰明显比以前少得多了；四是舌头原来的不适感减去了 2/3，还有一点又麻又糙的感觉；五是大便没有以前那么稀了，次数也少了。不足之处是，总觉得膻中穴部位隐隐约约地不舒服，有时候跟人生气拌嘴，持续一段时间不舒服。

还有些症状，上次没说，一是耳鸣有大半年了；二是头痛，时间也长，痛的部位不固定，醒的时候左边痛，睡一觉起来又右边痛，且看一会儿手机就痛得厉害；三是胃痛，进食寒凉后胃不舒服，有点冷痛；四是手麻木，特别是左手，拿一会儿手机就麻木。此外，服药后有点上火，口腔中长了溃疡。

老师说，好，有效果就继续吃。继续疏肝理气，我把方子调一下。

原方加香附、高良姜各 10g 解决胃寒的问题；加麦冬 10g 养阴生津，制约温药之燥性。7 剂，水煎服，每日 3 次。

【医案 2】手足发热难入眠，咳嗽痰多胸腹痛，头痛脱发血脂高，风湿便溏关节痛。

这位女士虽然已经 60 多岁了，但是看起来也就 50 出头的样子，身材胖瘦适中，衣着讲究，化着得体的淡妆，看起来很年轻，也很有气质。进诊室坐定后，犹豫不决的说："医生，我这病多得很，能治吗？"

老师示意其伸出手先把脉，把完脉又看了舌象，然后问："哪儿不舒服？"

患者："哪儿都不舒服。手脚心发热几十年了，一年四季都是热的，一晚上热得烦躁，睡不着觉。我现在能不能把我所有的病都说出来？"

老师："没关系，你说。"

患者："老是咳嗽痰多，有时候白痰，有时候黄痰；脾胃不好，一吃凉的东西，腹部不适，从胸口到胃部这一条都是扎扎的那种感觉，还拉肚子；一吃热的，又马上上火，耳朵痛、牙痛。冷热都不行，湿气还很重，大便从来不成形，便溏，到处看中医，说我是气血不和、湿气重、肺气虚，看的中医多了，服用过的中药也作用很小。头痛、脱发很严重；有风湿，关节疼痛，不能受凉，一受凉就不行；血脂还有点高。大便不成形一吃阿莫西林就好了，因为我发现，有时候嗓子发炎了吃点阿莫西林，就不大便溏泻了。"

这时候老师问我，为什么患者服用阿莫西林后，大便就不溏了？

阿莫西林是消炎的，说明她是热证，我答。

老师："对，抗生素都是凉性的，说明事实上是热证；再看舌是瘦红的，说明有热；脉象又是弦滑的，再次印证是热证；准确来讲，应该是热郁。"

听到这儿，患者插话："热药、凉药都不能吃。"

老师："热药凉药都不能吃，那你饭咋吃？饭也有个凉热啊！"

患者："不是，就是医生开的药，凉的热的都不行，吃了没效果，还难受的很。比如枸杞子、大枣这些药，服后耳朵就痛；服用泻火的药又腹泻。大夫，我这病能治不？"

老师："我给你开几服药，你先试试。"

李某，女，60岁，陕西宝鸡人，2019年3月7日初诊。

刻诊：手脚心发热，咳嗽，便溏，胃嘈杂，头痛，脱发，风湿，关节痛，右寸浮，左弦滑，舌瘦红，苔白。

处方：三物黄芩汤合血府逐瘀汤加减。黄芩15g，生地黄10g，地骨皮30g，苦参 10g，柴胡 10g，白芍 10g，生甘草 10g，桃仁 10g，红花 10g，麸炒枳壳 10g，当归 10g，川芎 10g，桔梗 10g，怀牛膝 10g，蛤蟆草 20g，穿山龙 30g，鸡矢藤 30g，七里香 10g。7 剂，水煎服，每日 3 次。

方解：手脚心烦热，用验方三物黄芩汤，老师在以往的著作中有详细论述。症状繁多，既有热郁，又有气机不调的问题，用血府逐瘀汤；咳嗽加专药蛤蟆草、穿山龙。此处用穿山龙一药两用，既治咳嗽，又通络治风湿，缓解关节疼痛。

老师本打算只开 3 剂，因患者家住宝鸡，来西安不方便，要求多开几剂，故开了 7 剂。

3 月 15 日，患者微信反馈疗效很好，服后各种症状均有减轻，并询问原方可不可以继续服用，需不需要调方。

老师答：效不更方，继续服用。

【医案 3】 头顶麻木饮酒重，腹胀失眠伴脱发，手淫早泄难自控，形神分离强迫症。

此患者是一名 90 后男性，还不到 30 岁，据其自述，头顶麻木持续 10 多年，从十几岁起就整天感觉头很重、很木，严重影响了学习。初中时成绩还好，考上了重点高中，但是从上高中起，病就越来越严重，一方面表现在一看书就头痛，另一方面爱钻牛角尖，并逐渐发展为强迫症。浑浑噩噩地过了高中 3 年，最终与大学失之交臂。

到医院做过不少检查，诊断为神经官能症，服用西药后疗效不明显。十几年来到处求医，但始终未能解决根本问题。久而久之，由头部麻木发展到全身不适，失眠严重，性功能差等；近期越来越感觉每日昏昏沉沉，好像形神分离，做事情都是下意识的，完全不受大脑控制，十分痛苦。

偶有一次看到王老师公众号文章，感觉有些医案和自己很像，迫不及待地来西安求诊。

杨某，男，29 岁，江西人，2019 年 4 月 2 日初诊。

刻诊：头顶麻木 10 多年，饮酒后麻木感更强，腹胀，手淫，脱发，失眠，早泄，身体多处不适；右沉弦左寸关浮滑，舌淡苔白水滑。

处方：血府逐瘀汤合柴芍龙牡汤加减。柴胡 10g，麸炒枳壳 20g，白芍 10g，生甘草 10g，桃仁 10g，红花 10g，当归 10g，熟地黄 10g，川芎 10g，桔梗 10g，怀牛膝 10g，生龙骨 30g，生牡蛎 30g，玉竹 12g，茯苓 30g，厚朴 10g。7 剂，水煎服，每日 3 次。

方解：患者头部麻木，饮酒后更甚，说明头部有郁热，以四逆散透解郁热；另患病长达十几年，全身多处不适，总归为气血失调，以血府逐瘀汤调理气血；因病程日久，患者经常自我感觉形神分离，故处方应兼顾调神，专方柴芍龙牡汤为宜；加厚朴理气除胀。

另嘱患者每天抽出 1 个小时进行体育锻炼，以汗出为度，这样配合汤药疗效更好。

4 月 9 日二诊：患者已回江西，微信反馈服药后头部麻木改善明显，遵医嘱每天都运动出汗，睡眠比以前好了一些，希望继续调理。另腹胀未有明显改善，望医生一并考虑治疗。效不更方，加石菖蒲、苏梗各 15g，化湿理气，解决腹胀问题。

按：老师临床曾讲过，应用"血府逐瘀汤"的指征就是"症状繁多，查无实证"八个字。需要说明的是，此处的"症状繁多"，临床观察很多患者都是自觉症状，即自我感觉全身不适；另外，此类患者病程一般都很长，少则几年，多则十几年，起初或许是身体某处的单一疾病，久治不愈，逐渐影响到心理、精神因素，导致气血紊乱，全身不适。

此症类似于西医学的"自主神经紊乱""交感神经失调"，从中医学来讲，就是气血紊乱。"血府逐瘀汤"中包含四逆散，针对气的层面，调节气机的紊乱；又有桃红四物汤，治疗因血瘀或血虚而致的各类症状。再加上桔梗上行，牛膝下行，一上一下调节气机，把气血理顺，症状自然消除。

另外，服汤药的同时，要求患者坚持运动，旨在通过运动，使得交感神经失调的状态恢复正常，内外同调，疗效更好。

以下这则医案看似症状单纯，但也是多年治疗不效，王老师用血府逐瘀汤为主治疗后，病情得到很大改善，一并记录于此。

【**医案 4**】常年憋闷。

张某，女，16 岁，高中生，山东青岛人，2021 年 1 月 25 日初诊。

患者因是外地人，且高中时间紧，不便来西安面诊，故请老师网诊。

患者母亲代为陈述病情。

①憋闷。孩子从 9 岁起，晚上憋气严重，一闭眼就憋醒，会反复多次，折腾到深夜一两点，严重影响睡眠；睡着一时偶尔会被口水呛醒，无论仰卧、侧卧都会出现憋气情况。②呃逆。肚子里老有很多的气，稍微一拍背就呃逆；总是有胃堵的感觉，中午、晚上不敢吃多，只要稍微多吃就有点堵，继而呃逆。最近出现不吃饭也会憋气，用手按肚脐就呃逆严重。这种情况和她情绪有点关系，遇考试或不顺心的事，就憋气严重。③梦多。晚上睡觉多梦，翻来覆去睡不踏实，晨起很累。④月经不正常。去年中考期间，有 3 个月没来月经；8 月来月经后，量少色暗，经期长，8～10 天，淋漓不尽。

以上病证到医院检查多次，无器质性病变，看过不少中医，多开下气的药，效果不明显。

因憋气难以入睡，入睡后又多梦，导致睡眠差，经常疲乏无力，影响身体和大脑发育，目前 155cm，体重 52kg，与同龄人相比，生长发育缓慢。

刻诊：呃逆，胸部憋闷，梦多，月经不调，舌淡嫩，舌尖有杨梅点，苔薄。网诊脉不详。

中医辨证：气滞血瘀，胃气不和。

处方：血府逐瘀汤合旋覆代赭汤加减。桃仁 10g，红花 10g，当归 30g，川芎 10g，赤芍、白芍各 15g，生地黄 30g，桔梗 3g，怀牛膝 15g，柴胡 6g，枳实 30g，生甘草 10g，旋覆花（包）30g，代赭石 30g，大刀豆 30g，姜半夏 15g，制南星 30g，生姜 10 片，大枣（切）3 个。10 剂，水煎服，每日 3 次。

2 月 8 日二诊：患者母亲微信反馈 10 剂药已服完，气比较顺畅了，胃较以前舒服很多。呃逆现象减少很多。晚上憋气情况减少，共发作 3 回。2 月 1 日中午憋气 2 次，晚上憋气 4 次，那天吃萝卜较多；2 月 7 日晚上憋气 1 回。这些天生活饮食比较规律，睡眠也有保证。

上方加生龙骨、生牡蛎各 30g。7 剂。

古道瘦马按：此病属于疑难杂症，久治不愈。关键在于辨证不清，识病不准，用药杂投，故而不效。该病是气血不和，肺气不宣，胃气不降。因无器质性病变，故属于功能性失调。适用血府逐瘀汤治之。方正药合，故而收效。

下面附录患者家长叙述的患者情况供参考。

1. 晚上睡觉憋气。晚上憋气很严重，一闭眼就憋醒，会反复多次，折腾到晚上 1—2 点，严重影响睡眠。有时身体会动一下，有时会猛地惊醒。偶尔睡着，我在她身边会听到她呼吸不太正常，有时很急促，就是吸很大一口气，感觉没吐气就吸第二口。偶尔有时睡着会被口水呛醒。她仰着躺、侧着躺都会出现憋气情况。以前中午睡觉的时候几乎没有这种现象，这几天中午在学校里趴着睡也会憋。那种憋气的感觉我问过她，她说就是不能呼吸了，然后被憋醒。

2. 肚子里老有很多的气，稍微一拍背就呃逆，有时从剑突到肚脐向下捋也呃逆。之前我们觉得她是伏案学习时间过长，就买了一个简易的跑步机，她晚上一般在上面走 10 分钟，走完了也呃逆。这几天老有胃堵的感觉，仿佛胃里的食物停滞了。故孩子中午、晚上都不敢吃多。

3. 最近不吃饭也会憋气，我用手给她按肚脐，接着就呃逆。我感觉这与她情绪有关。

4. 晚上睡觉多梦，夜里常翻来覆去，睡醒后很累，孩子说做的多是她自己生活学习的梦，噩梦少。

5. 月经不正常。自去年 5—7 月一直没来月经，一是中考紧张，二是睡眠不好。8、9 月月经前两三天为褐色、深褐色，中间两三天有血，后面三四天又成褐色。在 5 月之前，她的月经就是这样，行经期很长，通常 8～10 天。最近这次（2021 年 1 月）来月经量较少，基本是褐色的。

6. 憋气病史比较长。孩子小学四五年级时在姥姥家，和弟弟一起在阁楼上睡觉，就开始出现憋气，但是一直不严重，孩子是那种细腻敏感型，就没有告诉我们。后来初中 3 年一直这样，我们带她去检查心脏、喉咙等都没问题，也吃了不少中药，但断断续续，偶有改善。现上高中学习紧张、吃饭不习惯，憋气加重。暑假期间，吃的肥甘厚腻有点多，憋气反而不太严重，我猜测与饮食有关。孩子憋气五六年了，平时在饮食方面很注意，因为我喜欢养生，所以平时凉的、辣的都尽量不让孩子吃。但孩子有时吃甜食多。

7. 平时的情况。①孩子会比一般人怕冷，会提前穿衣，没那么明显，春夏秋很正常，但冬天手脚温度会低；②孩子平时不出汗，但是只要一活动，出汗要比别的孩子多得多，非常明显；③她最近在学校里军训，且秋天干燥，喝水比平时多，平时在家里，不提醒一般不喝水；④她平时大便大约 2 天 1 次，这 1 周可能军训再加上刚上高中，大便不太规律，已经 4 天没大便了，孩子说是老排气，但晚上回来时排便不出。大便最近比较干，成型；⑤平时容易疲劳，困倦乏力，不爱活动，喜欢坐着或躺着；⑥孩子的性格有点内向，比较敏感，但不多愁善感；⑦孩子体重 52kg，身高 155cm，比别的孩子发育慢。⑧到医院检查，没啥器质性问题，以前看过不少中医，多开下气的药，效果不明显。

按：血府逐瘀汤出自清代著名医家王清任所著的《医林改错》，是王清任著名的"五逐瘀汤"中的一个。王清任笔下的血府逐瘀汤，几乎无所不能治，"主治胸中血瘀证。胸痛，头痛，日久不愈，痛如针刺而有定处，或呃逆日久不止，或饮水即呛，干呕，或内热瞀闷，或心悸怔忡，失眠多梦，急躁易怒，入暮潮热"。看到这里，让人往往会产生"老虎吃天，无从下爪"之感，能治的病太多，反而让人抓不住重点。也许是这个缘故，导致这首好方在不少大夫那里，没有用武之地。

跟诊王幸福老师时，发现老师经常开血府逐瘀汤，有不少疑难杂症，多年治疗不效的，老师径直开此方，竟取得很好的疗效。因此方所治疗疾病的范围很广，很难总结出规律，于是请教了老师。

老师说，他临床使用血府逐瘀汤的指征就八个字"症状繁多，查无实据"，王清任原著里血府逐瘀汤治疗的病证很多，属西医学"自主神经紊乱"。这类患者描述最多的就是"全身不适"，到医院检查却一切正常，这时候就可以考虑用血府逐瘀汤。

老师经常说，要把一个方学好，看名家医案是最有效的方法；医案中有思路，有处方，有用量，把同一类医案放在一起对比着学，然后拿到临床中多加运用，慢慢就掌握这个方的用法了。

以上几则医案，患者基本都是表现为"症状繁多、查无实据"，没有器质性病变，但就是全身不舒服，用血府逐瘀汤取得了显著疗效。本书其他医案也有用血府逐瘀汤为主治疗的，归在杂病论治、妇科等章节，可参考。

皮肤病治验多则

【医案1】牛皮癣。

王某，女，59岁，湖南衡阳人，2021年4月28日初诊。

患者诉脚踝局部患牛皮癣6年，痒甚；多方求治无效，饮食二便正常，睡眠差，夜间睡觉怕热难眠。患者家属为中医大夫，曾开方为其治疗，效不佳，故请王老师网诊。

刻诊：人略胖，脚踝处患牛皮癣6年，胁间有湿疹；便软；夜间怕热，舌胖淡，苔白腻，网诊脉不详。

处方：五苓散合当归补血汤加减。茯神30g，茯苓30g，猪苓30g，泽泻30g，桂枝30g，肉桂6g，苍术、白术各30g，生黄芪60g，当归尾10g，乌梢蛇30g，水牛角30g，土茯苓45g。15剂，水煎服，每日2次。

5月24日二诊：家属微信反馈15剂中药已经吃完，身体无异常情况，局部病灶皮肤比之前柔软一些，皮屑也少了一些，病情有好转。并拍舌照和皮肤照片给王老师。

老师回复：效不更方，继续服。同时加服羟苯磺酸钙每粒0.5g，每次1粒，每日3次，饭后服。

按：中医治疗牛皮癣，大多数人都会想到凉血活血；此案处方并没有凉血活血药，然患者服药15天后，取得了明显的疗效。于是有学生问，老师这样处方，用意何在？

按照传统中医的看病流程，首先是望闻问切四诊合参，后辨证处方；此例患者因是网诊，脉象不明，故望诊和问诊很重要，望诊重点是舌苔，此患者舌胖大齿痕，可知有脾虚；苔白腻，为痰饮水湿的指征，湿郁久化热，故患者夜间怕热睡眠差。

据此判断，患者主要病机为脾虚湿重，以五苓散为主方健脾利湿；当归补血汤为老师治疗皮肤病经验用药，取其补气活血，托毒生肌之效。考虑牛皮癣病机本为血虚、血热加湿毒，故加专药乌梢蛇养血祛风、加水牛角凉血活血，加土茯苓清利湿毒。

【医案2】上半身痒疹。

马某，女，64岁，陕西西安人，2021年7月1日初诊。

患者为王老师的一位老患者，十几年前曾找王幸福老师治愈过更年期综合征，后失去联系。

自诉5年前开始面部、颈部、胸部频发痒疹，在中医院针灸科接受了几年的穴位注射治疗，同时服中药，短期有效，但后期巩固不够理想，遇风、换季还是会复发。后多方打听，联络到老师，遂前来看诊。

诊脉期间，患者一直用手抓挠面部，尤其是两侧颧骨处，泛红起痘明显。询问起病原因，患者称5年前曾服过一段时间蜂干浆，就开始经常起痘，疑为蜂王浆所致。

刻诊：每到夏天或换季时面部、颈部两侧、胸部两侧起红疙瘩，又扎又痒，脉沉软滑，舌淡红苔薄。

诊断：风热袭表。

处方：消风散合银翘散、导赤散。当归10g，生地黄15g，防风10g，蝉蜕10g，知母6g，苦参6g，荆芥10g，苍术10g，牛蒡子12g，生石膏30g，生甘草15g，川木通10g，猪苓10g，茯神30g，泽泻15g，生白术15g，金银花15g，连翘15g，桔梗3g，薄荷6g，竹叶10g，淡豆豉6g，桂枝10g。7剂，水煎服，每日3次。

患者分别于8月10日、8月17日复诊，称服药期间瘙痒有改善，比以前吃药的效果好一些，但一停药就痒得不行，时好时坏。老师在原方基础上略作加减，嘱其继续服用。

8月24日四诊：患者反馈上周7剂药已服完，疗效不明显，最近口干舌燥，嘴唇长疮，瘙痒发作得也频繁了一些，并询问需不需要调方。

老师略思索后问患者："服药期间大便稀不稀？"

患者答："不稀。"

老师说："用了这么多凉药，大便也不稀，你平时是不是怕热，容易上火？"

患者答："我就是怕热，爱上火。"

老师说："我明白了，这次换个思路。"

处方：温清饮合皮肤解毒汤加减。赤芍15g，生地黄30g，川芎10g，黄连10g，黄芩15g，黄柏10g，栀子10g，首乌藤30g，蛇床子30g，地肤子30g，土茯苓60g，莪术10g，生甘草15g，当归10g，地骨皮30g。

8月31日五诊：患者反馈这次7剂药比前面几次疗效明显，上火症状改善，瘙痒也减轻了很多，平时只要不出去，不吹风，基本和正常人一样；只有在外面受风了，偶尔会痒。

效不更方，原方加荆芥、防风各10g，继服7剂。患者此后又服上方14剂，瘙痒症痊愈。

【医案3】皮肤顽固性过敏。

吴某，女，43岁，2021年9月2日初诊。

患者是王老师弟子的同事，也是一名医务工作者，近半年一直皮肤过敏，最初是会阴部大面积过敏，服用一些祛湿药物痊愈。

目前主要症状是肘部顽固性过敏，喝了不少中药，反复难愈。主要表现为奇痒无比，每次痒时，一定要挠出血才能减轻。因患者不在西安，特请老师网诊。

刻诊：银屑病，肘部痒疹，晨起干呕，手脚心热，便秘；肺部结节直径约1cm；眠差，舌红苔薄，网诊脉不详。

处方：温清饮合皮肤解毒汤。土茯苓60g，川芎10g，莪术10g，黄连10g，黄芩10g，紫草30g，地骨皮30g，当归10g，赤芍15g，白芍15g，生地黄30g，生甘草 30g，阿胶 10g，牡丹皮 10g，白鲜皮 15g，干姜 10g，仙鹤草 30g，乌梢蛇 30g。7 剂，水煎服，每日 3 次。

9 月 10 日二诊：患者反馈喝完 7 剂中药，睡眠和便秘明显好转；皮肤仍瘙痒，皮肤科诊断为神经性皮炎，服药后口腔出现轻微溃疡，手心发热不减，口腔发热，肛门也有瘙痒。

患者总体偏热，故去仙鹤草，改为老鹳草 30g 祛风通络；再加桑白皮 30g 清热祛风。继服 7 剂。

9 月 18 日三诊：患者反馈皮肤基本痊愈，摸上去和其他皮肤差不多，只是仍觉得口中热、手心热，又因有肺结节，询问可否原方加泻白散。

老师答：可以。

按：案 2 和案 3 患者症状相近，主要诉求都是痒疹，瘙痒难耐。

案 2 治疗过程颇为曲折，前三诊疗效不显著，好在患者对医生信任度极高，说自己吃了几年中药了，也没有治好。在老师这里吃了 3 次药，虽然没有痊愈，但还是稍有改善的。患者费劲曲折找到老师，就是相信老师肯定能把自己的病治好。四诊时通过询问患者服药后的状况，了解到患者的体质还是偏热，故转换思路，以温清饮为主方，患者服药后，症状大为改善，几近痊愈。因病史比较长，患者担心停药后复发，主动要求再服药一段时间，以巩固疗效。

案 3 患者舌红苔薄，便秘，手脚心热可知，体质是偏热的，以温清饮合皮肤解毒汤加减，共服药 14 剂，困扰多日的皮肤痒疹即告痊愈。

案 2 和案 3 均以温清饮合皮肤解毒汤为主，疗效卓著。对皮肤解毒汤，老师在《杏林薪传》中详细论述过，此处不赘述。在此主要讲讲温清饮这个方子。

温清饮出自明朝江西名医龚廷贤所著《万病回春》卷六血崩门，由当归、白芍、熟地黄、川芎、黄连、黄芩、黄柏、栀子八味药所组成，实际上是四物汤和黄连解毒汤二方合为一方，主治妇人经行不住，或如豆汁，五色相杂，面色萎黄，脐腹刺痛，寒热往来，崩漏不止。

从药物组成来看，此方主要针对血虚血热所致的妇科病，引申来治皮肤病痒疹，也是异病同治的体现。临床大多数皮肤病患者，都表现为遇风加重，通常用消风散、防风通圣散等方子祛风止痒。但有一些皮肤病，是由于血热生风，治疗上要偏于凉血补血，方可取效。

以上两案中的患者，均表现为一派热象，且瘙痒的部位都与肝胆经有关，如案2患者主要发病部位在两颧，颈两侧，胸两侧，经络上属肝经；案3患者主要发病部位在肘关节附近，经络上属胆经，而且此患者平时阴部易发湿疹，阴部属肝经，阴部湿疹为肝经湿热所致。故由此推测，两名患者的病因在于肝经郁热，以温清饮凉血泻热，故能快速取效。

皮肤解毒汤主要针对热毒郁内、遇风而发的皮肤疮疡等，此处与温清饮合用，增强泻热解毒之效。

【医案4】干燥脱皮瘙痒症。

柴某，女，48岁，陕西西安人，2021年7月8日初诊。

患者自述1年前开始，全身多个部位经常干燥蜕皮，发红痒甚；特别是情绪急躁时，则更加严重。如果晚上休息好了，病情能减轻一些。在中医院服药近1年，时轻时重，未能痊愈。入夏以来，病情越发严重，痒到难忍只能用紫草油涂抹患处，方可忍受。

刻诊：双臂双腿脱皮干燥痒甚1年多，色略红；鼻翼两侧脱皮干燥痒；便溏，小腹疼痛；痰多色黄2年；月经不调量少色黑；脉浮软，舌淡红苔薄白。

处方：犀角地黄汤合皮肤解毒汤。水牛角30g，牡丹皮10g，赤芍10g，生地黄30g，土茯苓60g，莪术10g，川芎10g，黄连10g，金荞麦30g，黄芩30g，鱼腥草30g，干姜10g，紫草30g。7剂，水煎服，每日3次。

7月29日二诊：患者反馈瘙痒减轻很多，黄痰几乎没有，便溏改善，手部干燥皲裂，使用王老师书中的桃仁猪油治皲裂的偏方后，皲裂很快愈合。目前主要症状是眼睛干涩，皮肤偶尔瘙痒，心慌心跳，心率慢（每分钟55次）。原方略调。

处方：水牛角30g，牡丹皮10g，生地黄30g，赤芍10g，土茯苓60g，莪术10g，川芎10g，黄连10g，干姜10g，紫草30g，桃仁10g，红花10g，当归10g，秦皮15g，白鲜皮30g，生甘草30g，桂枝15g，连翘30g，忍冬藤30g。15剂，水煎服，每日 3 次。

按：此患者从舌脉看，属血虚风燥，兼有血热，故表现为全身多部位干燥、发红，痒甚；以犀角地黄汤养血凉血；合皮肤解毒汤清解热毒；痰多色黄为肺热，加"三板斧"黄芩、鱼腥草、金荞麦清热化痰；脾虚便溏加干姜，血热加紫草清热凉血。

二诊症状大为改善，考虑患者接近更年期，月经量少不调，而一诊方着力于清热凉血解毒，补血之力稍弱，故加桃红四物汤加强补血，"治风先治血，血行风自灭"。黄痰已消失，去"三板斧"，心率慢加桂枝甘草汤强心阳；秦皮、白鲜皮凉血止痒；连翘、忍冬藤清热解毒。

【医案 5】全身瘙痒 20 余年。

薛某，男，陕西省榆林人，2019 年 12 月 15 日初诊。

患者自诉患皮肤病 20 余年，表现为全身瘙痒难耐。病史如此长，确实令人吃惊。患过皮肤瘙痒的人都知道，痒比痛难受得多，有些患者因为瘙痒难耐，宁愿把皮肤抓挠得鲜血淋漓，也感觉比痒好受些。

问及这么多年如何忍受，患者苦笑言中药西药、单方偏方都试过，有的有效，始终无法根治，这次是朋友介绍而来，希望在王大夫这儿能结束痛苦。患者说着撩起袖了，手臂上密密麻麻的伤疤，让人目不忍睹。

刻诊：体略胖，全身痒疹 20 余年，怕热，脉寸关浮滑，舌红嫩，苔薄有杨梅点。

处方：龙胆泻肝汤合皮肤解毒汤加减。龙胆草 10g，车前子 15g，川木通 10g，黄芩 12g，栀子 12g，当归 12g，生地黄 30g，泽泻 15g，柴胡 6g，生甘草 30g，土茯苓 30g，川芎 6g，莪术 6g，黄连 6g，忍冬藤 20g，紫草 15g，地骨皮 30g，连翘 20g，地肤子 20g，白鲜皮 15g，川牛膝 10g。15 剂，水煎服，每日 3 次。

2020 年 1 月 9 日二诊：患者反馈 15 剂药服完，改善很明显，未再发新疹；原来挠破后痊愈的皮肤颜色比较深，服药后颜色变浅；平时几乎不痒了，只是气温变化的时候，还会有一点痒。希望继续服药，巩固一下。

观舌苔仍有杨梅点，脉略浮滑，提示体内湿热尚未完全祛除，原方略作调整，加大土茯苓、地骨皮、白鲜皮用量；加野菊花清热解毒，乌梢蛇祛风止痒。

处方：龙胆草 10g，车前子 15g，川木通 10g，黄芩 12g，栀子 12g，当归 12g，生地黄 30g，泽泻 15g，柴胡 6g，生甘草 30g，土茯苓 60g，川芎 6g，莪术 6g，黄连 6g，忍冬藤 20g，紫草 30g，地骨皮 50g，连翘 20g，地肤子 20g，白鲜皮 30g，川牛膝 10g，乌梢蛇 20g。15 剂，水煎服，每日 3 次。

按：此患者罹患皮肤痒疹 20 余年，按照一般思路，病久必虚，很容易被诊断为虚证，参考患者以往处方，大都是滋阴养血，养血祛风的思路，间或有疗效，但多数不效。20 年来反复治疗，病情却越来越严重，说明疾病的本质并未被触及。

从患者体质看，体型健壮略胖；而且患者两次来诊，每次一进诊室就脱了外衣，提示他并不怕冷。加上脉弦滑，舌红，提示其并非虚寒证，而是热证、实证；舌有杨梅点，进一步确定体内有湿热。故以龙胆泻肝汤清利湿热，皮肤解毒汤清热解毒；加白鲜皮、紫草、连翘等专药，清热、凉血、止痒。二诊症状改善明显，患者提到遇气候变冷会复发，加乌梢蛇 20g 祛风止痒。

20 余年顽疾，15 剂药即收显效，我认为取效的关键在于对症。临床治病，切忌先入为主，一看病史长，就认为是虚证，采取补益之法，往往会越治越重；还是要参看舌脉，对症下药，方可药到病除。

【医案 6】划痕性过敏性皮炎。

潘某，女，30 岁，陕西西安人，2021 年 3 月 2 号初诊。

患者主诉全身发痒难忍，以前基本每年都是春节后发作，到了夏天好转，几年来多处求医，西医中医看了无数，未能解决根本问题。以前是局部发作，主要集中在腹部；去年一进入秋天就开始发作，等过完年后就扩展到全身，坐立不安。经多方打听，找到王老师，希望能治好瘙痒症。

患者把衣袖拉上去，露出手臂，整个手臂泛红，有些地方还有血痂，患者说实在痒得厉害，就使劲用指甲挠。

老师用指甲在患者手臂上轻轻划了一下，呈现出一条高于皮肤的划痕，类似于中医学中的荨麻疹，现代医学称为划痕性过敏性皮炎。

刻诊：划痕性过敏性皮炎，全身痒，月经淋漓不尽（10 天左右），特别怕冷，脉浮软尺不足，舌淡苔薄。

处方：消风散合桂枝汤合定经汤加减。当归 15g，生地黄 30g，防风 10g，蝉蜕 10g，知母 6g，苦参 10g，胡麻仁 10g，荆芥 10g，苍术 10g，牛蒡子 10g，生石膏 30g，生甘草 30g，木通 10g，桂枝 15g，白芍 15g，生姜 6 片，大枣 6 枚，地骨皮 30g，白鲜皮 30g，蛇床子 20g，生龙骨 30g，生牡蛎 30g，菟丝子 30g，怀山药 30g，茯苓 30g，柴胡 6g。7 剂，水煎服，每日 3 次。

医嘱：服药期间忌口，海鲜类，辛辣油腻不能吃，最好能适当运动，微出汗，注意不要受凉。

3 月 26 日复诊：患者反馈服完 7 剂药，瘙痒减轻很多，自己照原方又抓了 5 剂药，服完后基本不痒；本月行经也较前时间短，以前长达十几天，本月缩短为 8 天；怕冷也有改善。

服药期间饿得特别快，饭量很大；另外，服药后感觉气虚严重，且此症状长期存在，服后总感觉气不够用，此次主要想解决这个问题。

处方：当归补血汤合麻黄桂枝各半汤加减。当归 10g，生黄芪 60g，生麻黄 6g，桂枝 15g，苦杏仁 6g，生甘草 15g，白芍 15g，生姜 6 片，大枣 6 枚，太子参 30g，生石膏 30g，海螵蛸 15g，菟丝子 30g。7 剂，水煎服，每日 3 次。

按：患者初诊主诉皮肤瘙痒，以消风散祛风止痒；怕风怕冷，舌淡苔薄，以桂枝汤温阳，调和营卫；月经淋漓不尽，尺脉沉，可知为肾气虚导致的月经不调，以定经汤疏肝补肾，养血调经。三方合用，标本兼顾，7 剂药即取良效。

二诊主诉气虚，当归补血汤益气养血，加太子参增强补气之力，加菟丝子补肾益精；麻黄桂枝各半汤祛风止痒，加海螵蛸止痒，防止皮肤瘙痒复发；患者易饥为胃火大，胃功能亢进，加生石膏清胃火。

【医案 7】外阴湿疹。

崔某，女，47 岁，河南郑州人，2020 年 8 月 6 日初诊。

患者主诉全身及外阴湿疹。外阴部位尤其严重，患处表面似有一层白膜（疑似外阴白斑），触摸硬结，瘙痒严重，挠破后瘙痒方能减轻片刻。患者掀开衣袖、裤管，四肢瘢痕累累，皮肤干燥。

患者称自 2016 年患病后一直采取西医、中医治疗，时好时坏。患者本人是一名西医大夫，起初发病时采用西医方法治疗，主要是涂抹外用止痒抑菌膏，涂抹后瘙痒减轻，但停药后复发，且比以前更严重，疑药膏内含有激素药所致，故不敢再继续使用。患者患病后性格也变得急躁不安，已严重影响到工作，几年间四处求医未果。几天前经同事推荐，来西安求治。

刻诊：慢性湿疹，外阴湿疹，肛周湿疹，瘙痒，便黏，小便味臭，寸关浮滑，舌尖边红、中后部厚腻。

诊断：湿热下注，热毒壅盛。

处方1：龙胆泻肝汤合五味消毒饮加减。龙胆草10g，白鲜皮30g，紫草30g，栀子10g，黄芩10g，当归10g，生地黄15g，川木通10g，泽泻10g，车前草30g，柴胡6g，忍冬藤30g，生甘草30g，苦参10g，野菊花15g，地骨皮30g。7剂，水煎服，每日3次。

处方2：皮肤解毒汤加减。土茯苓60g，莪术10g，川芎10g，生甘草30g，黄连10g，金银花10g，蛇床子20g，野菊花30g，地骨皮30g，川萆薢30g。7剂，水煎服，每日3次。

服法：两方交替服用，1日1剂。

8月20日复诊：患者反馈14剂药已服完，瘙痒略减轻，但还是难以忍受；小便略黄，服药后大便稀。

查舌苔厚腻减轻，提示体内湿热已不重，处方1停服。处方2加车前草利小便；加生石膏止痒，此经验来自于王老师早年见同事遇到皮肤瘙痒的患者，一般采用注射硫酸钙的办法帮助患者止痒。受此启发，老师在治疗瘙痒症患者时，加入生石膏，达到快速止痒，缓解痛苦。方中还加专药白鲜皮、苦参各30g，百部10g止痒。舌略红，加紫草30g凉血活血。因患者反馈药太苦太难喝，加大枣6枚调和药味，同时可以顾护脾胃，以防寒凉伤胃。

处方：土茯苓60g，莪术10g，川芎10g，生甘草30g，黄连10g，金银花10g，蛇床子20g，野菊花30g，地骨皮30g，川萆薢30g，车前草30g，生石膏30g，白鲜皮30g，紫草30g，生百部10g，苦参30g，大枣6枚。7剂，水煎服，每日3次。

8 月 27 日三诊：症状减轻，原方不变，继服 20 剂。

9 月 17 日四诊：症状进一步减轻，服药后胃略胀，加枳壳 30g 行气除胀。

10 月 7 日五诊：寸关已不浮滑，舌苔不腻了，舌略红，腿部瘢痕基本消失，患者自诉外阴部位基本痊愈，瘙痒已止，因湿热去，小便已不臭，去车前草、川萆薢，继服 10 剂。

半月后，患者反馈诸证痊愈。

按：此案以皮肤解毒汤加减为主治疗。

从患者舌脉来看，寸关浮滑，舌苔腻，反映了体内湿热、湿毒较重，故首诊开了双处方，以龙胆泻肝汤和皮肤解毒汤两方交替服用，一方面清脏腑之湿热，另一方面解皮肤之毒。

由脉浮滑、苔腻、便黏可知，患者体内湿热较重，以龙胆泻肝汤为主清利湿热；合五味消毒饮，加强清热解毒之力。

全身湿疹，外阴尤重，以专方皮肤解毒汤清热解毒。患者瘙痒甚，加蛇床子利湿止痒；皮肤干燥，加专药地骨皮滋阴止痒；小便味臭，加专药川萆薢利尿除臭。

两方交替使用，使药物的作用点更加集中，故显效。

二诊舌苔已不厚腻，提示湿热已祛大半，故二诊只用皮肤解毒汤加减，主要解决湿疹、瘙痒的问题。之后根据症状表现，随症加减，最终将此疑难杂症治愈。

此案有两点经验总结，分享如下。

（1）专药的运用：如小便臭用川萆薢、瘙痒甚用大量生石膏、百部、白鲜皮等，都是王老师临床多年的经验总结疗效十分确切。

（2）专方的使用：皮肤解毒汤是老师临床使用频率很高的方子，可以说遇到湿疹患者，基本都是以此方为主，结合患者其他症状，随症加减，临床疗效确切，是一首值得推广的好方。

【医案 8】严重面部痤疮。

夏某，女，30 岁，陕西西安人，2018 年 12 月 20 日初诊。

患者身材瘦削，情绪低落，语声低沉，少言寡语；面部皮肤红肿，痘疮密布，自诉年已 30 岁，面部痤疮 4 年余，对工作及婚姻都受到巨大影响，痛苦难以言喻。

四年来到处奔波就医，疗效不佳；久而久之，内心愈发烦闷，几近抑郁。

前几天在超市碰见以前的同事，这位同事以前也患有严重痤疮，现在面部白皙光洁。后经同事推荐，来王幸福老师处就诊。

刻诊：面部痤疮，经前加重，双手脉寸关浮滑，舌淡红苔白。

诊断：肝胆湿热，热毒上攻。

治法：清热利湿解毒。

处方：五味消毒饮合龙胆泻肝汤加减。龙胆草 10g，栀子 10g，黄芩 10g，当归 12g，生地黄 15g，木通 6g，泽泻 15g，柴胡 12g，连翘 20g，忍冬藤 30g，车前子 15g，紫花地丁 20g，蒲公英 30g，野菊花 30g，知母 10g，黄柏 10g，丹参 30g，白芷 25g，天花粉 25g。7 剂，水煎服，每日 3 次。

12 月 28 日二诊：患者反馈面部红肿消退许多，痤疮变化不大，患者反馈服药后大便次数多，便稀，询问是否正常。

老师答正常，予热毒以出路。原方加火炭母 10g，继服 7 剂。

三诊：7 日后未见患者来诊，直至 20 天后，自称前 14 剂药服完，痤疮消掉一半，因中药味道实在太苦，服药困难，产生了畏惧心理，不想再治，指望通过前 14 剂药的后续作用，将剩余痤疮自行消掉。

患者："不料今天早上洗脸时，发现额头又涌出新的痤疮，心中恐慌，于是即刻前来治疗。"

老师说："你这病史四年，算挺长的了，不能指望短期内痊愈，太急于求成反而会前功尽弃，这次治疗不能再半途而废了。"

患者连连点头："这次一定配合大夫，坚持服药。"

诊其脉已不像前次之浮滑弦，而渐显浮濡之象，遂将原方去生地黄，另加入当归 12g，熟地黄 30g，川芎 10g，赤芍 10g 以养血活血。7 剂，水煎服。每日 3 次。

四诊：10 日后观其面色大有改观，面部大部分已恢复皮肤原貌，唯余下巴几粒痤疮，以及以前长痤疮的地方还留有浅浅的痘印。

处方：当归补血汤合桃红四物汤合消瘰丸加减。桃仁 10g，红花 10g，当归

15g，熟地黄 30g，蒲公英 30g，川芎 10g，白芍 15g，玄参 15g，生牡蛎 30g，浙贝母 30g，黄芪 30g，连翘 30g。7 剂，水煎服，每日 3 次。

按：针对此类肝胆湿热，兼有气血不足的痤疮，王幸福老师临床治疗一般分为 2 个阶段，第 1 阶段清泄热毒，待热毒已清，再进行第 2 阶段治疗，主要以补益正气，养血活血为主，根据患者恢复的程度，辅以适当的清热解毒。

初诊主要目的是祛痘，用药以清泄热毒为主，方以五味消毒饮清热解毒；龙胆泻肝汤清泻肝火；加痘疮专药天花粉、白芷。

痤疮一证，总以体内雄性激素过高所致，王老师临床发现，知母、黄柏属清热药中富含雌激素的中药，用在此处一举两得；丹参凉血活血，清解血分热毒，此外，丹参也是一味富含雌激素的中药，用于此处相得益彰。

二诊主要目的是消除痘印，用药以补益正气、养血活血为准；方以桃红四物汤养血活血，消瘰丸清热滋阴，软坚散结；连翘、蒲公英清扫余毒；黄芪益气托毒，淡化痘印。处方攻补兼施，标本兼治，祛邪同时兼顾正气，起到调节全身气血的作用。

痤疮一证临床很多见，一则生活压力大，人们普遍肝火大；二则肥甘厚腻辛辣之食盛行，人们热衷于寻求味蕾的刺激，并不顾身体的需求，大鱼大肉，麻辣劲爆，很容易蕴结热毒于体内。

特别强调，对于病程长的患者，治疗上一定要虚实兼顾，不可一味清热解毒，过度寒凉会遏制热毒的发散；亦不可一味施以温药，以免火上浇油；一定要审证求因，虚实兼顾，寒热同调，方可根治。

【医案 9】带状疱疹。

此患者是位 50 多岁的女士，经常来找老师看病，恰逢周四老师出诊，她一大早就过来了，一进门就说："王医生，又来麻烦您了，快给我开个方子，疼得实在受不了，连着几天晚上都没休息好。"

说着撩起衣服下摆，只见腰部环绕一圈，皮肤发红略肿，有些地方已经起了水疱。

老师问："什么时候发作的？服了什么药？"

患者说："上周三开始有点痒，我怀疑是带状疱疹，因为我父亲上次也是这样的症状，后来就确认是带状疱疹，还是您给开的药，现在已经好了；我一个亲戚也是这个病，我推荐来您这儿，现在也好了。"

"我的疱疹刚开始不严重，就是有点肿、有点痒，我服了阿昔洛韦，到今天已经8天，肿的地方塌下去一些，但是慢慢又起了水疱，有的还破了，疼得厉害。请老师赶快给我开药吧！"

刘某，女，52岁，陕西西安人，2018年10月18日初诊。

刻诊：腰腹背部带状疱疹，疼痛，睡眠差，舌红苔薄黄，脉浮滑。

处方：瓜蒌红花汤加减。全瓜蒌60g，红花6g，生甘草30g，大青叶15g，板蓝根15g，白蒺藜30g，鸡矢藤60g，缬草10g，合欢皮10g。5剂，水煎服，每日3次。

另嘱患者自行购买利福平眼药水，外涂于患处，不拘次数。

老师说目前关键是要赶快结疤，服汤药的同时要用利福平眼药水外涂，过去我用二味拔毒散（雄黄、白矾）外敷，效果更好，但是很多患者嫌麻烦，有时候就忘了涂。用利福平眼药水简单，疗效也不错。

10月25日二诊：患者反馈红肿大部分已消，早上起来偶有针刺样疼痛，口干渴，晨起眼睑略肿，小便不利，希望再开几剂药巩固。

原方加金果榄6g清热，加茯苓30g。患者舌淡红苔白，结合晨起眼睑略肿，可知口渴非阴虚所致，而是水湿中阻、津不上承导致，故用茯苓。继服5剂。

按：处方以王老师临床治疗带状疱疹验方"瓜蒌红花甘草汤"为主，清热活血凉血。此外，患者睡眠差，加专药鸡矢藤、缬草、白蒺藜、合欢皮安神助眠。此处用大量鸡矢藤一方面助眠，另一方面用于止痛。关于鸡矢藤止痛在前面医案中已提过多次，此处不赘述。

老师说：这么多年我治疗带状疱疹，用过不少方子，早期的话就数这个瓜蒌红花甘草汤好用，起效很快，除了服用后大便稀一点，无其他不良反应。

另外，配合外涂二味拔毒散，几剂药就痊愈了；这个病关键是要抓紧时间治，拖得时间长了，会留下带状疱疹后遗症，很疼痛，也比较难治。我曾经治过一名先生的带状疱疹后遗症，他常疼得没法穿衣服，很受罪，那种疼痛是很难忍受的。我给他开了蜈蚣全虫散，服用了很长一段时间才慢慢不痛。

带状疱疹中医俗称"腰缠火丹"，因其好发部位在腰腹背部而得名；而临床实际中，主要是沿着周围神经走向分布，除了腰腹背好发病，面部、口腔、耳朵、腹股沟、四肢皆可发病。易感人群主要是免疫力较差的中老年人，尤其是 50 岁以上人群最罹患此病。

西医主要采用内服抗病毒药物，如阿昔洛韦、伐昔洛韦等，紫外线、红外线照射患处，或用激素类药物控制等方法，不良反应较大；中医治疗方法简便、起效快，后遗症相对较少，受到广大患者的欢迎。

第7章 医案医话

本章是王老师在日常诊疗中的所思所想、对学生的教导，以及与学生、同行之间的学术讨论，其中有不少的闪光点，可以带给我们很多启发。

老师经常说，中医不难学，不要把中医神秘化，但也不是说任何人都能学，得有一点悟性，没有悟性，顶多就是个普通的医生，按照书本教的用药，疗效好坏参半；如果能够勤思考，才能成为高明的医生。

掌握方法，脉诊并不难

记得初学中医的时候，亲戚朋友一见面，第一句话就是：来，给我把个脉！要不就是问学的咋样了，会把脉了没有？普通老百姓看来，把脉就是学中医的第一道门槛，不会把脉，就不是一个正宗的中医，会把脉，才称得上是个中医高手。

不仅老百姓有这样的想法，很多中医初学者、中医爱好者亦是如此，总想找个脉诊厉害的老中医，把这门绝技学到手，像书上写的、电视剧里演的神医一样，手搭在脉上，患者不用说一句话，医生就能说得头头是道，让患者心服口服。只是这样的神医难找，诊脉也很难掌握。

跟王幸福老师临床之前，我也曾将王叔和《脉经》所列的28种脉象熟读无数次，但遇上患者，手搭于脉，很多时候并不能跟书上所描述的脉象完全对上号，于是一直归咎于自己学艺不精，还需要投入更多的时间和精力在脉诊上。

自2018年9月开始跟诊王幸福老师，每次老师把完脉，我总要自己再把一次，看看与老师把的有何不同。一段时间下来，我发现王老师关于脉象的病例记录比较简单，多是浮滑、弦滑、沉滑、浮软、沉弱、细弱几种，几乎完全用不上我所储备的关于脉学的知识。但即便是这样不细致的"把脉"，也并不妨碍老师对病情做出准确辨证，患者的复诊率和疗效说明了一切。

终于有一次，趁老师不忙，我鼓足勇气请教老师：《脉经》《频湖脉学》都记载了 28 种主要脉象，并将其分为 4 类，细致翔实，为何老师看病时关于患者脉象的记录总是那么几种？是其他的脉象不常见还是不重要呢？

老师答：这个问题很多学生问过我，对于这个问题，我的回答是我不太十分看重脉诊，但是我又很重视脉诊。我为什么这样说呢？这就涉及脉诊到底怎么学、怎么用的问题。下面老师又详细地进行了解释。

我不十分看重脉诊的原因就是古人说的"心中了了，指下难明"，你看书的时候，听老师讲的时候，感觉这个脉诊很简单，3 个指头摸一下脉，浮沉迟数，弦滑涩软，讲起来很容易，实践起来却不容易。

学好脉诊，需要大量的实践，也是需要悟性的；你必须有大量的实践，你才能体会到脉象和疾病的对应；所谓悟性，就是说对同一种脉，不同的人有不同的理解。比如一位患者，我们 10 个老中医来把脉，可以把出 10 种脉象，但是都能开出对应的方子，开出的方子也都有效。这就像我从西安去北京，坐火车可以去，坐高铁也可以去，坐飞机也能去，自己开车也可以去，最终都能到达那个地方，只要方向不错，条条大路通北京，就这么个道理，所以说这里面涉及一个悟性的问题。

我临床诊病，把脉主要就是辨个虚实，舌诊主要就是辨寒热，我曾经总结为两句话，就是"脉看虚实，舌辨寒热"。我们中医看病，辨证方法很多，但是最基本的就是八纲辨证。八纲辨证就是辨阴阳、表里、寒热、虚实；阴阳就是大的分类，我们可以先放在一边；表里我们一般指外感病和内伤病的区别；寒热、虚实涉及最多，不论患者年龄、性别及所患疾病的表里不同，都会提及。

寒热虚实最简单的定性方法就是我刚才说的"脉看虚实，舌辨寒热"。先把大方向搞清楚了，我们看病就不会发生方向性的错误。

一位医生分不清寒热虚实，可以说就是个庸医，来了个患者是寒证，你把他当热证来治疗，运用大量苦寒药，伤了阳气，雪上加霜，越治越重；本来是个热证，应该用苦寒辛凉的药，却用附子肉桂干姜的，岂不是火上浇油吗？

这就是说，我们中医治病先不说水平高低，首先要把方向辨准，主要就是通过脉诊和舌诊。脉诊如果照着教科书上学，不太好学，28种脉象背得滚瓜烂熟，临床还是"心中了了，指下难明"。

"脉看虚实"，主要就是看脉的有力或无力。手搭上脉，这个脉搏反击你手指的力量很大，就说明这个人的正气还是很足的；有人说这也有可能是邪气足，邪气足同时也说明你正气足，这才能有这种激烈的正邪斗争；如果摸着这个脉有力洪大，就可以定为实证，可以用一些泄下攻下的重剂药；如果脉沉细，小而无力，则表明患者体质偏弱、偏虚，这时用药就要谨慎，不要用攻伐药，如大黄、芒硝等，用之则犯虚实之戒了。

这种脉象就提示用药需小心，包括用补药，也不能用太大量的，如人参、熟地黄这些亦不能大量使用。这类患者已经很虚了，虚不受补，只能给少量频服的办法来缓补。

我们先通过把脉，把虚实定下来，接下来就通过舌诊，把寒热分清楚。"舌看寒热"，就是一个定病性的问题。如果体内有热，舌质一定是红的，红代表热，代表患者体内的机能亢进亢奋，那这就是热证，这在感冒、传染病这些病证中特别常见。从这一点可以断定不能用温热的药，否则就容易伤津。

如果舌头有点胖大，舌苔腻，舌上有杨梅点，这是湿热的舌相；如舌两侧和舌尖都是红的，说明有热象，舌苔厚就是有食积、有湿气，合起来可定为湿热。

通过舌质的红与不红，可以定证是偏热还是偏寒。如果舌质是淡而不红，就可以断定是偏寒偏虚。这在临床上提示可以用热药，如黄芪、人参、附子、干姜、肉桂等，都可以用。这时绝对不能用黄芩、黄连这类寒凉药。另外，用药前要看舌苔的薄厚，舌苔薄一般来说是正常的。如果没有舌苔了，可能是伤阴了，阴津不足以濡润舌体，就要用麦冬、石斛这类滋阴药；舌苔厚说明脾胃有湿热或者寒湿，进一步说明患者运化不利导致厚腻苔。

这就是我临床舌诊和脉诊的思路。具体的脉象舌象，你们临床经验多了，自然就慢慢地体会到了。

我曾经讲过，一名优秀的中医，必须要"博涉治病，多诊实脉，屡用达药"，经验多了，自然就有自己的体会。所以你们现在一年至少要摸 1000 个脉，这样你才能总结出来规律。

我始终认为，学脉并不复杂，我就是在实践中不断地摸索的，看书后反复琢磨。例如典型的肝硬化脉象，书上写的大部分都是弦硬如鲠，弦硬就是脉摸着像硬粉条一样，直上直下的，那临床是不是这样的呢？

通过实践，我发现肝硬化有这样的脉，但大多患者并不是。那这个脉是怎么得出来的呢？我 20 多岁刚从医时，看李时珍《濒湖脉学》，当时并没有很深刻的理解。例如，一位肝硬化患者来就诊，开始脉象把握得并不准，但是患者检查报告单显示肝硬化，就可以参照报告单来体会脉象，再结合患者的面相、气色。时间长了，脉摸得多了，就总结出经验。如此边实践边思考边总结，一个一个的脉去学习。又如感冒、胃病的脉，平时没事就找朋友摸摸脉，体会正常的脉，时间长了，总结得越来越多，就能逐渐内化成自己的经验。

又如一位男患者，表现为尺脉洪大，20—30 岁的患者多为肾虚；30—40 岁的患者多为前列腺炎，50—80 岁的基本上就是前列腺肥大、增生；女性患者尺脉洪大可能就是泌尿系感染，也就是我们说的妇科炎症，这就是规律。再如我常说的双关如豆，代表中焦有问题，或痰或瘀，或寒或热，再通过舌象具体判断。

懂得了基本规律，脉诊就没有那么神秘，只要认真，是很容易掌握的。

以下记录两则医案，一则是老师从脉象对比，判断两名患者病情孰轻孰重；另一则是老师根据脉象来定方选药，为患者诊病的过程。

【医案 1】预约来诊的这对夫妇来自中国澳门，是老师的粉丝；夫妻二人均为肺部有磨玻璃影，多处求医不效，偶然看到王老师的书，仔细研读之后，对老师的医术充满期待，不惧路途遥远，前来西安就诊。

进诊室后，丈夫说自己病轻，请老师先给妻子诊脉。

杨某，女，43 岁，中国澳门人，2019 年 8 月 5 日初诊。

患者体型瘦削，皮肤白皙，面部鼻翼两侧黄褐斑严重；双眉紧蹙，话语不多且愁容满面；自诉5月例行健康体检时，查出肺部有"磨玻璃影"；目前主要是晚上干咳，动则疲乏无力。

另外，8年前生完孩子，脸上就出现了黄褐斑，这2年越来越严重，吃了很多中药，没有太大改善。日常容易情绪低落，压力大，觉得自己患了很严重的病，心情无法放松。

刻诊：右肺上叶细小结节及"磨玻璃影"，肺炎，干咳，动则汗多；咽部异物感；面部黄褐斑；乳腺增生，子宫肌瘤，结肠息肉，痔疮，眠浅梦多，低血压，疲乏嗜睡，怕冷；双寸不足，关尺浮滑，舌淡齿痕苔白腻。

丈夫说："西医认为我太太有可能是癌症前期，她听了这话，一想到小孩，最小的才8岁，故而压力很大，常以泪洗面，在澳门、香港、珠海看过很多中医，收效甚微。由于怕冷严重，曾找扶阳派寻求治疗，附子用到了60g，还是没有解决怕冷的问题。"

老师边诊脉边说："不要紧张，目前从脉象看，不是很严重，抓紧时间治疗就行。当然，也不能掉以轻心，西医的检查指标有一定的滞后性，不能完全反映当下的实际情况。面部的黄褐斑和妇科肌瘤有关系，肌瘤治好了，斑就没有了。"

处方：当归补血汤、附子理中丸、消瘰丸、升降散合当归芍药散加减。生黄芪60g，当归12g，白芍30g，麸炒白术10g，茯神30g，川芎10g，泽泻25g，生晒参（细）15g，制附子6g，干姜10g，生甘草10g，防风6g，生牡蛎30g，玄参15g，蝉蜕6g，僵蚕10g，姜黄10g，生大黄6g，仙鹤草30g，蛤蟆草30g，生姜10片，益母草30g，泽兰15g，穿山甲6g，苍术10g，浙贝母15g，川贝母15g，清半夏12g。10剂，水煎服，每日3次。

开完方，老师示意丈夫坐下来诊脉。

【医案2】诊脉过程中，患者告诉老师，自己也是5月查出来肺部有"磨玻璃影"，因为平时在赌场工作，可能与工作环境有关；目前并没有特别不舒服的地方，只是血脂有点高，晨起口苦，口干，这次主要是陪太太看病，路途远，来一次不容易，有必要的话，自己也顺便调理一下。

看老师诊完脉，患者问："我的身体应该没什么大问题吧？"

老师答："表面看，你太太症状多，好像比你严重；但是从脉象上看，你的情况反而比她严重得多。"

"首先，你的脉摸起来是弦硬的，弦硬代表着动脉有一定的硬化，通俗地讲，就是血管的弹性不好，有动脉硬化的可能，一般老年人容易出现这种脉，比如高血压症、高脂血症的患者。

你才 40 多岁，这个年龄脉象不应该这么弦硬；你可以摸摸我的脉，我都 60 多岁了，脉比你有弹性得多。总体来看，你太太是虚证居多，你是实证为主，她反而没你严重。"

患者说："您说得对，我确实有高血压症，高脂血症，脑动脉硬化，但我平时精力很充沛，工作状态也好，所以我一直认为自己的身体没多大问题，反而一直担心我太太的身体。请您也帮我开方调理一下。"

杨某，男，43 岁，中国澳门人，2019 年 8 月 5 日初诊。

刻诊：左肺磨玻璃结节，钙化点，高血压症，高脂血症，肠道息肉浅表性胃炎，脑动脉硬化，瘿瘤，晨起口苦，夜间口干，右弦硬，左关弦硬、寸不足，舌淡苔白腻边有痰涎。

处方：海白冬合汤、消瘰丸、二陈汤加减。海浮石 30g，白英 30g，冬瓜子 30g，桃仁 10g，生薏苡仁 45g，麦冬 15g，生百合 30g，鬼针草 30g，生牡蛎 30g，玄参 30g，浙贝母 15g，全瓜蒌 20g，清半夏 10g，穿山甲 6g，炙鳖甲 10g，灵芝 15g，生甘草 6g，陈皮 10g，茯苓 30g，川牛膝 25g，怀牛膝 25g，法半夏 10g，北沙参 30g，芦根 30g。10 剂，水煎服，每日 3 次。

按：以上两位患者分别在 2019 年 8 月 14 日，8 月 31 日前来复诊，症状都有所改善，老师在原方基础上略为调整，嘱继续服用即可。记录这两则医案，主要想通过对比来诠释王老师一直强调的"脉看虚实"观点。

经常有学员及中医爱好者问老师，感觉脉诊很难，需要花很多功夫去学，不知道如何去学。老师曾经讲过，临床看病，"舌脉"很重要，主要掌握八个字"脉看虚实，舌看寒热"，平时多摸脉分清虚实，多看舌象分清寒热，慢慢地就掌握了这两点。掌握了舌脉，再加上问诊，辨证处方就八九不离十了。

临床用药如何少而精

过完年后，受疫情的影响，老师一直没有出诊，有不少患者频频询问老师何时出诊，但为了安全起见，老师一直没有答应出诊。直至西安已连续 20 天没有新增病例，人们终于获得了些许自由，大部分企业也开始陆续复工，市民可以凭借一码通出入各公共场所。

2019 年 3 月 9 日早上 7 点多，老师微信告知我，有几个预约的患者，如果有时间可以过来抄方。我忙赶到医馆，患者已经在等候了。

第一位患者是位 46 岁的女性，患支气管哮喘将近 1 个月，因发病时正是疫情严重的阶段，不敢去医院，在家自行服用头孢之类的消炎药，无效；前几天疫情缓解，这才敢到医院去，在医院输液 1 周，病证无明显改善。

其姐姐是老师的老患者，十分推崇中医及老师的医术，故推荐妹妹前来找老师治疗。

孙某，女，46 岁，陕西西安人，2020 年 3 月 9 日初诊。

刻诊：支气管炎，咳嗽痰多，痰黄而黏，胸腹胀，有风湿病史；右脉浮滑，舌质略红苔白腻。

处方：千金苇茎汤、小陷胸汤合桔梗汤加减。冬瓜子 30g，桃仁 12g，生薏苡仁 50g，芦根 30g，黄连 10g，全瓜蒌 20g，清半夏 10g，桔梗 10g，生甘草 15g，黄芩 15g，金荞麦 15g，鱼腥草 15g，穿山龙 30g，鸡矢藤 30g，陈皮 15g，蜜枇杷叶 12g，厚朴 10g。5 剂，水煎服，每日 3 次。

按：患者主症为痰多痰黄黏，以千金苇茎汤合小陷胸汤清热化脓祛痰；黄芩、金荞麦、鱼腥草是老师临床治疗热痰的"三板斧"。为了便于记忆，我称这组药为"黄金鱼"，临床但见痰黄痰多，皆可将其加入辨证方中，能显著增强疗效。此外，患者痰多咳嗽，故化痰的同时必须宣肺理气，加枇杷叶宣降肺气；厚朴、陈皮行气化痰除胀。此外，老师还在方中加了穿山龙、鸡矢藤，乍一看不解，但这正是老师独特的用药经验。

首先，大部分藤类药，本身具有抗风湿，消炎的作用，可以治疗风湿病，此患者有严重的风湿病，目前正在别处采用蜂针治疗。老师吸取张效科教授的经验，了解到某些藤类药对于治疗上呼吸道感染有奇效，如穿山龙、鸡矢藤。此患者既有严重的风湿病，又有呼吸道感染之疾，用穿山龙、鸡矢藤可谓一举两得。

老师常说，开方选药，最好能选用一种药去兼治多种病症。如这里的穿山龙，既可以通络、治风湿，又可以治疗呼吸系统炎症；又如脾虚兼有瘀血的，选用刘寄奴，既可以健脾又可以化瘀；再如脾虚湿盛兼失眠的，用茯神，既可健脾利湿，又可安神；脾虚便秘的，重用生白术，既可健脾又可通便；血虚便秘的，加大当归用量，既可补血又可通便……此类一药二用，老师临床运用游刃有余，举不胜举。

此患者服完5剂药，咳嗽痰多、腹胀消失，痊愈。

读书三年，不如跟诊三日

跟随王幸福老师侍诊1年多后，我发现老师为了腾出多一点的时间读书总结，以及进行中医文化传承的工作，减少了很多出诊时间。于是我更加珍惜跟随老师抄方的每一次机会，也学到了不少看病用方的经验，比起以前，临床疗效提高了很多。

老师常说，中医是实践医学，跟师临床是最好的提高途径；不少中医学院的毕业生，甚至硕士、博士，读了很多书，学历很高，看病的经验却是不足的。

而很多民间中医，文化水平并不高，就是跟在师父旁边，耳濡目染，三五年就会看病了。所以要想培养中医人才，师带徒是最好的方法；而中医学子要想很快学会看病，跟诊是不二之选。对于高学历的中医人才，如能跟诊老中医抄方学习，会提高得很快，古语有云"秀才学医，笼中捉鸡"，就是这个道理。

老师希望我在侍诊过程中，除了提高医术，能抽出时间多动笔、多记录，一方面对于自己来说，是个总结的过程，同时也能将这些经验传播出去，使更多没有机会跟诊的中医学子受益。

以下分享一则医案，还原传统师带徒的原貌。

这位患者是一名49岁的女性，主诉是心悸心慌、心跳加快、烘热汗出。

患者称，以前并没有这个病，因去年10月家中亲人患肝癌住院，自己每天到医院照顾，或许是因为劳累，或许是心急，慢慢地开始心悸，到医院做了心电图检查，没有任何器质性病变，一切正常。

但是心悸的症状却越来越严重，逐渐发展到一进医院就心跳加快，血压升高，随即有轰热、汗出等症状，医院大夫开的稳心颗粒和倍他洛克，服用后心悸心慌的症状没有改善，舒张压反而由原来的70mmHg降到了50mmHg，患者内心恐惧，不敢再服西药，于是寻求中医治疗。这几个月四处求医，未能有丝毫改善，反而有越来越严重的趋势；经朋友推荐，来王幸福老师处求诊。

老师边把脉边听患者诉说，把完脉，老师问我用什么方好。

我答："心悸心慌，体型偏瘦，当属气阴两虚，用生脉饮。患者年49岁，正值更年期，又有烘热、汗出，用二仙汤，处方生脉饮合二仙汤加减。"

老师没有接话，却说："你先把脉感受一下。"

我搭上患者的右手，寸关略浮数，应当有气阴两虚，和其诉说的症状相符；接着摸左手脉，感觉却不寻常，寸关飘忽不定，如同风吹枝叶，左右摇摆而不能定，这种脉象我此前并未遇到过，一时不知如何与患者所描述的症状对应起来。

老师问："有什么感觉？"

我答："患者左手脉飘忽不定，这种脉我没有遇到过，还请老师指教。"

老师说："先开方，柴芍龙牡汤合二仙汤加减。"

刘某，女，49岁，西安市郊县人，2019年3月17日初诊。

刻诊：心悸心慌，心跳加快，失眠，起因为劳累；精神紧张、烘热汗出，右寸关浮数软，尺不足，左寸关飘忽不定，舌淡红苔白。

处方：柴芍龙牡汤、二仙汤合甘麦大枣汤。柴胡10g，白芍30g，生龙骨25g，生牡蛎25g，生甘草30g，玉竹18g，茯苓50g，大枣15枚，浮小麦50g，仙茅10g，淫羊藿15g，当归10g，黄柏10g，知母10g，炒酸枣仁15g，巴戟天

10g，栀子 10g。7 剂，水煎服，每日 3 次。

患者离开后，老师说："你刚才也亲自体会这位患者的脉了，主要是左手寸关飘忽不定，这说明其心不定；这个不定，不单纯是脏的问题，还有神的问题。如果单纯是气阴两虚，脉通常是细数的。而脉象飘忽不定，说明神不守舍，换句话说，患者是有焦虑症的。

临床有不少患者，出于自我保护的原因，不愿意承认自己有焦虑症、抑郁症等，但是这个患者无论从脉象还是表情神态来看，都明显是焦虑症，所以我们不能只治心，还要治神，这是我选柴芍龙牡汤的原因。"

"此外还有一点要注意，患者找很多中医看过，大部分中医一听心悸心慌，绝大部分开的应该是生脉饮、瓜蒌薤白之类的方子，但疗效呢？患者自己说不仅没有效果，还越来越严重。这时候我们接手，就应该转换思路，才能有突破。

另外，你选择二仙汤是对的，患者的年龄、症状表现都符合更年期的特征，焦虑不安也与更年期有密不可分的关系，所以合上二仙汤。此外，患者还有失眠、恐惧，合上甘麦大枣汤安神养血，疗效更有保证。"

按：老师临床治疗焦虑症、抑郁症，基本都用柴芍龙牡汤加减，疗效确切；如有悲伤欲哭，恐惧失眠，则合入甘麦大枣汤增强疗效。

二仙汤为老师治疗女性更年期综合征之专方，老师临床凡谓有烘热、汗出、烦躁等症，无论年龄，无论男女，皆以二仙汤加减治疗，疗效显著。

中医看病要灵活

曾经就诊病的方法问题与老师探讨过，老师说："我从医 40 多年，在治病方面有两个阶段，第一阶段严格按照辨证论治，看病慢、疗效不理想；后转而用方证对应，看病速度以及疗效都提高了很多。"

但是这么说并不是否认辨证论治，也不是说方证对应就不需要动脑筋思考；相反，方证对应必须是建立在对中医基础理论的了解、对方剂的熟悉，以及诊治大量患者的基础上的，如果不具备这些基础，只能是见山是山，见水是水，流于表面，不可能取得好的治疗效果。

有人说西医是"明明白白让人死"，中医是"稀里糊涂让人活"，说这话的朋友，多半不了解中医。好的中医医生，处方辨证绝对有自己的理法依据的，绝不会是糊里糊涂地治好病的。做中医工作，一方面不可见山是山，被表面现象所迷惑，但也不可一味地钻辨证论治的牛角尖，看病要灵活，有些病适合方证对应，但有些病必须辨证论治不可。

老师临床诊病，大都采用方证对应的方法，诊完脉，查完舌，再问患者几句，治疗方向及处方就出来了。老师常说，中医是经验医学，看的患者多了，经验存在脑子里，处方时往往就是一种直觉，但也有例外，所以说，经验是经验，细心不可少。

下面这位患者的情况，就属于看似符合简单的方证对应，却极容易使人的思路偏离正轨。

患者是一位60多岁的老年女性，自诉主要症状为胸闷，一走路就气短、容易乏困等，此外有高血压病史；此次来诊主要想解决胸闷气短的问题。

老师诊完脉，正准备交代我处方，这时患者又说："每次胸闷气短之前，先是双臂酸困、疼痛，接着就是气短、头昏、头疼、胸闷，严重时连一步路都走不了。"

老师问："那就是说，胳膊不痛、头不晕就不会出现胸闷气短？"

患者答：是的，胳膊不痛就不会胸闷。

老师又问："胳膊现在痛不痛？"

患者答："不疼，不发病的时候好好的，掐着捏着也不疼。"

老师说："明白了。小张，用血府逐瘀汤加减。"

刘某，女，69岁，陕西省蒲城县人。2019年8月22日初诊。

刻诊：体胖，双臂酸困，胸闷气短，头晕，高血压，困乏，眠差，尿频，右尺沉滑，舌胖大淡，苔白腻有齿痕。

诊断：气滞血瘀，经络不通。

处方：血府逐瘀汤加减。柴胡10g，枳壳10g，生甘草10g，白芍15g，桃仁 10g，红花 10g，当归 12g，川芎 10g，桔梗 6g，怀牛膝 10g，白蒺藜 30g，合欢皮 10g，鸡矢藤 30g，炒地龙 10g，鬼箭羽 30g，熟地黄 30g，柴葛根 30g，片姜黄 15g，海桐皮 15g，生桑枝 15g，桂枝 15g，穿山龙 30g。10 剂，水煎服，每日 3 次。

开完方，老师又叮嘱患者去医院对颈椎部位进行 X 线检查，最好正面侧面各拍一个，看是不是颈椎有问题。

9 月 3 日二诊，患者反馈刚开始服药那几天改善特别明显，一共只发作了 2 次，药服完后没接上，昨天开始有点胸闷气短。另外，按您的叮嘱到医院进行了 X 线检查，颈椎是有点问题。

说着，患者拿出拍的片子，请老师过目。

老师仔细看了片子，说:"颈椎曲度有点变形，局部有增生，可以进一步肯定，胸闷气短主要是由颈椎病引起的。"

原方略作加减。

处方:柴胡 10g，枳壳 10g，生甘草 10g，白芍 15g，桃仁 10g，红花 10g，当归 12g，桔梗 6g，怀牛膝 30g，片姜黄 15g，海桐皮 15g，桂枝 15g，穿山龙 10g，白蒺藜 30g，合欢皮 10g，鸡矢藤 50g，炒地龙 10g，鬼箭羽 30g，熟地黄 30g，柴葛根 50g，川芎 10g，干姜 10g，茯苓 45g，麸炒白术 30g，鬼针草 30g，羌活 10g。

患者走后，老师说:"这个病例比较特殊，如果不细心辨证，多加思考，仅停留在胸闷气短，很可能会一叶障目，忽略了疾病内在决定性的因素;一个好的中医大夫，一定要有缜密的思维，不能满足于以往的经验。"

方解:方以血府逐瘀汤理气活血祛痰，加片姜黄、海桐皮、桂枝引药直达病所，通络止痛;患者睡眠差，加白蒺藜、合欢皮解郁安神。鬼箭羽为老师治疗肢体麻木的专药，临床疗效确切，一般最少用 30g 方有良效;因病因在颈椎，故二诊将葛根用量从 30g 加大到 50g;患者体胖、困乏、舌淡苔白，加肾着汤温化寒湿;羌活擅治一身体表之痛，用于此处解表止痛;患者有高血压病史，加高血压专药鬼针草 30g。

按：此患者的辨证过程给了我不少启发。

从最初患者陈述的主要症状为胸闷气短，加上舌苔白腻、体胖，很容易辨证为痰浊瘀阻导致的胸闷，进而处方瓜蒌薤白桂枝汤。

待处方时，患者又提到每次胸闷前必先双臂酸困，头晕头痛，接着才是胸闷，老师马上联想到病根可能在颈椎，是由于颈椎病引发的胸闷气短，故在治疗上要考虑这个主要因素，从而使得处方更为恰当，保证了疗效。

跟诊的意义

今天，王老师的弟子张博从广州来西安看望他，正好老师有几位预约的患者，于是随同老师前来侍诊。

老师接诊完所有患者，稍事休息，询问我们有什么感想可以说出来一起讨论。

张博说：平时在咱们学习群里，经常有学员质疑您处方中的某些药用量大，有些人不相信您临床就是这样用的。今天亲眼所见，确认您发在群里的医案，和临床是一致的。而且通过这几位患者的反馈，疗效也是肯定的。

老师说：这就是跟诊的意义。有些人认为，跟诊就是和老师学几个秘方、偏方，实际上没有这么简单。跟诊主要是学老师的辨证思路、用方思路、用药量。

其实我用方都有出处，很少自己组方，临床用的都是前人留下来的经典方、成方，不分经方、时方，哪个方子合适、疗效好就用哪个。前人的方子经过几百、几千年的临床验证，能流传下来的，都是千锤百炼的好方，我们拿来直接用就能取效，自己组方，你又能比前人高明多少呢？

中医常说，"不传之秘在于量"，辨证准，用方对，接下来的关键就是用量，要根据不同的患者调整用量。

例如，刚才那位24岁的患者，今天已经是三诊。第一次他是和父亲一起来的，父子二人病症表现不一样，但是我的处方都是龙胆泻肝汤加减，方子我在群里发过，大家都知道是龙胆泻肝汤，但是大部分人没看出来区别，只有一两个学员指出来：同样的方子，父亲的用量几乎是儿子的 2 倍。

这是什么原因呢？如果你在这里跟诊，亲眼看到这两位患者，就能明白我处方的用意。儿子虽然年轻，但身体比较弱，体型瘦削，面色苍白，主要症状是头晕，如果只看精神状态，我们可能会认为是虚证，属于气血两虚；但患者舌淡红、苔白腻，说明体内还有湿热，患者又表示头晕的同时感觉头重昏蒙，如戴帽，这就进一步验证了他的头晕一方面是因为气血虚，另一方面是由于湿气重。

这种情况我们不能一味补，而是要一边补虚一边祛湿。患者身体弱，攻伐之药就不能量大，以免伤气血，所以龙胆泻肝汤中每味药用量都比较小。

今天三诊，患者反馈头晕已经有很大改善，只是偶发，再看舌苔，已不甚厚腻，所以我就换了方子，以四物汤加上六味地黄丸的前 3 味补药，再略加几味专药，服用 2 周就差不多了。

父亲只来了一次，让儿子反馈了服药后情况，症状有改善，根据所描述的情况，我略作调整一下，原方继服即可。

以下为这两位患者的处方。

【医案 1】头晕。

陈某，男，24 岁，陕西榆林人，2021 年 9 月 2 日初诊。

刻诊：头晕，面部痤疮，纳差胃胀，右腿部神经性皮炎；右浮濡，左寸浮滑，舌尖瘀点，舌淡红，苔白腻。

处方：龙胆泻肝汤合外台茯苓饮加减。枳壳 30g，茯苓 30g，生甘草 30g，龙胆草 6g，栀子 6g，黄芩 6g，当归 10g，木通 3g，泽泻 10g，车前草 30g，柴胡 6g，仙鹤草 30g，天麻片 30g，苍术 15g，陈皮 10g，忍冬藤 30g，连翘 30g，生姜 10 片，生白术 15g。10 剂，水煎服，每日 3 次。

2021 年 9 月 23 日二诊：神经性皮炎改善，头晕减轻，纳差胃胀改善；观舌苔已不似初诊时厚腻，调整处方如下。

处方：当归 10g，熟地黄 30g，川芎 10g，黄芩 10g，黄连 10g，黄柏 10g，天麻片 30g，怀山药 30g，山茱萸 30g，仙鹤草 30g，赤芍 10g，砂仁 15g，陈皮 10g，路路通 10g，鸡血藤 30g。7 剂，水煎服，每日 3 次。

2021 年 9 月 30 日三诊：患者反馈头已基本不晕了，面部痤疮改善，原方不变，继服 7 剂。

【医案 2】高血糖、高尿酸。

陈某，男，52 岁，陕西榆林人，2021 年 9 月 2 日初诊。

刻诊：高血糖，眠差易醒，手脚心发热，右耳鸣，小便有泡沫，味重；脉弦滑有力，舌红苔厚裂纹。

处方：龙胆泻肝汤合导赤散加减。龙胆草 10g，栀子 10g，黄芩 30g，当归 15g，生地黄 30g，鬼箭羽 15g，翻白草 30g，地骨皮 30g，木通 10g，泽泻 15g，车前草 30g，柴胡 10g，生甘草 10g，黄连 15g。

二诊患者未至，微信反馈睡眠、小便味重改善，效不更方，原方继服。

按：对比以上两案患者，儿子虽年轻，但体质较弱，主要体现在肝火上炎，脾虚湿重，故以小量龙胆泻肝汤清肝火，以外台茯苓饮健脾祛湿，攻补兼施；二诊肝火已祛，随即转方，以补益为主，解决患者体虚的根本问题。

父亲较儿子体质明显强壮许多，各项症状均表现出一派实证，故以龙胆泻肝汤清利湿热，小便有泡沫、味重，以导赤散引热下行；针对高血糖，加降糖专药翻白草、鬼箭羽、地骨皮、黄连等。

王老师依据患者体质的不同调整用量，使 2 名患者均取得较好的治疗效果。

再论中医不传之秘在于量

很多读者或者同行看过王老师写的书，感觉用药量太大，心中都有疑虑。我最初也是这种想法，在跟师的这段时间，我真真切切地验证了这一点，老师临床使用经方，有些药用量确实很大，但临床疗效非凡，现举两例示之。

【医案 1】晨起眩晕

王某，女，36 岁，2018 年 11 月 29 日初诊。

患者自诉经常眩晕倒地，特别是清晨或午睡起来，家里人认为是低血压，去医院检查，血压正常，未明确原因，未服药治疗。但是患者心中惶恐，总认为罹患了严重疾病，导致心情低落，眠差易醒，于是家里人建议尝试中医治疗。

刻诊：中等身材略胖，面色萎黄，面部略水肿；脉弦滑，舌胖大，苔白水滑。

处方：逍遥散合苓桂术甘汤加减。茯苓 90g，桂枝 30g，炒白术 60g，生甘草 30g，白芍 10g，当归 10g，柴胡 10g，生姜 10 片，薄荷 10g，红景天 30g。5 剂，水煎服，每日 3 次。

1 周后，患者母亲告知，其病情改善许多，晕倒次数明显减少，因为工作忙无法前来面诊，希望老师再开方巩固治疗。

效不更方，因患者病情已明显好转，老师将原方药量稍减，嘱继服 7 剂。

按：患者头晕主要发生在晨起站立时。《伤寒论》67 条："伤寒若吐、若下后，心下逆满，气上冲胸，起则头眩，脉沉紧，发汗则动经，身为振振摇者，茯苓桂枝白术甘草汤主之。"病机为胸中有痰饮，随着体位的变化，饮邪上冲致头晕跌仆，老师强调，条文中最主要的是"起则头眩"四字，与本患者所描述的症状高度一致，可作为本方证的特异性表现；患者舌象胖大苔白水滑，进一步印证了饮邪的存在；加之患者患病日久，有抑郁倾向，故合逍遥散疏肝解郁，两方合用加强疗效。

此案经方与时方同用，其中苓桂术甘汤中各味药量远远大于常规，我忍不住问：这几味药的用量就算按照一两等于 15g 来换算，也超出了《伤寒论》的用量，这样用不会有不良反应吗？

老师答：对于急重症，药量太小，起效缓慢，患者服用一段时间没效果就会放弃治疗，要在短期内取效，必须使用重剂，才能在短期内改善症状，给患者树立坚持治疗的信心。

最重要的一点是，这几味药药性都较为平和，大量使用也不会有严重的不良反应；等病情改善，再调整用量缓图之。至于比《伤寒论》用量还大，这与药材质量也有关系，古时用的大部分都是野生药材，有的还是鲜药，药材质量好，效力强很多，所以才有"一剂知、二剂已""覆杯而愈"的效果，现在的药材质量远不如前，不得不从量上取胜。

最后老师也提醒我们，运用经方不能机械的套用一两等于 15g 的换算标准，要根据患者体格来决定，《伤寒论》中也是分体壮者、体弱者，执行不同标准的。所以我们在临床中必须因人而异，因病而异，慢慢摸索，以观疗效。

【医案2】肠癌腹泻

赵某，女，62岁，陕西西安人。2018年9月20日初诊。

患者身材微胖、精神尚可，自诉尿血已有多年，曾到大医院检查多次，未检查出实质性病变，医院大多开些抗生素了事。患者也曾到处寻求中医诊治，服用不少中药，但疗效并不显著。最近一段时间病情似有加重趋势，不仅尿血且伴有小便热痛、大便下坠感，心中恐慌不已，经熟人介绍，前来寻求治疗。

刻诊：尿血、小便灼痛，大便有下坠感；脉象浮滑寸弱，舌淡，苔白。

处方：四逆散合导赤散加减。柴胡15g，枳壳15g，白芍15g，生甘草10g，黄柏10g，生薏苡仁30g，川牛膝30g，白头翁30g，薤白30g，生地黄30g，木通10g，淡竹叶15g，川萆薢15g，芦根30g。7剂，水煎服，每日3次。

1周后复诊，反馈7剂药已服完，病情没有大的起色，仅大便下坠感有些许减轻，尿血丝毫未减。老师仔细诊脉察舌后，稍作沉思，对患者家属说：这次我就先不开药，你尽快带她到医院做膀胱镜检查，等结果出来我再根据实际情况开方。

遇到处方对症、而服药后病情未改善的患者，老师一般都不会再开方，而是让患者去医院做相应检查，以免贻误病机。

2018年10月16日清晨，患者家属前来诊室，告知老师：患者经医院检查诊断为膀胱癌，目前已住院治疗，感谢老师的提醒。此次前来，想请老师处方，解决患者目前的一个棘手问题：腹泻严重，每日腹泻多达几十次，甚至大便失禁，大便为水样便、略臭。在医院治疗多日，仍无法止泻，且由于腹泻不止，患者身体非常虚弱，家属心急如焚，希望老师能够处方，尽快止住腹泻。

依据患者家属的陈述，王老师处方如下。

处方：仙鹤草100g，茯苓30g，干姜30g，生甘草30g，怀山药100g，肉豆蔻30g，苍术30g，赤石脂50g，车前子20g，补骨脂30g，黄连15g，生晒参20g，生牡蛎100g。3剂，水煎服，每日1剂，分三次服用。

方解：本着急则治其标、缓则治其本的原则，加之患者身体虚弱，在治标的同时应兼顾治本。处方以理中汤、四君子汤为主方，加大仙鹤草、怀山药剂量以益气收敛；赤石脂、生牡蛎固涩止泻；补骨脂温肾止泻、车前子利小便以实大便；黄连清热燥湿止泻。同时叮嘱家属，务必亲自煎药，尽快给患者服下。

2018 年 10 月 18 日清晨，患者家属早早来诊室等候，一见老师就不住的感谢，并告知：患者腹泻基本止住，昨晚只泻了 3 次，大便呈糊状、味臭；精神状态明显好转，饭量增加，希望继续治疗。

效不更方，继服 3 剂。因患者腹泻时间长，正气损耗过多，生晒参增加至 30g；腹泻便臭，黄连增加至 30g 以清热燥湿；加炒白术 100g 增强健脾止泻之力。

按：针对此类腹泻急症，老师的经验是非大剂量难以快速取效，只要辨证准确，用药精准，往往能一二剂取效，救人于危难之中；而常规用量只能隔靴搔痒，贻误病机。

此患者二诊处方仍以止泻为主，急则治标，待腹泻止、大便成形之后，再依据具体症状调整处方。此外应告知患者，食欲好转切忌肥甘厚腻进补，因正气未复，肠胃功能虚弱，饮食不当有可能造成病情反复；宜清淡饮食，以利于正气的恢复。

以上两案均以大剂量取胜，读者仔细观察不难看出，老师使用的一般都是药性较为平和的药材，大量使用不会有毒副作用，却能快速解决问题。老师经常叮嘱我们，临床尽量不用药性峻烈的药和毒副作用强的药，青年医生临床经验少，剂量掌握不得当容易造成医疗事故，给医患双方带来伤害。

老师在临床中用药很灵活，并不是一味以药味多、量大取胜，相反有时候用量却很小，根据患者病情的严重程度和体质，视具体情况而定。

关于糖尿病的治疗探讨

王老师今天在济泰堂预约出诊，上午 11 点多，画家李老师和中医刘医生来访，顺便请老师调方。

李老师是其美术学院教授，业余时间喜欢研究中医养生、经络等，颇有心得；罹患糖尿病多年，空腹血糖一直在 10mmol/L 以上，因笃信中医而四处寻求治疗，但疗效不佳；后经刘医生引荐，前来王老师处就诊。

李某，男，63 岁，陕西西安人，2020 年 3 月 15 日初诊。

刻诊：2 型糖尿病 20 余年，小便泡沫多；舌胖大、苔白，脉浮滑。

处方：高血糖验方。生晒参 15g，生白术 60g，苍术 15g，茯苓 15g，生薏苡仁 30g，白豆蔻 10g，玉米须 15g，黄连 15g，苦瓜片 15g，金荞麦 15g，盐荔枝核 15g，土鳖虫 15g，川萆薢 30g，天花粉 20g，知母 15g，怀牛膝 10g，生大黄 10g。20 剂，水煎服，每日 3 次。

2020 年 4 月 28 日二诊：上方共服药 30 剂，服药期间空腹血糖基本维持在 6.1～7mmol/L；最近 10 天停药，血糖有点反弹，平均在 7.1～8mmol/L；另外，小便泡沫减少，疗效满意，希望再服中药巩固。效不更方，加五味消糖饮加强疗效。

处方：生晒参 15g，生白术 60g，苍术 15g，茯苓 15g，生薏苡仁 30g，白豆蔻 10g，玉米须 15g，黄连 15g，苦瓜片 15g，金荞麦 15g，盐荔枝核 15g，土鳖虫 15g，川萆薢 30g，天花粉 20g，知母 15g，怀牛膝 10g，生大黄 10g，青木香 15g，炒僵蚕 15g，红花 6g，桑椹子 30g。7 剂，水煎服，每日 3 次。

李老师说：我这病治了好几年，疗效一直不明显，在您这儿治疗 1 个月，身体状态发生了很大变化。我最近吃饭并不像以前那样忌口，但是病情巩固得还比较满意，后期希望通过治疗能长期稳定在一个理想的状态。

王老师：对于你这个年龄的人来说，血糖没必要追求 6.1mmol/L 的数值，能保持在 7～7.5mmol/L，不超过 8mmol/L 就可以了。

李老师：现在这个状态我已经很满意了。我这病快 20 年了，从来没有控制得这么好。最近因为疫情期间不能出门，在家里比较随意，饮食上没有太注意，摄入得太多，导致血糖略有升高，以后我会注意。

王老师：临床有不少患者来看糖尿病，身体消瘦严重，说是医院交代不敢多吃。我告诉他们可以吃肉、吃菜，只是主食稍微减量，患者听后都很吃惊，觉得和西医所说完全不同。

治疗糖尿病，我们中医的观点是"健脾补肾，益气养阴"，这八个字从字面上看都是在补，患者服用后疗效也是确切的，反过来证明我们的思路是对的。不摄入必需的营养，身体越来越消瘦，正气越来越虚，病怎么能好呢？

当然，我并没有提倡无节制地吃，毕竟血糖高，含糖量高的水果、稀饭、面食等主食要相对少吃一点，大部分食物都是可以适当摄入的，不用刻意节食，每顿饭八分饱，对身体健康也有好处。

另外，不要轻易相信网上的一些观点，前几天有位 30 岁的年轻患者来看病，空腹血糖在 18mmol/L 左右，他说以前没这么高，在网上看到吃枸杞子能治疗糖尿病，就连吃了 1 个月，血糖一下子升高很多，不明原因。

我想起来前几天去药市，看到市场上卖的枸杞子饱满红亮，和我们药房的区别很大，咬在嘴里很甜，不知道是否加工过，但含糖量这么高的东西，肯定不适合糖尿病患者食用。

方子调好，还未打印，李老师又说：我最近左腿老是抽筋，特别是久坐和睡觉的时候，在网上搜了一下，说是缺钙；买了不少补钙的药，吃了却没作用。

听闻此话，老师对我说：小张，方子里合上芍药甘草汤。

我正准备调方，李老师说：现在已经好了，不抽筋了。前两天发作频繁，特别难受，我就用刘医生给我的膏药贴在腿上，我想膏药能通络止痛，说不定对腿抽筋有点用，就在左边大腿外侧贴了一贴，结果出乎意料，这几天再没有出现腿抽筋的情况了，神奇得很。说着，李老师把裤腿撩上来，只见左腿外侧约在"血府"穴的位置有一贴冷敷贴。

坐在一旁的刘医生说：中医确实很神奇，临床经常会有意料不到的效果。上次有个小孩来我诊所诊病，小腿外侧被开水烫伤留下了疤痕，我给贴了膏药，大概用了 2 盒，疤痕就逐渐变淡、变平了，基本看不出来，孩子的奶奶高兴地不得了。

我说：我的患者也反馈，本来想治疗颈椎病的，贴了几天膏药，没想到大便不成形得到了改善。还有的患者说，使用后腰变细了，听起来似乎不可思议，但确实是患者的真实反馈。

刘医生：疼痛类、痉挛类疾病大都是经络拥堵不通导致的，中医所谓的"痛则不通"，膏药通络，故能对腿抽筋起效；冷敷贴里有活血化瘀的中药成分，能消除疤痕也不足为奇；至于改善大便，我想大概是经络通，湿气得以祛除的原因。

王老师：中医中药有很多我们未知的领域，临床治疗主症的同时，经常能顺带治好其他疾病，看似毫无关系，其实和中医的整体观念息息相关。中医把人看作一个整体，脏腑之间相生相克无法截然分开，故这种情况并不少见。

从失误中走出的明医

今天，王老师抽出时间，和我们几个学生分享了几十年行医生涯中治疗妇科病的失误与教训。老师从最近一位患者的诊疗过程说起。

患者，女，29岁，2018年12月13日初诊。

刻诊：月经不调、经量少，经期胸胀腰冷痛，困乏眠浅梦多。脉沉滑，舌淡，苔白。

患者自诉已结婚5年，刚结婚时忙于工作未考虑妊娠，最近2年因老人催促才开始备孕，但一直未能成功。平素月经量少，到医院检查为雌激素水平较低，采取注射黄体酮的方法增加月经量，每次注射后月经量有所增加，但停药后恢复如初。患者自我感觉此方法不能解决根本问题，转而寻求中医治疗。因其朋友经老师治疗后顺利怀孕，故前来就诊，希望能调理好月经和睡眠，并怀孕。

结合舌脉，诊断为肝郁血弱气虚，处以逍遥散加减。

处方：牡丹皮10g，栀子10g，当归15g，白芍15g，柴胡10g，茯苓10g，白术12g，生甘草10g，薄荷6g，制附子5g，鸡血藤30g，续断30g，杜仲30g，丹参15g，菟丝子30g，生姜10片，大枣10枚。7剂，水煎服，每日3次。

方解：逍遥散疏肝健脾养血，患者性格急躁，有肝郁化火的倾向，加牡丹皮、栀子清肝降火；常有腰部冷痛，加制附子温阳散寒；加鸡血藤、生姜、大枣增强补益气血之力。方中续断、杜仲、丹参、菟丝子四味药，王老师称为"中药的雌激素"，补肾养血活血的同时增强雌激素水平。

2018 年 12 月 27 日二诊：患者称前一晚似来月经，血色略深，量不多，今天早上又没了。

老师询问：到月经该来的时间吗？

患者回答：因一直月经不调，时早时晚，自己也不清楚，但自我感觉是，有胸腹胀满的感觉，想继续服中药，增加月经量。

诸症如前，脉象沉滑，舌淡苔白。

处方：桃仁 12g，红花 10g，当归 15g，川芎 15g，生地黄 15g，白芍 15g，鸡血藤 30g，制附子 5g，川牛膝 10g，丹参 15g，生水蛭 15g，土鳖虫 20g。3 剂，水煎服，每日 3 次。

处方以养血活血为主，因患者自诉月经色深兼夹血块，略增祛瘀之力。考虑患者总体以虚为主，祛邪之药不宜常服，只开 3 剂，再根据实时症状调方。

2019 年 1 月 8 日三诊：患者一进门就说，第 2 次的药味道很腥，只喝了 2 袋，月经量没有变化，但是 3 天前血量突然增加，一直到现在仍很多。

老师问：这期间发生了什么事吗？

患者说：我是做财务工作的，前几天因为弄错了一笔账被领导训斥，大哭了一场，接着血量突然增加，连续几天，直到今天还没止住，是否能先开止血药。

处方：老年血崩汤加减。生黄芪 30g，当归 20g，三七粉（冲服）10g，桑叶 30g，断血流 50g，生龙骨 30g，生牡蛎 30g，柴胡 10g，仙鹤草 30g，生地黄 30g。

处方以傅青主老年血崩汤为主，这是老师临床治疗崩漏的常用高效方，因出血量大，加断血流、生龙骨、生牡蛎固摄止血；因患者有肝气郁结，加柴胡疏肝；因连续出血导致气随血脱，加仙鹤草补气并增强固摄力量。

2018 年 1 月 18 日患者来电反馈出血已止，到医院检查已怀孕，但因之前有出血，担心孩子保不住，询问老师的意见。老师答：如果检查孕囊还在，可以想办法调理保胎。

分析完病案，老师说：二诊后患者只服药 2 袋，血量没有太大变化，说明大出血不是药物产生的后果。后来血量剧增，很大程度上是由情绪失常引起的，但这不是说我们就没有责任。这几天我反复查看前后三次的处方和舌脉记录，发现了问题。患者脉象沉滑，这有两种可能，一是月经快来，二是已妊娠，但月经快来的脉象是三部皆滑，而妊娠的脉象是关尺滑，忽略了这一点细微的差别，险酿成严重后果。以此为鉴，以后你们治疗妇科病一定要谨慎再谨慎。

接着老师又说：很多医生不愿治妇科病，是有一定道理的。谚云："宁治十男子，不治一妇人；宁治十妇人，不治一小儿。"此谓女性之病不易治也；而小儿之病，古人谓之哑科，以其言语不能通，病情不易测。

比之小儿，女性虽言语能通，但普遍心思缜密，有时碍于颜面，陈述病史时有所保留，甚至对一些隐私病有所隐瞒，医生很难从问诊中了解到更多有价值的信息。此外，女性易多愁善感，情绪波动较大，也对治疗带来一定的难度。

现代女性肩负的社会责任比以前更多，很多职业女性既要成就事业，又要教导子女，照顾全家的衣食起居，压力倍增，容易导致情志不畅。此外，女性一生中要经历经带胎产，耗气失血的机会比男性多，故妇科病往往虚实掺杂，变幻莫测，头绪繁多，诊断及治疗起来比较困难。

我从医几十年，印象深刻的不是那些成功案例，而是误诊误治的案例，今天把这些分享出来，希望能对你们有所警示。

几年前，一位熟人带着 16 岁的女儿来找我看病，女孩月经 3 个月未至，妈妈很着急，想让我开点中药调理。我当时开了通经的药。第二天，女孩带着男朋友来了，说自己怀孕了，问服用我开的药有没有影响？我问她药服了没？她说服了一次，吐了，后未再服。我就让她把剩下的药拿来退了。显而易见，女孩的妈妈根本不知道情况，女孩又不想让家里人知道，就跟着来看病。而我的失误在于少问了一句话，考虑是熟人，彼此知根知底，女孩又只有 16 岁，妊娠的概率非常低。受西方影响，现代社会开放，我们诊病时更要谨慎，虽然要顾及患者的隐私问题，但该问的问题也不能回避，以免给彼此带来麻烦。

还有一位 30 多岁的患者月经不调，每个月都来找我调理，我每次就开活血调经的药，大概调理了 3 次。第 4 次，她丈夫和她一起前来，一进门就问：她怀孕了，你怎么没诊（脉）出来？还给她开药？

因没有造成严重后果，家属并未追究责任，但我知道自己犯了经验主义错误，每次都照前几次的经验处理，忽略了一些细微的变化，这是教训。

上面讲的这 3 个案例，虽然最后都化险为夷，但是我们不能回避自己的失误，遇到女性患者，特别是育龄期女性，如果感觉脉象异常，一定要求患者检查是否怀孕，然后再根据结果处方开药，千万不能大意。

老师总结道中医为什么讲同病异治？人的体质不同，即使罹患相同的病，治疗的方法也不一样。这就决定了成功的经验不能全盘复制，必须辨证用药，而误诊误治的经验尤为重要，总结错误经验是为了今后临床中少些失误。

我一生不求当名医，但求要当个明医。有人说，中医是稀里糊涂地治好病，我不认同这种观点，患者不懂就罢了，但医生不能不懂。把每个病案分析透，才能从中总结经验教训，不断提高医术，不辜负患者的信任。

历史上，很多名医留下的著作中不仅有成功的案例，也有不少误诊误治的案例，如明代医家江瓘撰辑的《名医类案》，除记载明以前重要医家的杰出医案外，同时记载有一定数量的误治医案，并进行分析、探究，为读者提供有益的借鉴。近代名医张锡纯在其著作《医学衷中参西录》中，占用不少篇幅详细论述了诊病过程中的失误，以警示后学者不要犯同样的错误。不私藏、不回避、不浮夸，虚怀若谷，心系苍生，才是真正的大医风范。

中医与西医不同，西医拥有大量先进且精密的检测仪器，能够最大限度地反映病情变化，但即便如此，仍无法避免误诊。中医自古以来不依赖仪器，仅靠望闻问切等手段来做诊断，难度可想而知。人毕竟不是机器，即使同一件事情做几百遍几千遍，也不可能每次都达到同一标准。医生每天要面临大量不同的患者，作为中医人必须做到胆大心细，才能辨证准确无误，用药精准。

由一次误诊误治引发的讨论

2019 年 2 月 7 日，农历大年初三。

此病案是王幸福老师发在学员微信群里供大家讨论的，学员们各抒己见，通过讨论，思路愈加清晰，大受裨益。

王幸福老师：这是我早年遇到的一个病例，有一定的临床意义，故写出来供大家思考。

赵某，女，25 岁。妊娠 7 个月，一日突发高热不已，右下腹疼痛，静脉注射抗生素无效。我受托会诊，按脉浮滑数，舌淡苔白，查体右下腹麦氏点疼痛，但未见红肿热结，大小便尚可、无异常，不呕，不渴，不恶寒。我初步诊断为中医的肠痈，西医的阑尾炎，开方四逆散合五味消毒饮 2 剂无效，B 超检查后未发现明显病灶，仅根据高热不已、血象偏高、右下腹麦氏点疼痛，断然手术，后取出一物，发热停止，疼痛消失。

请问这是什么证？什么病？该用什么方药？为什么按肠痈治疗无效？大家讨论一下。

学生甲：患者没有恶寒，提示无表证，无红肿热痛，不是里痈，大小便无异常，不呕、不渴，不是腑实，不是温病。

学生乙：大便正常，应该不是肠痈，会不会是结石？

王幸福老师：你说得很正确，大便正常，一般不会是肠痈，我希望大家多想想，不要和我一样犯经验主义错误，学会鉴别诊断。

学生丙：小便正常，大概可以排除结石。

王幸福老师：B 超证明无结石，无梗阻。后来西医剖腹探查是囊肿，手术之后，发热停止，疼痛也消失。

学生丁：囊肿的情况很多，但囊肿发热并不多见，尤其在妊娠期间。

学生戊：随着胎儿的长大，挤压囊肿或炎性包块而引起发热的病例也是有的，谢谢老师的医案提醒。

王幸福老师：我不太清楚是不是多发病。我在诊断上太武断了，犯了经验主义错误；不能见到发热，麦氏点疼痛就认为是阑尾炎、肠痈。因为肠痈一般会在局部产生红肿热痛的，该病例只是疼痛，没有红肿热结，而且大便通畅。我用了四逆散和五味消毒饮，疏肝理气、清热解毒不效，反过来也证明不是肠痈，这时候就应该排除肠痈、阑尾炎一类的治疗思路，详加辨证用药。

学生乙：我想请教一下老师，从中医学角度应该如何分析呢？

王幸福老师：前面我们也讨论过，排除了结石、梗阻、肠痈，我想无非就是从气血水三个方面进行探索。初诊我用了四逆散和五味消毒饮，五味消毒饮可以解决热瘀的问题，四逆散可以解决气和血的问题。这两个方面都对不上，就应该考虑水的问题。

学生丙：西医剖腹探查是囊肿，这在中医来讲是何病因病机呢？

王幸福老师：囊肿简单来讲就是一包水。我的认识应该是水郁下焦，郁久发热，用猪苓汤比较合适，当然这都是事后的分析，已没有机会验证对否。但是当时这个病例对我影响很大，以后诊病时要时告诫自己，要更加细心，多思考，不要想当然，犯经验主义错误。我在这里把误诊病案发出来，也是想提醒大家。

学生甲：老师能把误诊误治的病案发出来讨论，对我们来说收获很大，谢谢老师。希望老师能多发一些病案，大家一起讨论，共同学习进步。

王幸福老师：好的。我认为成功的经验固然重要，失败的教训更为可贵。希望大家都能多发病案，分享自己在诊病过程中的心得体会、经验教训。我们共同学习，不断提高医术，造福更多患者。

由一则肝硬化治疗向愈得到的启示

今天是这位患者第 5 次来诊，与 5 个月前相比，患者面色由最初的青黑晦暗逐渐转为明亮之色。通过治疗，患者的心情也由最初的悲观绝望变得开朗起来。

记得患者第 1 次就诊是去年 10 月中旬。一大早我刚走进医馆大门，远远地就看见几位患者坐在诊室外等候，一位年轻女孩看见我，立即迎上来询问老师什么时候开始看诊，她是陪父亲来的，挂的是 1 号，今天看完病还要返回老家。

我告知，老师 8 点 30 分开始看诊，让他们稍坐等待。

时间一到，刚才的女孩和一位瘦高男孩一同搀着一位 50 岁左右的中年男子走进诊室。毫无疑问，患者就是这位面色青黑的中年男子。

患者落座后，老师问：你哪儿不舒服？

患者答：是肝脏的问题。接着从随身携带的背包里拿出厚厚一摞检验报告，递给老师。

旁边的女孩轻声说：医院诊断是肝癌。

老师仔细看了看检验报告，说：从报告看，目前能确诊的仅仅是肝硬化失代偿期，不能确定是肝癌。

患者：医院让做病理检查，我们还没做，但已经按肝癌在治疗，也开始服用靶向药。

老师示意患者把手伸出来，开始诊脉。右脉弦滑有力，左手寸脉弱，舌淡苔白腻。随后又检查了患者腹部，无腹水征象。

老师说：以我的经验，诊断为肝癌还为时过早。第一，没做活检，仅疑似，不能确诊为肝癌；第二，从指标来看，甲胎蛋白（AFP）数值略高，只能说明有这个趋势，但并不能确诊是肝癌；AFP 并非肝癌特异性诊断标志物。

肝脾肿大，肝区疼痛那是肯定的。照我看，肝癌的诊断下得有点早，有点不明确。你要是想接受中医治疗，我们先按照肝硬化来治疗；同时采取截断疗法，防止其转化为肝癌。肝硬化到后期是有可能转化成肝癌的，你现在虽然还没到这个程度，但有一点可以确定，已经处于失代偿期，所以先把病情控制住，不让其发展；看能不能通过用药回转到代偿期。

老师转向我，说：你观察一下患者的眼睛，白睛不发黄，说明黄疸的症状不存在，肝功能尚且正常。

诊察患者的眼睛时，我察觉到他眼神中闪现出一丝亮光，或许老师的这番话让他压抑许久的心情得到了释放。

患者答：您说得对，我的肝功能检查是正常的，精神状态也还是不错的，忙碌 10 个小时没问题。

老师嘱咐：还是不能过累，毕竟已患病，不能跟过去比。我先给你开方，坚持服用一段时间再看。

李某，男，49 岁，2018 年 10 月 11 日初诊。

刻诊：乙肝病史，肝硬化失代偿期，肝区疼痛 1 个月；怕冷，胃胀纳差，睡眠差，右弦滑有力左寸弱，舌淡苔白腻。

处方：小柴胡汤加减。柴胡 15g，黄芩 10g，清半夏 15g，鸡矢藤 30g，缬草 10g，丹参 30g，炙鳖甲 20g，重楼 20g，白花蛇舌草 30g，生姜 10 片，大枣 6 枚，炒麦芽 30g，炒山楂 30g，炒神曲 30g，青皮 10g，太子参 15g，生甘草 15g。

方解：方以小柴胡汤疏肝健脾和胃，加鸡矢藤、缬草、青皮增强疏肝健脾的力量；加丹参、炙鳖甲、重楼、白花蛇舌草活血解毒、清热散结；加焦三仙消食和胃，增进食欲。

2018 年 10 月 30 日二诊：食欲好转，胃胀腹胀减轻；肝区疼痛改善，不似之前针扎样剧痛，但仍有憋胀感；睡眠不好，难入眠；容易疲乏，早上吃完早饭就想躺下休息；尿无力，排尿时间长，小便后身体发冷。情志方面，容易烦躁，经常想一个人躲起来大哭一场。诊其脉象、舌象与第 1 次相比无太大差异，舌苔腻略减。

效不更方，略作加减。鸡矢藤加至 50g 以改善胃胀并兼顾止痛；半夏加至 30g 以改善睡眠；加生黄芪 30g 益气扶正。加香附、郁金加强疏肝理气；加丹参、桃仁活血化瘀；加重楼解毒散结，15 剂。

老师特别叮嘱患者注意保暖，不要过食辛辣及凉食，注意休息，避免从事过度的体力劳动；这次药服完，如果肝区疼痛能减轻，饭量能增加，就是好现象。另外，病非一朝一夕所得，也不可能朝夕之间就能痊愈，思想负担不要过重，病情控制得好，不会发展到肝癌的。

患者听后，连声道谢离去。

2018 年 12 月 6 日三诊：距二诊已经有 1 个多月，患者似乎更加消瘦，面色没有大的变化。自诉目前最突出的症状是肝区疼痛剧烈，以致夜不能寐，睡眠质量差、易醒。此外，食欲比前段时间更差，基本每天只吃两顿饭，也感觉不到饿。大便次数多且偏溏；服药后感觉有点眩晕。

患者特别提到，11 月中旬药服完后，没来得及来西安复诊，就在当地县医院抓了 15 剂药服用，服后却没有眩晕感，怀疑是药材质量的问题；所以这次来面诊，希望老师能想想办法改善症状。

老师查完舌脉，思索片刻，对患者说：脉象没有变化，这次我打算换个思路治疗，重新处方，重点解决目前最突出的疼痛和食欲问题。

处方：附子理中汤加香砂六君子汤加减。附子 3g，干姜 3g，生白术 5g，生甘草 3g，香附 6g，砂仁 2g，茯苓 6g，鸡矢藤 60g，七里香 10g，延胡索 20g，川楝子 6g，炙鳖甲 6g，生牡蛎 10g，丹参 10g，太子参 10g，陈皮 6g，清半夏 3g。20 剂，水煎服。

方解：患者便次多且溏，当为中焦虚寒，以附子理中汤温阳散寒，香砂六君子疏肝和胃、理气健脾，二者合用，解决本虚的问题；加鸡矢藤、七里香、延胡索、川楝子疏肝止痛；考虑到毕竟为肝硬化患者，加制鳖甲、生牡蛎散结，丹参活血通络。

同时，老师嘱咐患者少量频服，可以 1 剂药分 2 天服用，每天服用 2 次即可，以减轻肝脏及肾脏的压力。

2019 年 1 月 10 日四诊：患者这次带来了检测报告，AFP 数值比 3 个月前有所下降。医院认为其为原发性肝病，已无解决办法，不必服药，半年到一年复查 1 次即可。医生建议如服用中药有效，可以继续治疗。

老师说：中医也不敢承诺能彻底治好，但是可以控制病情的进展，不让病情继续恶化，保证人能够过正常的、有质量的生活，也就是我们常说的"带病生存"。我治过比你严重得多的患者，虽没有痊愈，但是症状在慢慢改善，基本能正常生活。不过你要做好思想准备，至少需要治疗 1 年以上，病情才有可能稳定下来。

患者连连点头：我早有思想准备，昨天去医院见了一些病友，都说我气色好多了。我现在很有信心，希望坚持治疗。

老师点点头：现在感觉身体还有哪些不适？

患者答：肝区有点憋胀痛，服药期间几乎感觉不到疼痛，最近几天药服完未接上，还是能感觉到疼痛。进食、睡眠状况尚可，只是眼睛有点干涩。

老师说：眼睛干涩还是肝脏的问题，我把方子调一下。

效不更方，三诊方中鳖甲加至 10g，生牡蛎加至 30g，丹参加至 20g，加三棱、莪术、重楼各 10g，以增强活血散结之力；因临近春节，患者要求多开几剂药，老师便开了 20 剂，嘱咐患者仍然坚持少量频服。

2019 年 3 月 5 日五诊：这次患者独自前来，落座后，老师一边诊脉一边问：现在感觉如何？

患者答："现在吃饭没问题，饭量很好，吃完也不胀；睡眠也没问题，就是肝区偶尔还有点阵痛、憋胀，但是比过去明显好多了；大便也不稀，总体感觉不错。就是稍微动一下感觉累，有点喘不上气。

老师查舌诊脉后，对我说：脉象缓和许多，已经不像过去那样弦硬。这次可以适当加些补药，四诊方基础上加生黄芪、鹿衔草各 30g，太子参加至 15g，丹参加到 30g，适当加桃仁 10g，活血祛瘀。

随后又叮嘱：现在睡眠和饮食问题已基本解决，就是肝区疼痛尚存，我的建议是再服用一段时间中药，如果肝区疼痛缓解，可以做成丸药，再巩固一段时间。患者连连点头。

患者走后，老师说：我过去治疗这类疾病，用的药量比较大，以期在短期内起效，后来经过临床反复验证，发现针对此类患者的治疗不能急于求成。这类患者来找中医治疗时，大都经过了医院的化疗及各种激素治疗，正气不足，体质虚弱，对药的耐受力很低，一不小心就会杀伐正气。

我问：对于癌症等重症患者来说，是否也适用这个原则？

老师点头：对，包括癌症、尿毒症等经过医院化疗、透析等治疗手段后正气大伤的患者，用药太过峻猛，会使得正气进一步受损，对病情的恢复没有好处。对待此类患者，我尝试过几例，用小量缓进的方法，反而取得了比较好的治疗效果。"

如这位肝硬化患者，一诊、二诊药量比较大，虽然也缓解了一部分症状，但是失眠、病灶部位疼痛等问题没有得到明显缓解，甚至有些症状还有加重的趋势，这也是虚不受补的体现。三诊时我改变策略，虽说方子大，但量很小，祛邪的同时有利于正气的恢复，所以患者的症状反而得到了很大缓解，精神状况也好转很多。你们在临床上一定要注意这点，对于慢性病、正气已虚的疾病，最好采取小量、频服、缓消的治疗手段，千万不能急于求成，欲速则不达。

临床治疗肝硬化难度很大，回顾这位患者的整个治疗过程，可谓一波三折。目前患者病情虽然有了很大改善，但后期治疗是一个漫长的过程，需要依病情的变化随时应变，不能掉以轻心。

7剂药服完丝毫未效

从2019年9月至今，我已跟师临床快7个月，今天这位患者的情况还是第1次遇到。

这位患者是经同事介绍过来的，第1次他就对老师说，已经找过很多名中医，均无效，对中医快丧失信心了。这次是出于对同事的信任，想来试试有没有奇迹出现。

趁患者和老师交谈的时候，我在一旁仔细观察：患者大约50岁，中等身材，黝黑干瘦，目测体重不到50kg；手部皮肤松弛，面部褶皱多而深，犹如没烫平的羊毛衫一样，皱皱巴巴；双眼白睛布满血丝，但并未现疲态，相反的却精神比较亢奋、话语不休。

老师诊完脉，问："现在主要是哪儿不舒服？"

患者答："主要是不想吃饭，不吃也不饿，有1年多了。"

老师问："你原来就这么瘦吗？"

患者答："对，一直是这么瘦。"

老师问："不吃饭，这么瘦，有力气干活吗？"

患者答："有力气，以前在建筑工地干活，啥活都能干；除了不想吃饭，就是痰特别多，黏稠，还便秘，大概有 10 年，大便干，基本两三天 1 次，这些年到处看病，服过不少药，都没什么效果，还是老样子。"

老师："这样吧，我先给你开几剂药试试。"

董某，男，54 岁，陕西西安人，2019 年 3 月 12 日初诊。

刻诊：纳差、不思饮食，便干，痰多黏稠，脉象弦滑，舌淡、苔白干。

处方：开胃进食汤合小陷胸汤。黄连 10g，清半夏 15g，全瓜蒌 30g，生白术 30g，茯苓 10g，生甘草 10g，香附 10g，砂仁 10g，木香 10g，藿香 10g，莲子肉 10g，厚朴 10g，生麦芽 30g，丁香 3g，太子参 15g，牡丹皮 10g，栀子 10g，炒莱菔子 20g，鸡矢藤 30g，炒神曲 30g，炒酸枣仁 30g，七里香 10g。7 剂，水煎服，每日 3 次。

方解：患者纳差、不思饮食，考虑木不疏土，以《医宗金鉴》之开胃进食汤疏肝开胃；痰多且稠为胸中有痰热，小陷胸汤清热化痰；便干加莱菔子通便；加牡丹皮、栀子清泻肝火；加鸡矢藤、七里香疏肝和胃。

2019 年 3 月 21 日二诊：患者落座后，老师边察舌诊脉，边问患者："服药后情况怎么样？"

患者答："症状没有一点改善。您看需不需要换个方子？"

老师仔细看了看上次的处方，对我说："小张，还用上次的处方，舌苔不厚，去掉小陷胸汤，加生大黄 10g，陈皮 30g。5 剂，水煎服，每日 3 次。"

患者忙问："这次我服药能好吗？看别人吃得胖胖的，很羡慕，自己就是不想吃，勉强吃一点也吸收不了，该怎么办？"

老师嘱咐："服药期间，你最好能保持生活规律，按时睡觉、吃饭。这样才有利于你的身体恢复。"

患者答："没办法啊！周围朋友都知道我爱打牌，天天有人来叫，有人叫我就想去，便不管其他了。我做保安工作，晚上十几个小时夜班，白天最多能睡两三个小时，其余时间都在打牌。我做事比较心急，打牌的时候心急，吃饭也着急，囫囵吞枣，总想赶快吃完去打牌。有时候打起牌来一天不吃饭也不感觉饿。"

老师说："看你眼睛都熬红了，还不顾惜自己的身体。服药是一部分原因，不规律的生活也是致病的重要因素，如果还不注意调整，你也没必要花钱服药了。"

患者忙说："这次我一定好好约束自己，做不到的话，我也不再来看病了。"

患者出门后，老师说："比起治疗癌症，我最头疼的就是这类患者。胃病患者，中药拿回去，酸、辣、生、冷照吃不误；脂肪肝、高脂血症患者，一边服中药，一边膏粱厚味，酒不离口；还有失眠患者，服药的同时还是依然熬夜玩手机；这些患者不是病难治，而是生活习惯难改，作息习惯、饮食习惯不调整，就算侥幸治好了，也会复发的，最后病没治好，还要说医生医术不精。

治病需要医生和患者两方面的配合，医生开对了药，如果患者不遵医嘱，我行我素，再好的药也起不了作用。这些患者肆意挥霍健康，等出了大问题才后悔莫及。

相反，你看最近咱们治疗的几例高龄心肾阳衰、尿毒症、肝硬化的患者，都属于重症，但是患者求生欲很强，谨遵医嘱，严格按照我们建议的生活起居、服药方法来配合治疗，病情都得到了很大改善。相比那些病虽轻但'不听话'的患者，我更愿意治疗这类患者。"

本案患者此后未再来复诊，可能是觉得服药无效。不过，对于不顾惜自己身体，将熬夜放纵当家常便饭的患者来说，任何灵丹妙药也是无用的。

中医如何看待癌症及治疗

今天是春分，但早晨天气很冷，比起昨天的炎热，简直是两重天。在西安生活了这么多年，最大的感受就是西安的天气变化无常。

走近诊室，门口坐着两位中年人，询问后得知他们不是来看病，而是替患胃癌的父亲来咨询的。过了一会，老师进来了，门口那两位中年男女随即跟了进来。

落座之后，他们先从手提袋里拿出很多报告给老师过目，然后说：父亲 1 个月前确诊为胃癌，癌细胞已经扩散到淋巴，前几天做了切除手术，目前还在住院。医院给出的治疗方案是化疗，由于了解到化疗对身体伤害大，治疗费用高，且最终也不一定能治好。

家属现在处于两难境地，一方面不想化疗，另一方面又不知道该如何治疗。医院表示如果不接受化疗，难保癌细胞不会扩散，到时候更是无计可施。

家属说："因为有亲戚在您这里看过病，建议我们过来尝试中医治疗。"

我注意到患者的一大堆报告单里，有一本很厚的装帧精美的册子，差不多有 100 页，封皮为彩色塑封，内页用厚厚的铜版纸印刷，像一本精装典藏书籍。

家属说："这是医院建议我父亲做的 PETCT 检查报告，据说是陕西省最先进的设备，对于病情的诊断更准确，整个过程 3 分钟时间，费用是 9800 元。"

我听后心想，9800 元来买中药，大概可以服半年了。我随手翻了一下那本检查报告，除了首页是中文，内容基本全是内部脏腑影像和英文注解，除了专业人士，没有几个人能看懂。对患者来说，花这么多钱又有何意义呢？

老师问家属："患者目前主要有哪些症状？"

家属答："什么症状也没有，都很正常。"

老师沉思了一下，说："如果让我提建议，现阶段先不要化疗；你们也都知道，一化疗患者身体就会越来越虚，身体那么虚弱，怎么能和病魔作斗争呢？最终的结果显而易见。"

家属说："那我们现在怎么办？如果采取中药治疗，能有多少把握呢？"

老师说："人体是个复杂的系统，我只能说，治疗的过程中症状也许会逐步减轻，不排除有痊愈的可能，但不能保证治愈。

这些年我治疗了不少癌症患者，一部分患者确实痊愈了，一部分虽未完全痊愈，但也存活多年，坚持服用中药，生活质量也不受影响，而当初医院给他们的结论一般是'最多三个月存活期'。"

家属说："您这样说我就明白了，那您看能否开个方子？"

老师说："必须见到本人才能开方，中医讲四诊八纲，了解患者的舌脉、精神状况、身体状况后，才能对症处方。今天我先不开药，方便的话让患者过来一趟，再根据实际情况开方。"

家属连连点头："好的，等父亲出院了，我们再来。"

临走，老师特意叮嘱家属，千万不能让患者知道自己的病情，"心病难医"，患者一旦知道，精神压力太大，药物也难起作用。

患者家属离开后，小宁问老师："老师，昨天有一位小叶肺癌的患者在网上咨询，问老师能不能治，因患者在外地，等老师答复了再过来。患者还特别强调病是刚发现的。"

老师说："对所有癌症患者，我都是这个态度：尽力治，但不保证治好。患者个体差异很大，包括性格、身体素质、生活环境等，这就决定了同样的病证，有的能治好，有的就治不好。我们医生要给患者希望，但也不能盲目作保证，选择权要交给患者，这样他才能心平气和地接受治疗。"

小宁说："那我懂了，我现在就给患者回复。"

老师说："中医没有癌的概念，肿瘤包块其实就是痰饮、水湿、瘀血等胶结之物，而我们治疗的思路就是针对相应的症状，选择合适的药物。前天来的患者，5年前被确诊为乳腺癌，没有接受化疗，只是服用中药，现在精神状态也很好，到处旅游。"

经老师提起，我想起了那位患者，大概50岁，身材瘦瘦的，很健谈，前天由丈夫陪同从东北来西安复诊，夫妇俩进来时手上提了很多特产，说要感谢老师救了她的命。

患者当时拿着一张老师手写的处方，我看了一下，是2016年4月23日开的处方，快三年了，还保存得很新。我刚用手机拍下处方，患者就赶快拿了回去，夸老师的字写得漂亮，她要收藏起来，没事常翻出来看看，仿佛就看到了希望。

患者说，2014年检查出来乳腺癌时痛不欲生，整日以泪洗面，因家中有近亲曾患此病，经医院手术、化疗，花了很多钱，最终还是不幸离世。有前车之鉴，自己坚决不化疗，希望寻求其他治疗方法。

后经朋友介绍，联系上老师，怀揣着希望，千里迢迢从黑龙江来到西安。最初半年是服用汤药，病情稳定之后，老师建议她将药材打粉，一方面便于服用，另一方面也能节省不少药费。这些年她一直坚持服药，因为药费还不足医院治疗费用的零头，所以家庭生活未受太大影响。患者还能经常出去旅游，在风景好的地方一住就是一两个月，心情舒畅，身体也越来越好了。隔段时间，她会电话联系老师，反馈一下身体状况，老师会加减一两味药。2016 年来西安，老师给开了上面那张方子，一直服用至今，病情也没有再恶化。

患者今年又想来西安一趟，让老师看看她的精神状态，询问下一步的治疗方法。

老师笑着说："从发病至今已经 5 年，快过西医说的 5 年潜伏期了，没什么大问题，别想那么多。"

患者也笑着说："我还是想让您看看，这样心里才踏实。"

老师诊罢舌脉，在原方基础上略作加减，嘱患者继续服用。

处方：柴胡 10g，鸡矢藤 30g，炒山楂 30g，炒神曲 30g，炒麦芽 30g，木香 30g，煅瓦楞 30g，生牡蛎 30g，香附 12g，浙贝母 12g，蜂房 10g，炒僵蚕 10g，海藻 15g，生甘草 15g，白芥子 15g，郁金 12g，莪术 12g，高丽参干 15g(细)，海螵蛸 30g，全蝎 5g，蜈蚣 6 条，生黄芪 60g，红景天 30g，绞股蓝 30g，重楼 30g，八月札 15g，陈皮 15g。3 剂，打粉服用，一次 3g，每日 3 次。

患者道谢离去。

按：晚上我浏览微博时看到一则消息，纪录片《人间世》第二季第四集中的主人公闫宏微，在与三阴乳腺癌抗争一年后，最终不幸离世。看后我心里很难受，如果没有对中医的偏见，如果普通人不被蒙蔽视听，或许癌症患者会多一种选择，多一些生的希望。

近些年的中西医之争以及反中医人士的混淆视听，导致最终受害的是普通老百姓。从客观角度看，任何医学都有优势和不足，任何治疗手段归根结底是要治好病，让患者少些痛苦。具体到临床，自然是应该选择最适合的治疗手段，这是医生的职责，也是对患者负责的态度。

与有些传统中医对西医持排斥的态度不同，王老师临床很重视借鉴西医的诊疗手段及西医药理学的研究成果。如针对雌激素缺乏而导致经少或闭经的患者，老师会在处方中加入黄芪、菟丝子等药，富含雌激素。针对乳腺增生、乳腺纤维瘤等雌激素过高导致的病证，处方中会加入蜂房、老鹿角等富含雄性激素的中药，以平衡激素水平，临床疗效肯定。

老师说：他的这些经验都是学习西医药理研究方面的资料而获得的，运用于临床，取得了满意的疗效。

老师也很反对经方与时方之争，他经常说，我们的目的是治病，不是搞门派之争；不管经方时方，能治好病就是好方。不可否认经方药简效宏，但经方也有他的局限。《伤寒论》产生的时代背景是兵荒马乱的东汉时代，人们缺衣少穿，颠沛流离，伤寒、瘟疫横行，所以伤寒论中针对此类病证的治法较多。

发展到金元时期，社会慢慢稳定，物产丰富，"富贵病"也多了起来，医学相应地也要与时俱进，像王清任的五大逐瘀汤，李东垣的补中益气汤、升阳除湿汤，以及后世温病学的很多名方，我们临床使用的频率也是越来越高，疗效有目共睹。此外，还有些民间偏方，虽然只有一两味药，有时候却能解决大问题。

同样，西医的诊断技术很先进，我们完全可以借鉴患者在医院做的检验报告，结合我们中医的四诊八纲，相互印证，使诊断更全面、更精确。但处方用药必须坚持中医思维，不能偏离中医本质。

舌苔长期厚腻可能不只是痰湿

今天，王老师的一位朋友前来拜访，此人姓田，也是一位中医医生，与老师年龄相仿，身材中等，头发花白，衣着朴素，双目炯炯有神，也很健谈。

老师对我说："田医生是一位民间中医，学识很广，治病也很厉害。我们两人因一次偶然的机缘相识，但一见如故，经常会一起探讨中医。"

今天老师预约的患者不多，专门留出来时间和田医生交流，两个人相谈甚欢，讨论的几乎都是中医的问题，颇有惺惺相惜之感。从二人的言谈看得出，老师很欣赏田医生。

二人正在热烈地探讨，恰逢一位女患者来治疗面部痤疮。

王老师看了她的面部，说："这不好多了吗？基本上没有了，就是皮肤还有点红。"

患者说："以前的痤疮都消掉了，也没有新的长出来，本来皮肤没有这么红，前几天我去北京旅游，可能是晒的，这几天看起来就红红的。"

老师嘱咐："平时还是要注意面部防晒，尤其夏天。"

患者点头："好的，今天来是想再服些丸药巩固一下，上次的药已服完。"

老师把完脉，看了舌象，说："那就再做 1 个月的丸药吧，这次服完就不用再来了。"

患者对我们说："我从内心感谢王医生，我这面部的痤疮结婚前就有，看了很多地方都治不好，有人说结婚之后就好了。可是我结婚、生小孩后更严重了，工作受影响，心情也很郁闷。"

"幸亏一个亲戚介绍我找王医生来看，没想到 2 个月时间解决了我十几年的烦恼。最近参加同学、朋友聚会，都说我是'洗心革面，重新做人'了。我现在心情好，工作也顺利，这一切都要归功于王医生。"

老师笑着答："这不光是我的功劳，你能遵医嘱，坚持服药，才能取得这么好的疗效。来我这儿治疗痤疮的人很多，你的情况比较严重，但症状轻的患者，治疗周期比你长，效果却不如你好。"

有些患者不能坚持，三天打鱼两天晒网，一看病情减轻就自行停药，等严重了再来服药，还有些患者不遵医嘱，治疗期间不忌口，导致病情反反复复，总是好不彻底。痤疮是经年累月造成的，一般都是寒热虚实瘀夹杂在一起，需要慢慢将身体调理到一个阴阳平衡的状态，才会避免复发，不可能一蹴而就。

患者出去拿药，老师让我从电脑里调出患者第 1 次来的照片。面部红肿，密密麻麻地布满了痘疮。

记得患者第 1 次就诊是由老师的一位"老病号"带来的，"老病号"对老师说："麻烦王医生好好给这姑娘看看，这是我家的一个远房亲戚，我和她几年不见，那天在街上偶遇，吓了我一跳，痤疮比原来更严重了。"

老师仔细地把了脉，查了舌，再结合问诊给予处方。

处方：龙胆泻肝汤合五味消毒饮加减。天花粉25g，白芷25g，赤小豆30g，龙胆草10g，栀子10g，木通10g，泽泻10g，柴胡12g，生甘草30g，生地黄30g，丹参30g，浙贝母15g，玄参15g，生牡蛎20g，黄芪30g，当归12g，黄芩10g，车前子10g，连翘30g，蒲公英30g，忍冬藤30g，紫花地丁30g，野菊花30g。7剂，水煎服，每日3次。

此后患者又复诊4次，处方基本不变，根据恢复程度，并考虑其他兼症，每次略微调整即可，共计服汤药30余剂。

今天是第5次复诊，老师观其面部痤疮已基本痊愈，于是调整处方，以桃红四物汤养血活血，辅以清热解毒祛瘀之品，做成丸药巩固治疗。

患者走后，王老师和田医生又开始讨论起痤疮的治疗。

老师说：我认为痤疮的病因主要是激素失衡，雄性激素过高，雌激素不足。一般临床上我一定会用丹参，大家都知道丹参能养血活血，"一味丹参，功同四物"，但我在这里主要不是取其活血之功。实际上丹参含有大量的雌激素，现代医学从丹参里提取丹参酮，专门治疗痤疮，补充雌激素后会抑制体内的雄性激素。这个方子我用的是桃红四物汤加黄柏、知母。大家都知道这两味是滋肾阴、清热药，其实也含有大量雌激素，再加上活血养血的四物汤，这就是临床治疗女性痤疮的思路。

对于男性痤疮患者，一般就用六味地黄丸加上黄柏、知母。如果早期治疗，疙瘩、脓包较多，就要加散结的药，如夏枯草、三棱、莪术、蒲公英等清热散结的药，同时加上五味消毒饮。等红肿热痛消失之后，就要解决两个方面的问题，一个是痘疮，另一个是继续调整激素水平，男性就用知柏地黄汤，女性就是知母、黄柏加上桃红四物汤。

丹参是男女都必用的药，总体来讲痤疮还是因为体内雄激素过旺，现代药理研究发现，丹参富含大量的雌激素，可以抑制雄性激素。

这时，来了一位预约的患者，老师请田医生给患者诊脉，田医生认真诊完脉，查了舌苔，拿起患者的手仔细观察，又让患者坐直，一手覆于其腰眼部位，用右手敲击左手手背，询问患者有无痛感，患者回答不痛，腰两侧都检查完后，田医生才坐下来开方。

患者的症状是近 2 个月消化不良，大便不成形。从上个月开始总是感觉疲乏，难以入眠，心中烦躁，后来又流鼻血，晨起口中发涩。

问诊完毕，田医生开方如下。

处方：猪苓 15g，泽泻 15g，茯苓 30g，生白术 15g，茵陈 30g，生薏苡仁 30g，白豆蔻 15g，川楝子 10g，延胡索 10g，香附 10g，郁金 10g。7 剂，水煎服，每日 3 次。

处方是茵陈五苓散加减，至于为何用此方，田医生是这样说的：这位患者的舌苔特别厚腻，临床如见到患者舌苔厚腻，持续不退，我一般就诊断为早期胆囊炎。我们都知道，西医的检查是有一定滞后性的，这种早期的炎症到医院做彩超是检查不出来的，又如心脏病、癌症等，一旦检查出来就是晚期。

我问："我们通常认为舌苔厚腻就是身体湿气比较重，您根据什么症状诊断他为早期胆囊炎？"

田医生说："舌苔厚腻确实反映身体湿气重，但是你要想一想，这个湿是哪里来的？脾胃上的湿无非就是恣食生冷导致，但这类湿不会持续很长时间。如果舌苔厚腻持续不退，那就不是脾胃的问题，而要考虑胆囊的问题。

我临床惯用茵陈四苓散治疗这类疾病，疗效很好，可以加生薏苡仁、白豆蔻等，增强化湿的力量。这位患者还存在肝郁气滞的问题，再加点疏肝理气的药即可。"

我恍然大悟："怪不得我遇到这类舌苔厚腻的患者，用平胃散加上化湿的药，有的有效，有的效果就不明显，如此看来，还是不对症的缘故。"

王老师说："这就是老中医的临床经验，如果没人点拨，你可能很长时间也悟不出来。"

王老师接着说："田医生，刚才我们讨论是中焦湿重的问题，对于舌根厚腻的患者，你有什么看法？"

田医生说："舌根厚腻，自然与肾有关系，如肾结石等。我刚才检查患者腰部，就是为了鉴别他有没有肾脏方面的问题。"

我说："田老师，我注意到您刚才还看了患者的手，用意何在？"

田医生："这是我比较重视的临床诊断方法，也就是手诊。前面我们也说过，有很多疾病在早期阶段是无法通过医疗器械检查出来的，如胆囊炎、各种癌症、心脏病等，但是我们运用手诊是能提早发现的，如此有利于提早干预，把疾病扼杀于摇篮中。"

我顿时来了兴致，问："田老师，手诊真的有这么神奇吗？您能不能给我讲讲？"

田医生："好的，有机会一定给你讲！今天先看病。"

关于治疗两例荨麻疹患者的思考

进入秋季，随着天气变凉，这几天来治疗荨麻疹的患者明显增多。

老师临床治疗荨麻疹主要以基本方加减，偏于风热的，用银翘散加减；偏于风寒的，用麻黄桂枝各半汤加减治疗。此外，专药的应用必不可少，运用辨证方加专药的思路，起到标本兼治、快速止痒消疹的目的。

这位中年女性患者是经朋友介绍来治疗荨麻疹，皮肤白皙，身材适中，外表看并无异常，但有些坐立不安。她不好意思地解释："荨麻疹真是太痛苦了！忙起来还不觉得，一闲下来浑身发痒，难受得不行，麻烦医生赶快给我治一治。"

老师问："有多长时间了？发作前有没有吃什么东西？"

患者说："大概有半年多了，没吃什么。只是今年2月做了流产手术，回家后就发现身上起了不少风团；在某医院皮肤科治疗后一点儿作用都没有。痒得受不了，我断断续续服了些西药，一停药又反复。这几天天气变凉，病情又严重了，朋友推荐我来找您。"

患者说着挽起裤管，只见双腿从脚踝到大腿部位，密密麻麻地起满了白色的风团。患者又脱下外套，双臂和腿上一样，也是风团密布。

老师诊完脉，看了舌苔，嘱我开麻黄桂枝各半汤合五苓散。

席某，女，34 岁，陕西西安人。

刻诊：荨麻疹，遇冷严重；脉沉弱，舌淡苔白。

诊断：风寒袭表。

处方：生麻黄 6g，桂枝 10g，苦杏仁 6g，白芍 10g，生姜 6 片，大枣 6 枚，生甘草 15g，泽泻 30g，猪苓 15g，生白术 10g，茯苓皮 15g，路路通 30g，徐长卿 15g，地肤子 15g，蝉蜕 10g，苦参 15g，益母草 30g，麸炒枳壳 20g，生石膏 30g，生龙骨 30g，生牡蛎 30g。7 剂，水煎服，每日 3 次。

患者出门取药时，老师问我："处方中为什么要加生石膏、生龙骨、生牡蛎？"

我说："正想请教老师，请老师指点一二。"

老师说："我年轻时候下乡，在农村当赤脚医生，遇到痒得难受的荨麻疹患者，一注射葡萄糖酸钙马上就止痒，后来我想了想，这不就是钙起的作用吗？

生石膏、生龙骨、生牡蛎中含有大量的钙质，用在这里是同样的道理。后来，我治疗荨麻疹时，加上这 3 味药，止痒效果好，见效很快。有人说这几味药用在这里是平肝潜阳的，我不赞同，其实就是其中的钙质起的作用。"

我又问："老师，以前咱们治疗这类疾病，一般都用麻黄桂枝各半汤，今天为何要加上五苓散呢？"

老师说："你还记得前几天来就诊的荨麻疹患者吗？"

我从电脑里调出病案，当时记录如下。

张某，女，46 岁，有 20 年荨麻疹病史，全身斑疹发红，初起色发白，7~8月严重，脉浮软，舌淡苔白。

处方：麻黄桂枝各半汤加减。生麻黄 6g，桂枝 10g，苦杏仁 6g，白芍 10g，生姜 6 片，大枣 3 枚，生甘草 30g，生石膏 30g，生牡蛎 60g，紫草 30g，徐长卿 30g，路路通 10g，地肤子 20g，白鲜皮 15g，蛇蜕 10g，当归 10g，蛇床子 10g，薄荷 6g。7 剂，水煎服，每日 3 次。

老师说："这位患者后来在微信给我反馈，服用到第 5 剂药的时候，荨麻疹发作反而比以前更严重，还拍了照片给我，都是红色隆起的风团，我思考了一下，原方加了五苓散，她再服 5 剂，基本上就没有再发作。"

我的思路是："隆起的风团中有水，而单纯用麻黄桂枝各半汤偏热，需要加五苓散利水。在西医来讲，过敏导致组织液渗出，自然要利水，一方面发散风寒，另一方面利水，再加上徐长卿、路路通、地肤子、白鲜皮等通络止痒燥湿的专药，标本兼治，疗效会更快。

这是一种思路，如果这条路行不通，就要考虑凉血的方法，如犀角地黄汤。我们所谓的基本方、经验方，用到大部分患者身上有效，若遇到特殊病证无效，还是要采取辨证施治的思路，有是证，用是方。"

"寒热虚实"夹杂症治疗思路

上周来了一位患者，预约王老师出诊治疗。患者自述症状很多，从头到脚都感不适，且病史比较长，从十几岁起就耳鸣、月经不调，多方医治无效。

患者近几年一直服用中药，最突出的问题是，用凉药则浑身发冷，心悸汗出；用热药则手脚心发热，心中烦躁。总之，服药比不服药更难受。时常感觉身体虚弱至极，但又无计可施，多方寻找良医，但始终未能找到合适的治疗方案。

患者是一位中医爱好者，因多年求医而萌发了自学中医的想法，平时自己看书学习，也跟随一些老中医侍诊抄方。

患者偶然浏览王老师的公众号，便想来西安拜会，同时请老师给自己调理身体。

李某，女，42 岁，2020 年 4 月 2 日初诊。

刻诊：耳鸣，月经不调（时间不定，经期长，经量少），心悸，乏力，入睡后手脚心发热，双关浮滑，舌暗苔薄。

处方：血府逐瘀汤加减。柴胡 6g，枳壳 10g，白芍 15g，生甘草 15g，桃仁

10g，红花 10g，当归 12g，川芎 10g，怀牛膝 10g，桔梗 3g，生龙骨 30g，生牡蛎 30g，炒酸枣仁 30g，熟地黄 30g，杜仲 30g，菟丝子 15g，生姜 6 片，大枣 10 枚。5 剂，水煎服，每日 3 次。

患者顾虑较多，担心服药后有不良反应，因此只取 2 剂药，并观察服药后的反应，以便及时与老师联系。

次日一早，患者给我发来微信：昨天晚上手脚又发热了，很烦躁，今天想请王老师复诊一下。

不巧的是，老师应宝鸡一位老友邀请，为其年迈的母亲出诊，故未在西安。接到反馈，老师嘱我给患者开下方。

处方：生地黄、黄芩、柴胡各 30g，地骨皮 50g。2 剂，水煎服。

此方为三物黄芩汤化裁，王老师临床常用此方治疗手脚心发热，疗效确切。原方为柴胡、生地黄、黄芩、苦参。因苦参伤胃，且味苦难以下咽，临床多用地骨皮代替，疗效不相上下。

次日一大早，接到患者反馈：第 2 次的方子服了 2 次后，晚上没有再发热，但是怕冷、心悸的症状又出现，现在感觉身体虚，冒冷汗，想吐，希望今天能复诊。

老师已经从宝鸡返回西安，接到反馈后，赶到医馆。听完患者描述，查完舌脉，老师思索片刻，说："小张，这次换个方子，开升阳散火汤合甘麦大枣汤。"

处方：生甘草 15g，防风 10g，白芍 15g，羌活 6g，柴胡 6g，升麻 6g，柴葛根 30g，独活 6g，大枣 15 枚，浮小麦 50g，五味子 30g，生晒参 15g，麦冬 30g，炙甘草 15g，益母草 30g。3 剂，水煎服，每日 3 次。

2020 年 4 月 7 日三诊：患者一进来就说，这次的药服完后，难受的感觉有所改变。这两天手脚心没有发热，身上也有力气了，只是有点口渴。"

效不更方，综合舌象脉象，考虑患者口渴主要还是阳不化气，加干姜 15g 温脾阳，加天花粉 20g 生津止渴，标本同治。因患者要回北京，带药 10 剂。

按：结合患者舌脉、症状及病史，病机为内有郁热，不得发散；临床治疗郁热，四逆散疗效很确切。此患者初诊处方血府逐瘀汤，方中即含有四逆散，又有活血化瘀的桃红四物汤，按理说应该有疗效，但实际疗效不理想。

二诊时老师果断换方，以升阳散火汤、甘麦大枣汤、生脉饮三方合用，取得了预期的疗效。

甘麦大枣汤出自《伤寒论》，王老师临床很喜欢用，主要用于焦虑症、抑郁症或由以上病证导致的失眠、神不得安等，全方仅三味药，临床疗效却常令人惊叹。关于此方用法，本书有专文论述，此处不赘述。此外，患者心悸、汗多，当为心气阴两虚，加生脉饮益气养阴。

此方取效的关键是升阳散火汤，出自李东垣的《内外伤辨惑论》，在《脾胃论》中也有记载。对于升阳散火汤的功效主治，《内外伤辨惑论》中记载："升阳散火汤，治男子妇人四肢发困热，肌热，筋骨间热，表热如火，燎于肌肤，扪之烙手。夫四肢属脾，脾者土也，热伏地中，此病多因血虚而得之也。或胃虚过食冷物，郁遏阳气于脾土之中并宜服之。"

从立方来看，此方主要针对"血虚""热伏地中""郁遏阳气于脾土之中"而导致的发热，实际上就是内伤发热，即"郁热"，而原理则与《黄帝内经》"火郁发之"颇为契合。

此患者是中医爱好者，自学中医多年，便向老师请教两次处方的思路。

老师说：我以往治疗此类气郁、血瘀、气机失调、症状繁多的患者，喜欢用血府逐瘀汤，这个方很好用，临床能解决不少疑难杂症。为此，我还总结出，凡遇到"症状繁多，查无实据"的患者就用血府逐瘀汤，疗效确切。

初诊时，患者并未提到发热这一症状，其余症状结合起来分析，符合气郁、血瘀的病机，故依据以往经验处以血府逐瘀汤，没想到未能取效。

我们在临床也常遇到辨证准确，用方也合适，却未达到预期疗效的情况。一种情况是患者服药后没有反应，既无改善也无不适，这种情况一般是病重药轻，调整用量即可，此时应"守方"，切忌朝令夕改，频繁换方子。另一种情况是患者服药后感到不适，这时候就必须"撞到南墙要回头"，重新辨证，或换方，或调方，不能一条道走到黑，将错就错。

二诊用升阳散火汤，是我汲取的贾海忠教授的经验。有一次外出讲课，我们俩交流探讨时，贾老师分享了自己临床应用这首方子的经验，即针对"郁热"

型患者疗效很好。正好二诊时，患者提到自己经常有发热的症状，结合其他表现，我就想到升阳散火汤更适合这位患者。结果证明，这次的思路更对症。

现在我们临床遇到单纯的寒证、热证、虚证、实证非常少，大部分都是寒热夹杂的病证，如上热下寒、内热外寒等，这些病临床不好治，值得我们好好研究。

所以，总结出一些有效方剂，才能提高临床疗效。《伤寒论》中有很多这类方剂，如半夏泻心汤、小柴胡汤、小青龙加石膏汤、乌梅丸等，其组成中既有寒药、又有热药，药物组成既补又清，所对应的病证也是寒热虚实夹杂。

如柴胡类方，后世总结的八法中的和法，就是以柴胡剂为代表的。我认为"和"就是调和寒热虚实。试看小柴胡汤的组成中，柴胡、黄芩是苦寒药，半夏、生姜是温热药。党参、大枣、甘草是补益药。此外，条文后还有不少加减化裁，说明这首方子对应的病证就是寒热失调夹虚的。

又如小青龙汤，条文后也有加减化裁。小青龙汤主要治寒饮，水饮方面的失调。气机紊乱，内外失调的，四逆散是最合适的。

我总结，凡是条文后有加减的，都是对应多症状的疾病，病情复杂，即虚证、实证、寒证、热证夹杂，并无主次，属于多功能失调方面的疾病，没有固定的方子治疗，临床不确定是哪一种症为主，就可以用这类方子。

我临床上喜欢用的补中益气汤中既有热药，又有凉药。柴胡、升麻在方中的作用，大部分人的理解是升阳，我不认同这个观点。我认为这两味药是凉药，在这里的作用是清虚热，不管是称为虚热，还是李东垣所说的阴火，总归都是热。不少中医著作认为，补中益气汤是治疗气虚发热的代表方，其治病机制就是甘温除热。这就更解释不通了，甘温怎么除热？除热最重要的就是柴胡、升麻。至于李东垣所说的"阴火"，我认为就是寒湿导致的火，是寒湿兼有火象，寒湿郁久化热。

举个例子，我年轻时候下乡经常收麦子，要把麦子收起来运到场上，然后摞起来堆成麦垛。这是需要技术的，最好就是摞成两面都是斜坡，上面形成一个尖顶。我们刚开始总是摞成平的，一下雨中间就容易塌陷，雨水落进去，麦穗就发芽了。这时候把手伸进去，里面热得烫手，就是寒湿郁久化热。

我们再回到补中益气汤，首先症状是脾虚，脾虚生湿，湿郁久化热，化热之后就有热象，但这种热并不是阳明那样的大热，我理解李东垣所说的"阴火"就是这个意思。

整体来看，柴胡、升麻解决热的问题；黄芪、当归、人参解决虚、寒的问题；白术解决脾虚生湿的问题；甘草、陈皮补中。总体来说，补中益气汤就是治疗气虚导致的发热。

实际上，我们临床也不用追究用什么法，有是证用是方，有是证用是药即可，关键是理清医理，对方子理解就更深刻。

所以要掌握几个重点方子，在临床中随症加减即可。

具体来讲，要重点研究身体失调的症状，如阴阳失调、水气失调、寒热失调、内外失调、上下失调、气血失调等；然后有针对性地总结出对应的有效方剂，把这几个方子研究透彻、应用熟练，治疗常见的寒热虚实夹杂的疾病就更有把握。

学中医就是多读书、临床验证、多总结，通过诊病积累经验，提炼出一些有效的方子作为基本方，处理临床一些复杂的病证，就能游刃有余。

二仙汤治疗更年期综合征，不拘性别年龄

今天王老师特约出诊，上午预约了12位患者，其中5位患者性别不一，症状也各不相同。但老师都以二仙汤加减治疗。

在王老师以往的书中，二仙汤主要治疗女性更年期综合征，但从早上这几位患者来看，并不都是如此，反倒让人疑惑不解。趁老师不忙的时候，我忙请教。以下是老师关于二仙汤的详细讲解，分享于此。

你们之前看过我的书，听过我讲课的，都应该知道我临床喜欢用二仙汤。书里记录的医案主要是治疗女性更年期的，疗效也很确切。

这几年我不断地临床、总结，发现二仙汤不仅适用于更年期女性，男性也

可以用。从中医来讲，二仙汤可调节肾阴肾阳的平衡；而按照现代医学的说法，就是调节雌激素与雄性激素的平衡。雌激素不够的，可以补充雌激素；雄性激素过高的，也可以抑制雄性激素，具体可根据症状来调整两组主药的用量。

大家都知道女性有更年期，但对于男性有没有更年期，很多人并不了解。

《素问·上古天真论》中论述："女子，七七，任脉虚，太冲脉衰少，天癸竭，地道不通，故形坏而无子。男子，七八，肝气衰，筋不能动，天癸竭，精少，肾脏衰，形体皆极。八八，则齿发去。"

由此我们可知，女性七七（49 岁）"任脉虚，太冲脉衰少，天癸竭，地道不通，故形坏而无子"，女性天癸竭，也就是绝经由于阴阳的不平衡，导致一系列反常的症状，即所谓的更年期症状。

男性在七八（56 岁）的时候，也出现"肝气衰，筋不能动，天癸竭，精少，肾脏衰，形体皆极"，男性天癸竭，也就是精少肾衰，会出现了一系列类似于女性更年期的症状，具体表现在脾气古怪，没事找事儿，这种情况下也可以用二仙汤。

毋庸置疑，男性也是有更年期的。只不过男性的更年期比女性稍晚，大概在 50 岁。不管男性女性，我临床只看症状表现。只要患者有烦躁、烘热、汗出、易怒、睡眠差等一系列阴阳失调的症状，都可以用二仙汤。从现代医学角度分析，二仙汤的作用就是促进性激素平衡的。

另外，运用二仙汤治疗更年期综合征，不需要特别注意年龄。我在临床中发现，有的女性刚过 40 岁就表现出更年期症状，出现月经紊乱等，这时就可以用二仙汤。还有一部分女性临近 60 岁，还会出现更年期的一系列症状，这时就不能照本宣科。人跟人先天禀赋不同，体质有异，所以我们中医看病一定要对症治疗。

重点在于，根据患者症状的不同，运用二仙汤时可随症加减，疗效更佳。以下是我常用的加减经验，与大家分享。

二仙汤由仙茅、淫羊藿、巴戟天、当归、黄柏、知母六味药组成，具有温肾阳，补肾精，泻肾火，调理冲任的功效。由组成来看，仙茅、淫羊藿、巴戟天三味药补肾温阳；知母、黄柏清泻肾火；当归活血补血。临床常用二仙汤治疗更年期综合征，根据患者体质要做相应的加减。

如体质偏寒的患者，适当加大淫羊藿、仙茅、巴戟天的用量，一般淫羊藿可以用至30g，配伍仙茅10g，巴戟天15g；而相应的，知母、黄柏的量用6~9g即可。对于热象明显的患者，知母、黄柏可用至15g以上，淫羊藿、仙茅、巴戟天的用量就要减少，各用10g即可。对于既有寒又有热的患者，这几味药用量均等。

当归的用量主要参考大便情况，如大便稀溏，当归用到10g，大便偏干，当归可用至20~30g；余则依症随证加减。

如烘热汗出严重，加生龙骨、生牡蛎、山茱萸敛汗；如伴有高血压颧红，加水牛角平肝潜阳，清热凉血；如伴有失眠，加适量炒酸枣仁、首乌藤、白蒺藜、合欢皮等养肝、安神；如伴有腹泻，加怀山药、肉豆蔻、干姜温阳止泻；如眼眵、红血丝密布，加桑叶、菊花；如血糖偏高，可以加鬼箭羽；如果颈椎不好，可以加柴葛根；头痛，加川芎；如果爱发脾气，加牡丹皮、栀子。

如果肾阴虚，腰酸腿痛，可以加二至丸；如果是心慌，心悸可以加生脉饮；如果有忧郁倾向，悲伤欲哭，可以加甘麦大枣汤。

总之，我运用上述方法治疗更年期综合征及其兼夹证，几乎百治百效，无一例外。二仙汤的适应证还有很多，你们在临床上可以再总结，以下分享二则医案。

【医案1】张某，女，58岁，2019年8月27日初诊。

刻诊：潮热汗出，烦躁，易怒，睡眠差，口渴，肩痛不能上举，双关浮滑，舌胖大苔白腻。

中医辨证：肝肾不足，肝火上冲。

处方：二仙汤加减。仙茅30g，淫羊藿100g，巴戟天60g，黄柏60g，知母60g，当归30g，生龙骨60g，生牡蛎60g，炒酸枣仁100g，白蒺藜60g，合欢皮30g，黄精60g，蝉蜕50g，生地黄60g，山茱萸60g，牡丹皮30g，栀子30g，生百合60g，穿山甲30g，鸡血藤30g，鸡矢藤60g，穿山龙30g，丹参60g，天花粉 30g，怀牛膝 30g。1 剂，制作水丸，每次 6g，每日 3 次。

2019 年 10 月 19 日二诊：服药后疗效明显，出汗已不明显，烦躁也减轻许多，希望再做些水丸，继续巩固治疗。原方不变，制作水丸。

按：临床有不少患者，因各种原因不愿服汤药，又想用中医中药治疗，只好以丸药缓治。丸药制作繁复，无法随症加减，故需要面面俱到，药味难免要多一些。虽然见效慢，只要对症，坚持长期服用，疗效也是有保证的。

【医案 2】许某，女，78 岁，陕西西安人，2019 年 3 月 21 日初诊。

刻诊：冠心病，心慌、心悸挤压感枕部疼痛，眩晕，烘热汗出，脉右弦滑左弦软，舌淡，苔白略腻。

处方：二仙汤合冠心二号加减。仙茅 10g，生龙骨 30g，生牡蛎 30g，淫羊藿 30g，巴戟天 10g，黄柏 6g，知母 6g，当归 10g，红花 10g，降香 2g，丹参 30g，肉桂 10g，制附子 5g，怀牛膝 10g，熟地黄 30g，怀山药 30g，山茱萸 30g，鬼针草 30g，川芎 15g。5 剂，水煎服，每日 3 次。

2019 年 3 月 28 日二诊：服药期间出汗少，烘热仍有；服药期间头不疼痛，心慌、心悸有改善，但一停药又反复，想再服几剂药。效不更方，原方加水牛角 20g，羊红膻 30g。7 剂，水煎服。

2019 年 4 月 11 日三诊：烘热汗出基本没有，心慌、心悸很少发作，偶有头晕。原方不变，加天麻 15g。7 剂，水煎服。

按：从年龄来看，以上两位患者都已过更年期，但共同特点是烘热汗出、烦躁等更年期典型症状，所以老师不拘于年龄，仍以二仙汤为主方加减治疗。

案 1 的患者张某除了更年期症状，主要是失眠焦虑、心神不安，故加牡丹皮、栀子、生龙蛎、百合等清心除烦、安神定心；生地黄、山茱萸滋补肝肾之阴；考虑患者口渴严重，加天花粉生津止渴。

患者肩痛肩麻不能上举，以穿山甲、鸡血藤、鸡矢藤、穿山龙、丹参活血、通络止痛；睡眠差加酸枣仁、白蒺藜、合欢皮、黄精、蝉蜕安神助眠；加怀牛膝引热下行。

患者因为要照顾孙子，不方便服汤药，故做成丸药服用。相比于汤药，丸药力缓，疗效较慢，但处方用药对症，疗效也有保证。

案 2 的患者已是 78 岁高龄，但仍然有烘热、汗出等更年期典型症状，老师也是以二仙汤为主方；除更年期症状，患者还有冠心病，合冠心二号方。此方由已故著名中医临床家郭士魁先生所创制，成效卓著，由丹参、川芎、赤芍、红花、降香 5 味药组成，用于各型冠心病均能取效，是临床治疗冠心病的一首好方。

患者二诊烘热未改善，加水牛角 20g（王老师《用药传奇》一书中"灵性牛角治烘热"一文有对水牛角的详细论述）；心慌心悸加羊红膻 30g 强心阳。

王老师临床经验：对于有更年期症状的患者，以二仙汤为基本方，再针对其他症状配合相应的处方，临床可明显提高疗效。

杂谈：关于减肥、肌无力、打鼾等

今天西安天气很好，天空湛蓝，万里无云。春日的阳光普照着大地，给人无限希望。

疫情后街道上的车辆减少了，空气质量明显好了很多。截至今天，西安已经连续 22 天无新增病例，人们的工作生活也逐步恢复正常，著名的网红打卡地回民街也正式开市，让人感觉曙光就在眼前。

今天，我和王老师一起去贝斯特药材市场，原本坐地铁就可以直达，疫情期间公共交通不方便，于是微尔爸爸开车，载着老师、我和微尔，一行四个人去药材市场。药材市场在三环外，距离市区比较远，一路上和老师聊着天，增长了不少见识。

王老师思维缜密，知识储备丰富，又善于学习新知识，对于中医有很多独到的见解，每次和老师交谈，总能让人耳目一新。

老师说：困在家里的这两个月，对我来说倒是件好事。趁这段空闲，我读了不少书，其中有一本书上的观点让我很受启发，是关于肌无力的治疗。据这位作者说，以往治疗肌无力，受中医传统理论"脾主肌肉"的影响，主要以健脾为主，临床是有疗效的，但始终无法实现大的突破。后来有一位下肢肿而无力的肌无力患者告诉他，自己曾服用灵芝孢子粉作为日常保健，一段时间后发现双腿无力的症状得到明显改善。后来,这位作者就有意地在治疗肌无力患者时，让其同时服用灵芝孢子粉，临床验证多例，疗效得到了大幅度提高。

老师接着说：过去我对于灵芝孢子粉的认知，主要是安神，改善睡眠，但是受这本书的启发，我开始思考灵芝孢子粉在治疗肌无力方面的作用机制。我认为，中医理论虽有"脾主肌肉"之说，但控制双腿行走的主要还是大脑中枢；同理，脑中风后遗症导致的偏瘫、不能行走，也是因为大脑受损。

我想，灵芝孢子粉在此处的作用，应该是通过补脑安神，恢复大脑的中枢神经功能，进而改善肌无力状态。最近我自己也开始试服灵芝孢子粉，看看一段时间后，能否使思维更敏捷、反应更快。

老师又说：很多人说学中医要有悟性。关于悟性，大多数人理解是一种先天的领悟力。但我觉得，要学好中医，主要还是勤于思考，中医人人可学，之所以有庸医、有明医之分，区别在于是否用心，是否具备思考能力。学中医不能浅尝辄止，要善于思考，还要举一反三，才能学好。我自己就是个例子。我并不认为自己的悟性有多高，就是爱思考、爱琢磨，这么多年一边琢磨一边临床验证，慢慢地积累经验，形成了一些自己的理论，再用这些理论指导临床，疗效还算不错。

正在开车的微尔爸爸问：老师，我睡觉爱打鼾，有没有什么办法？

老师笑着说：正巧，我最近有个发现和打鼾有关系；我本身是阳虚体质，只要晚上一喝稀饭等流食，早上起来舌体会胖大，说明水湿排不出去。最近感觉胃有点凉，吃了几瓶附子理中丸，偶然发现早上起来舌头不胖大了，即使晚上喝点稀饭，早上起来舌头也比较正常；我以前睡觉也爱打鼾，最近你师母说我突然不打了！

我想了想，应该和服用附子理中丸有关系，因为我最近也没服用其他药。

附子理中丸温阳、健脾利湿，爱打鼾的人一般身体痰湿重，呼吸道不顺畅。服用附子理中丸后，痰湿少了，自然不打鼾。我最近宅在家里好吃好喝，体重也没长，我想也和服用附子理中丸有关。

我问：老师，我也是阳虚体质，虚胖，去年为了减肥，服用了一段时间附子理中丸，但疗效不明显，不知道怎么回事？

老师说：中成药不比汤药，原药材含量少，服用时间短，是看不到疗效的，我一般都按照规定量的 2～3 倍服用。

说到减肥，我最近倒有个发现。你师母有段时间火气大，我让她服丹栀逍遥丸，最近她说感觉腰围小了，肚子也比以前平了，我想应该是丹栀逍遥丸起的作用，因为她最近并没有服其他药。

我忙问：师母服用丹栀逍遥丸多长时间？

老师说：大概有 1 年了吧，你们不要相信那些 1 个月减 5kg 的，用的都是极端的方法，对身体伤害很大。尤其是很多年轻女孩，节食减肥伤了身体，最后连妊娠都难。我们中医说的减肥，实际上是要改变痰湿、湿热体质，岂是一朝一夕能实现的？减肥要有耐心，比如 1 年减少 5kg 左右，还是比较现实的，这样也不容易反弹。

我说：老师，我以前也是采取健脾利湿的方法减轻体重，但收效甚微。听您这么一说，给我提供了一个思路。

我们中医讲"肝主疏泄、脾主运化"，也就是说，想清除体内多余的垃圾，除了脾的运化之外，还要考虑肝的疏泄。

如果把脾脏比做交通工具，那肝脏应该就是交通疏导员，交通疏导不力，导致道路拥堵，再好的车也是寸步难行。换言之，如果肝脏的疏泄出了问题，会直接影响脾的运化，我以前只注重健脾，忽视了疏肝，没有疗效的原因或许就在此。

老师点点头说：有道理，但还要注意一点，方向对了，主要还是坚持，我刚才说了，减肥不可一蹴而就，这是违背健康规律的。

微尔爸爸说：老师，我有一个朋友患了前列腺炎，导致阳痿，去医院治疗，花了 1 万多元，没想到越来越严重了，不知道是什么原因。

老师说：医院治疗这类疾病一般都是开壮阳药，而我们中医用药恰恰相反，是要用清热利湿凉血这类药的，如半边莲、半枝莲、虎杖等清热利湿。体内湿热祛除，阳痿自然就好。千万不能看到阳痿，就给壮阳药。壮阳药一般都是温药，会火上浇油，导致病越来越重。

我说：老师书中写过的那个验方，临床疗效就挺好，患者花了不到医院治疗 1/10 的钱，就能治好阳痿。只可惜大多数患者无缘求治中医。

注：王老师前列腺炎验方收录于《杏林求真》一书。

为医者的读书、治学态度

王老师很善于学习并总结经验教训，从医 40 多年，诊治了几十万患者，但读书和学习依然是老师生活中最重要的事情，除了预约出诊、外出讲学，闲暇时间基本上都用来看书、做笔记，不断地汲取新知识，以提高临床疗效。

老师常常收到包裹，都是中医书籍。读到书中精彩的部分，即刻奋笔疾书记录下来，在学生交流群里分享，在临床中反复验证。

今天下雨，趁着患者少，老师专门和我们探讨读书、学习的问题。

老师说：中医书籍汗牛充栋，中医方剂从《黄帝内经》到近代经典不下几十万种，如果按照正常速度一本本去读，几辈子都读不完，更别说行医救人了。更何况你们现在也都要成家立业，养家糊口是个问题，所以要在最短的时间内，多读些好书，对临床有指导意义的书。我以多年读书的经验，给你们提供几个方向和原则。

第一，多读古书。

古人写书不是为了稿费，也不为沽名钓誉，完全是想把自己一生的经验流传下来以指导后学，所以句句真言、字字珠玑，内容比较真实客观。

如李东垣的《脾胃论》，加上前言、后序也不到 100 页，加上标点、符号也不到 7 万字，却是奠定中医脾胃病与内科杂病的巅峰之作。还有王清任的《医林改错》不到 5 万字，却把气血病研究得炉火纯青，虽然书中有些观点比较偏颇，但很多方子在临床验证还是非常有效的，如我们常用的血府逐瘀汤、癫狂梦醒汤、通窍活血汤、身痛逐瘀汤、补阳还五汤等，很多临床中医都喜欢用，疗效也可靠，可以重点学习一下。

相对于白话文，古文看起来比较晦涩难懂，功底差的学生可能刚开始看不进去，但切忌知难而退，要硬着头皮多读几遍，慢慢地就能读懂。

至于《伤寒杂病论》《金匮要略》就不用说了，每个学中医的人都应该多读，重要条文要背，背熟了临床中才能随手拈来，心中不慌。至于《黄帝内经》，先不要急着读，要慢慢品读，不是短期内能读懂领悟的，它像一座宝藏，要慢慢挖掘。总之，读古书必须耐下性子，常读常思考，囫囵吞枣地读书是自欺欺人，浪费时间，这一点要谨记。

第二，多读临床医生写的书。

临床医生写的书分为两类，一类是名家的著作，如近代的张锡纯，现代的刘渡舟、胡希恕、朱良春等中医大家，临床经验都非常宝贵，值得学习和研究。另一类是一辈子扎根基层的中医所著的书，虽然名气不大，但书中内容却是真枪实战得来的经验，甚至一些单方有时候能解燃眉之急。学到这些经验之后，拿到临床验证有效，就能成为自己的经验，且比较浅显易懂，读起来轻松。

还有一点，关于打好中医基础的问题，尤其是对于自学中医的同学，不要一上来就读《伤寒论》《黄帝内经》之类的经典，最好能把中医学院的教材先通读一遍，作为初步了解中医的一个窗口。最好能买到 1964 年出版的基础教材，这套书集结了当时全国最有名的老中医，共同编写而成。教材内容严谨，编写者都是临床医生，其中的理论都是从临床实践而来，适合自学中医者。不要今天听人说五运六气能治百病，你就去学；明天又听说推算生辰八字能治病，你又去学。这样东一榔头西一棒槌，最终一无所成。

我常说，中医没有捷径，所谓的捷径就是认真加执着，踏踏实实地才能有所成就。这与盖房子一样，再花哨的房子也得建立在牢固的地基之上；基础没打好，只想学些旁门左道，是走不了多远的。

第三，多读名家医案之类的书。

学习名家医案不能一过了之，看一则医案，先看前面的症状描述，看完症状描述，不要着急看作者出的什么方，可以先合上书，根据症状表现写下自己的思路、诊断、治法、处方，然后再与作者出的方对比、学习，找出不同或者差距，进而思考总结，这样才能真正地学到名家的经验。

切忌机械地抄方，人不同病相同，不一定会用相同的方，这也是中医辨证论治的精髓。想学好中医，千万不要存有"一招鲜，吃遍天"的想法，抄一些所谓的秘方就想着一劳永逸，这是不可能的。我虽然在临床中总结出一些专方，但也不是机械地套用，你们跟诊也能看到，使用专方也要辨证加减。

学中医，一定要打好基本功，才能以不变应万变，成为一个货真价实的中医。

学方不是背方

经常有学生问：老师，想做个好中医，要背多少个方子，临床才够用？

老师答：我的观点是，如果你学了很多方子，把每个方子记得滚瓜烂熟，知道治什么病，遇到相似的病证就往上套，这也是一种方法。但是如果仅限于这个水平，你的医术很难有大的提升。

历代的方剂加起来最少也有十万首吧，全部背下来不现实；相反，如果你能把每个方拆解开来学习，把每味药的作用机理搞清楚，那就是以"不变应万变"，临床中随证加减，游刃有余。

你们如果平时看多了医案就会发现，有不少老中医治病，即使是几个方来回加减，也能治好不少病，就是这个道理。

我学方一般不背歌诀，都是按照方的组成来记忆，这种方法有几个好处。第一，从组成来记忆方子，同时就能记住方子的主治和适应证；第二，通过分析方子的组成，了解每味药在方中的作用，使用时可加减自如，如没有某个症状的时候，就可去掉或减少用量，某个症状比较突出，就可以加大用量，这样就把整个方子学活了。

例如，我们常用的小柴胡汤由柴胡、黄芩、半夏、生姜、大枣、人参、甘草组成。我可以把它分为三组药，柴胡、黄芩为一组，用来清热；生姜、半夏为一组，用来止呕；人参、甘草、大枣为一组，用来益气。这样一分析，正合小柴胡汤的病机。发热、呕吐兼正气不足，如果能理解到这个地步，是不是使用起来就更加灵活了？

如发热重，加大柴胡、黄芩的用量；呕吐严重，加大半夏、生姜用量；气虚，人参、甘草、大枣的用量可适当加大。这样才能把方学活，在临床上扩大其适用范围。

今天我用小柴胡汤来举例，只是抛砖引玉，与大家探讨我学习中医的经验，希望你们记住，浅尝辄止、蜻蜓点水般的学习，是没法真正学好中医的。通过认真深入的学习、思考，多研究常用方、高效方，即使只掌握100个方，也比背下1000个方都有用。相反，你记得方再多，但仅仅只是记住，不理解组方机制，临床上不懂得灵活运用，对于医术的提升也是很有限的。

要想把中医学好，临床有疗效，背方是基础，但重要的不是背方，而是理解方。对方剂的深入分析和了解，才能让我们在针对不同的病证时，熟练加减，游刃有余。

至于说背多少方才够用，我觉得像你们现在的年龄，最少也得记熟二三百首，把这些方背熟吃透，临床中不断地验证，就能成为自己的经验。如同你们跟我临床，不能只关注我治什么病用什么方，这就把中医学死了，要学习老师用方的思路、加减的用意。

我常说学中医要有悟性，一方面是先天的，另一方面靠后天的勤奋，要常思考，常感悟，自己悟出来的东西记忆更加深刻。

对于不懂的问题，自己先去想、去查资料，实在想不明白，再来问老师。有些学生遇到问题自己不动脑筋，什么都来问老师，这不是跟师学习应有的态度。

想掌握上述方法，我推荐你们读一本书，就是张文选教授的《温病方证与杂病辨治》。这本书里列举了不少常用方，把每个方拆解开来分析，讲得很透彻，书后还附有临床医案，对于你们学方会有很大的帮助。

年轻中医如何快速赢得患者

今天是上班的最后一天，人们都忙着做过年的准备，天又下着大雪，患者不多，老师得以腾出时间给我们答疑解惑。

针对有些学生提出的"学中医学多长时间，才适合临床"的问题，老师和我们做了探讨。

老师说：我一直讲中医是实践医学，你们在学习的同时，更要早临床、勤临床，这样才能检验所学到的理论。同时通过大量临床，又能把成功的案例串联起来，总结为自己的经验，如此医术才能不断提高。刚开始临床要胆大心细，有毒副作用的药尽量少用或不用，把准寒热虚实的大方向，就不会有错。

遇到疑难病，辨证难的疾病，可以按照我说的三步来处理。第一步先定性，也就是通过舌象脉象来确定寒热虚实；第二步定病位，即通过症状表现确定是哪个脏腑的问题；第三步定病证，也就是病机加专药，选择合适的方药，实在把握不准的，可以先少开几剂药试探，观察患者的反馈再调方。

遇到症状多又杂的患者，不要想着几剂药就能解决所有的问题。先针对患者最紧要最亟待解决的症状治疗，这样才能尽快取得信任，才有下一次治疗的机会。切忌不分主次，胡子眉毛一把抓，见证加药，如此就乱了章法，效果也不会理想。

针对这样的患者，重点是抓住病机，但是你们临床经验不多，又会因为患者坐在面而紧张，没有太多时间思考，就按照我上面的方法，先治疗一两个症状；等患者走后，再慢慢思考病机。如果第一次能帮患者解决一两个问题，下次患者再来，你就能比第一次更胸有成竹。

初临床的年轻中医，可以先给亲戚朋友诊病，先从简单的病看起，积累经验教训，疗效好了，口碑出去了，自然就有患者找来。我有几个学生只是中医爱好者，并不是医生，因为喜欢中医，愿意花时间去学、去思考，加上大胆实践，现在来就诊的患者并不少，这样就形成一个良性循环。患者越看得多，经验越多，疗效越高，患者就更多。

还有一点很重要，初临床的年轻中医，不要着急赚钱，否则会影响到处方的思路。一方面你会想着开一些贵药，或者多开几剂药，而不是思考处方能否有效。这并不代表医生就不应该赚钱，毕竟医生也要养家糊口。

但以我的经验来看，越是把钱看重，越是赚不到钱，因为你没想着把病治好，患者就不会再来找你了，路也只能越走越窄。相反的，来一位患者，想尽办法治好，疗效好，口碑传出去，其他患者才会慕名而来，钱自然就能赚到。

一句话，先要沉下心来，提高诊治水平，不要只想着赚钱，水平高，患者自然多，收入也就会水涨船高。